의사들도 모르는 기적의 간 청소

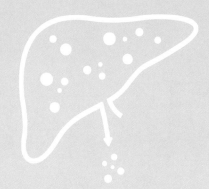

의사들도 모르는
기적의 간 청소

The Amazing Liver and Gallbladder Flush

안드레아스 모리츠 지음 · 정진근 옮김 · 전홍준 감수

자신의 건강을 스스로 책임지려고 하고,

인류의 건강과 행복을 염려하는 모든 분께

이 책을 바칩니다.

간 청소는
'해독의 꽃'

만병일독萬病一毒이라는 말이 있다. 만 가지 병이 하나의 원인, 즉 인체 내에 축적된 독에서 생긴다는 뜻이다. 그러므로 이 독을 없애면 모든 병은 즉시 사라진다. 이 말이 진실이라는 것을 나는 지난 30년 동안의 임상 경험을 통해서 확인했다. 그동안 피와 장을 해독하여 만성 질환과 난치병을 스스로 고친 수만 명의 환자를 보았고, 지금도 나의 클리닉에서 날마다 하는 일이 이것이다. 최근에는 이 책을 통하여 간 청소법을 익힌 뒤 이를 나의 해독 치료법과 더불어 실행하고 있는데 더 좋은 효과를 보고 있다.

얼마 전 고혈압, 고지혈증, 당뇨, 류머티스 관절염, 통풍, 근육종양, 구내염, 담석증 등 여러 가지 난치병을 가진 50대 남성 환자가 자연 치료를 하고 싶다면서 클리닉에 찾아왔다. 그에게 생채식과 절식, 산소 요법 등 전통적 해독 요법과 더불어 간 청소법을 병행했는데 실로 극적인 치유 효과가 나타났다. 간 청소를 통해 담낭 내의 담석뿐만 아니라, 수많은 간내담석이 배출되어서 나도 놀라워할 정도였다. 그 뒤 이 환자는 혈압약, 당뇨약, 관절염약 등 모든 약을 끊고도 병증이 개선되었고, 생기와 활력을 되찾아 건강하게 지낸다.

이 책을 보면 일부 전문가는 간내담석의 존재를 부정하는 것을 볼 수 있다. 나도 이 책을 처음 읽을 때는 사람들의 간 속에 많은 담석이 있다는 저자의 주장에 선뜻 동의할 수 없었다. 그러나 근래 환자들에 대한 간 청소를 통해 간내담석이 배출되는 것을 확인하면서부터는 그 주장을 신뢰하게 되었다. 누가 무엇이라고 하더라도 간 청소로 배출된 담석을 똑똑히 본 사람이라면 간내담석의 존재를 부정할 수 없을 것이다.

이와 비슷한 일로 장내 숙변의 존재 여부를 놓고 전문가들 사이에 논쟁이 벌어지는 것을 자주 볼 수 있다. 답은 '숙변은 분명히 존재한다'는 것이다. 나는 그동안 장 해독법으로 숙변이 배출되는 것을 수없이 많이 확인했다. 관장을 한 뒤 대장 내시경으로 창자 속을 관찰할 때 대변이나 노폐물이 안 보인다고 해서 숙변이 존재하지 않는다고 말하는 것은 잘못이다. 창자의 점막은 수많은 주름살로 되어 있는데, 이것을 다 펴면 피부 면적의 200배가 될 정도로 넓다. 이런 수많은 주름살 사이에는 육안으로는 확인하기 어려운 노폐물, 괴사된 점막세포, 유해균, 독성 물질이 마치 치아 사이에 치석이 끼어 있듯이 코팅되어 있다. 현재 수준의 진단 장비로 숙변을 확인할 수 없다고 해서 그것이 없다고 말하는 것이나, 초음파, 컴퓨터 단층 촬영, 간 기능 검사 등으로 간내담석을 확인할 수 없다고 해서 그것이 없다고 말하는 것은 다 옳지 않다. 현대 의학이 다만 이러한 것을 진단할 수 있는 수준에 있지 않을 뿐이다.

1984년부터 나의 클리닉에서는 복부 초음파 검사를 사용하여 수만 명의 환자를 대상으로 간과 담도계를 스캐닝했다. 이를 통해 가끔 담석을 발견했는데, 그동안 나는 초음파상으로 보이지 않으면 담석이 없다고 진단했다. 이런 식의 진단법이 정확하지 않다는 것을 이 책을 통해서 배우게 되었다. 초음파상에 보이지 않는다고 해서 간내담석이 없는 것이 아니다.

나는 1981년에 외과 전문의 시험을 볼 때 「담석증 환자의 재수술에 관한 임상적 고찰」이라는 논문을 제출했다. 이 논문의 요지는 담석증으로 수술을 받은 환자의 약 반수에서 담석이 재발되어 재수술을 받는다는 것이었다. 담석증의 재발률이 왜 이렇게 높은지에 대해 당시 내 연구 수준에서는 혈중 콜레스테롤의 농도가 높은 것에서 그 원인을 찾았다. 이 책을 보면서 현대인에게 담석이 이처럼 많이 생기는 이유에 대해 더 잘 이해할 수 있게 되었다. 그 이유는 간내담석 때문이다. 초음파 검사로는 보이지 않는 뻘죽 같은 간내담석이 점진적으로 굳어지면서 진단 가능한 담석이 되는 것이다. 따라서 나는 내 동료 의사들이 이 간 청소법에 관심을 가지고 탐구할 수 있게 되기를 바란다.

저자는 1981년에 인도에서, 나는 1992년에 미국에서 인도의 전통 의학인 아유르베다를 배운 일이 있다. 이 책의 철학적 배경에도 아유르베다가 있다. 이런 점에서 나는 저자와 한층 깊은 유대감을 느낀다. '아유르Ajur'는 '생명'을, '베다Veda'는 '지식'을 뜻하는 산스크리스트어로, 아유르베다는 인류 역사상 최초로 체계화된 전통 의학이다. 여기에서는 생명이 존재하는 데 가장 기본적이고 필수적인 요건인 숨 쉬고 먹고 활동하고 마음을 쓰는 등 일상적 삶이 곧 의학이 된다. 저자는 이 책을 통하여 누구라도 일상적 삶을 바꾸면 건강해질 수 있다는 생활 의학 구현을 추구한다.

나는 세상 사람 모두가 이 책을 보면 좋겠다고 생각한다. 저자가 가르쳐 주는 건강법과 생활법은 매우 쉽고도 단순한 반면, 그 치유 효과는 뛰어나다.

의사와 건강 전문가도 이 책을 꼭 보면 좋겠다. 저자가 말하는 생활법과 치료법은 우선 의료인 자신의 건강과 삶의 질을 높여 줄 것이라고 믿는다. 또한 환자 치료에 효과가 있는 의술과 지혜도 배울 수 있다.

간 청소야말로 '해독의 꽃'이라고 부를 만하다. 우리 몸속의 독성이나 노폐물을 해독하는 디톡스Detox의 으뜸 기관이 간이다. 바로 그 간을 청소해 준다면 인체의 해독 효과는 크게 높아진다.

지금 건강상에 어떤 문제가 있거나 전문적인 치료를 받고 있는 사람이라 하더라도 간 청소를 실천한다면 건강을 개선하는 데 좋은 효과를 볼 수 있다고 믿는다. 간 청소를 어떤 다른 치료법과 병행하더라도 서로 모순되거나 부작용이 생기는 일은 없을 것이다. 누구라도 이 책이 가르치는 대로 실행한다면 건강은 물론 삶의 질도 향상될 수 있을 것이라고 본다.

이처럼 좋은 책을 세상에 선물한 저자에게 존경과 감사의 마음을 전한다.

전홍준(의학박사, 하나통합의원 원장)

당신의 간에
담석이 쌓이고 있다!

대부분의 사람들은 흔히 담석이 담낭(쓸개)에서만 발견된다고 생각하지만, 사실 그것은 오해에서 비롯된 것이다. 실제로 대부분의 담석은 간에서 만들어지며, 아주 적은 수의 담석만이 담낭에서 만들어진다. 직접 간 청소를 해 보면 이것이 사실인지 쉽게 알 수 있을 것이다. 여러분이 비전문가이건, 의사이건, 과학자이건, 담낭 제거 수술로 인해 이제는 담석이 없을 것이라고 생각하는 사람이건 그것은 별로 문제가 되지 않는다.

실제로 간을 청소해 보면 내가 여기서 굳이 결과를 설명할 필요도 없을 것이다. 아무리 많은 과학적 증명이나 의학적 설명이 있더라도 직접 눈으로 보는 것만큼 사실을 명확하게 알려 주지는 못하기 때문이다. 처음으로 간 청소를 하고 나서 변기 안에 떠 있는 수백 개의 초록색이나 베이지색, 갈색이나 검은색을 띤 담석들을 한 번 보고 나면 직관적으로 자신이 인생에서 매우 중요한 어떤 것과 마주하고 있다는 사실을 알게 될 것이다.

아마도 여러분은 자신의 궁금증을 해소하기 위해 몸에서 나온 '돌'들을 모아서 화학 실험실로 가져가거나 의사에게 그것이 모두 무엇이냐고 물어볼 수도 있을 것이다. 담당 의사는 스스로를 치유하려는 여러분의 계획에 대해 격려를 해 줄 수도 있고, 혹은 말도 안 되는 소리라며 다시는 간 청소를 하지 말라고 경고를 할 수도 있다. 다른 사람이 무엇이라고 말하든 이 실험에서 가장 중요한 것은 여러분이 인생에서 처음으로 자신의 건강에 대해 스스로 책임지는 행동을 시작했다는 사실이다.

전 세계 인구 중 대략 20퍼센트의 사람들이 앞으로 남은 인생의 어느 시기에서든 담낭에 담석이 생길 가능성이 있고, 그들 중 상당수는 외과적 수술을 통해 이 중요한 장기를 제거한다. 실제로 외과적 수술을 통해 담낭을 제거해야 할 필요가 있는 경우는 거의 없을 뿐만 아니라, 그와 같은 수술은 장기적으로 심각한 후유증을 남길 수도 있다. 그럼에도 대부분의 환자들은 의사와 사랑하는 가족들의 압력에 굴복하여 담낭 제거 수술을 받는다. 심지어 어떤 의사들은 담낭 제거가 대수롭지 않은 일인 양 환자에게 말한다. 만약 이미 담낭을 제거한 독자라면 부디 이 책을 끝까지 읽어 보기를 바란다. 그런 이들의 간에서 담석을 제거하는 것은 담낭이 아직 남아 있는 이들에 비해 훨씬 더 중요한 의미를 갖기 때문이다.

담석은 담낭보다는 간에 있는 경우가 훨씬 더 많다. 나는 지난 30여 년 동안 자연 의학을 연구하고 갖가지 만성 질환으로 고통 받고 있던 수천 명의 환자들을 상대했다. 그런 경험을 통해 단 한 사람의 예외도 없이 그들 모두의 간에 상당량의 담석이 있었다는 사실을 자신 있게 말할 수 있다. 놀랍게도 그들 중 상대적으로 매우 적은 이들만이 담낭에 담석이 생긴 적이 있었던 것으로 밝혀졌다. 이 책을 계속 읽다 보면 알게 되겠지만 간에 있는 담석은 양호한 건강 상태와 젊음과 활력을 유지하는 데 가장 큰 걸림돌이다. 간에 있는 담석이야말로 병을 발생시키고 잘 낫지 않게 하는 주범이라 할 수 있다.

간에서 아주 흔하게 일어나는 '담석 생성'이라는 현상을 제대로 알아차리지 못하는 것은 확실히 제도권 의학과 전체론적 의학(현대 의학의 치료법만이 아니라 동양 의학, 심신 의학, 식품 영양, 척추 교정학 등의 다른 요법을 고려해서 병용하는 의학) 양쪽 모두에서 범하는 가장 불행한 실수라고 할 수 있다.

현대 의학에서 관습적으로 시행하는 것처럼 진단 목적의 혈액 검사에 너무 의존하는 것은 실제로 간의 건강을 평가하는 데 너무나 큰 오류를 범할 여지가 있다. 간에 한두 가지의 문제가 있는 대부분의 사람들도, 심지어 간내담관(간 내에 그물처럼 퍼져 있는 작은 쓸개관)의 만성적인 폐색으로 고통을 겪고 있는 경우라 할지라도 혈액 검사에서는 완벽한 정상 범위의 간 효소 수치를 나타낼 수도 있다.

간내담관 폐색은 우리의 건강을 악화시키는 주요 요인 중 하나다. 그러나 현대 의학에서 그것을 언급하는 경우는 거의 없을 뿐만 아니라, 의사들의 처지에서도 간이 그런 상태인지를 알아내거나 진단할 수 있는 믿을 만한 방법을 별로 가지고 있지 않다. 간의 건강을 진단하기 위해 일반적으로 사용하는 방법은 혈액 속의 간 효소 수치를 측정하는 것이다.

하지만 그 수치는 가령 간염이나 간경변증에 걸렸을 때처럼 간세포의 손상이 상당히 진행된 뒤에나 상승한다. 간의 손상이 겉으로 드러나는 것은 대개 간내담관 폐색이 수년 동안 만성적으로 진행되고 난 이후인 경우가 많다.

표준적인 임상 검사에서는 간에 담석이 생긴 것을 '대부분' 알아내지 못한다. 이 때문에 어떤 의사는 만약 환자가 스스로 간 청소를 통해 몸 밖으로 배출해 낸 한 움큼의 담석을 본다면 고개를 절레절레 흔들며 "이것은 담석이 아닙니다!"라고 주장할 것이다. 실제로 대부분의 의사들은 이와 같은 것을 매우 상세히 기술한 연구 자료로 가득한 의학 보고서가 있음에도 불구하고 간의 내부에서 담석이 생긴다는 사실 자체도 모른다.

간의 내부에서 담석이 생긴다는 사실을 보여 주는 연구 결과가 있기는 하지만, 그것의 대부분은 이미 디지털 시대가 도래하기 이전인 1920～1960년대에 수행된 것이다. 오늘날의 보건 종사자들은 최근 2～3년 동안에 보고된 것은 말할 것도 없고 50년도 더 된 연구 결과를 공부할 엄두도 내지 못한다. 오늘날에는 디지털로 문서를 스캔하여 보존하는 기술 덕분에 이와 같이 오래된 의학 정보에 접근하는 것이 훨씬 수월해졌다. 따라서 그와 같은 연구에 참여한 과학자들이 '간내결석' 혹은 '간내담석'이라고 언급한 것에 대해 한결 나은 이해를 할 수 있게 되었다.

좀 더 최근에 나온 「간내결석에 대한 임상 연구」라는 제목의 연구 보고서에는 연구원들이 간내담관을 막고 있는 결석으로 인해 고통 받고 있는 환자들을 관찰한 결과가 설명되어 있다. 외과 최고의 저널인 『외과학 연보*Annals of Surgery*』(1972년 2월)에 발표된 이 연구 결과에서는 담낭에 생긴 담석과 간에 생긴 담석이 명확히 구분되어 있다. 보고서의 저자는 다음과 같이 말했다. "지난 수세기 동안 외과 의사들과 병리학자들 모두 간 내부의 담관에 지금까지 우리가 알고 있는 것과는 다른 종류의 결석이 있다는 사실을 알고 있었다. 이와 같은 결석은 발생 위치, 발생 빈도, 개수와 행태 등이 담낭에서 발생하는 담관 결석과는 완전히 다르다는 사실이 밝혀졌다. '간결석' 혹은 '간내결석'은 이와 같은 상황이 고려된 명칭이다."

존스홉킨스대학과 같은 명망 있는 최고의 몇몇 연구 중심 대학에서는 이와 같은 간내담석을 자신들의 출간물이나 웹사이트에서 설명하거나 인용하기 시작했다. 이처럼 간 내에 담석이 존재한다는 사실을 보여 주는 확고한 과학적 증거가 있음에도 불구하고 경험 많은 의학 전문가들이 아직도 간 내에 담석이 생길 수 있다는 사실을 완강하게 부인하는 것은 정말 놀라운 일이 아닐 수 없다. 그들은 간 청소 과정에서 나온 결석이 이유는 모르겠지만 그저 간을 청소하는 과정에서 사용된 재료 중 하나인 올리브오일이 어쩌다가 뭉치어 생긴 덩어리에 불과하다고 주장한다(간 청소 과정에서 나온 것이 무엇인지에 관한 논란에 대해서는 제7장에서 자세히 설명할 것이다).

나는 간내담석이 서구인들에게서는 상대적으로 최근에 발생하기 시작한 현상이라는 주장을 자주 해 왔다. 간내담석과 관련한 연구의 대상은 대부분 영양 결핍 상태에 있고 체중 감소를 경험하고 있는 이들이지, 담즙 생산이 촉진될 정도로 기름진 음식물을 섭취하는 이들이 아니다. 체중 감소는 잘 알려진 바와 같이 간내담석의 주된 원인이다.

서구인들의 경우 과거에는 전쟁 기간을 제외하고는 좀 더 영양이 풍부하고, 오염 물질이나 살충제 등으로부터 안전하며, 가공되지 않은 유기농 재료를 사용한 음식을 섭취했다. 그들이 섭취한 대부분의 음식물은 집에서 기른 신선한 재료나 지역 농장에서 구입한 자연 재료로 만든 것이었다. 화학적인 합성 보존료는 전혀 사용하지 않았다. 하지만 식품 공장과 그곳에서 만들어 내는 4만 4000가지 이상의 인공 식품, 집단 예방 접종, 유독성 화장품, 불소 첨가 수돗물, 환경 오염 물질 등이 넘쳐나고 독성 가득한 약물이 남용되기 시작하면서 인간의 간은 엄청난 양의 담석을 만들어 내기 시작했다. 오늘날 이러한 해로운 것을 피할 방법을 알아내지 못하는 한 간내담석 발생은 필연적이다. 의사들을 포함한 대부분의 사람들은 아직까지 간내담석의 생성을 피할 수 있는 방법을 전혀 모르고 있다.

간에 생기는 담석이 어떻게 거의 대부분의 질병을 발생시키고 악화시키는지를 이해하고 그것을 제거하는 간단한 과정을 거친다면 여러분은 자신의 건강과 활력을 영구적으로 회복하는 기회를 갖는 것이 된다. 스스로 간 청소를 했을 때(혹시 여러분이 의사라면 환자들의 간 청소를 도왔을 때), 그것이 가져올 결과는 상상할 수 없을 정도로 매우 유익할 것이다. 깨끗하게 청소된 간을 가지고 살아간다는 것은 생명을 한 번 더 부여받는 것이나 마찬가지다.

건강에 영향을 주는 요인은 여러 측면에서 많이 있지만, 그것의 대부분은 간에 영향을 미친다. 질병을 일으킬 수 있는 다른 요인을 다스리는 것도 매우 중요하기는 하지만, 만일 간을 보호해야 한다는 사실을 간과한다면 그것은 매우 현명하지 못한 행동이 될 것이다. 아울러 건강을 위한 다른 모든 노력도 거의 무용지물이 될 것이다.

간은 우리 몸을 구성하는 모든 세포의 성장과 기능을 직접적으로 통제한다. 그것이 어떤 종류든 세포의 기능 이상, 결함, 비정상적인 성장 패턴과 같은 것은 대개 간 기능이 저하되었기 때문에 발생한다. 간은 그 자체로 매우 특별하게 설계되어 있고 엄청난 능력을 가지고 있다. 이 때문에 간은 원래 가지고 있던 성능의 60퍼센트 이상이 손상을 입기 전까지는 혈액 검사에서 정상 수치가 나올 정도로 마치 아무 일 없다는 듯 정상적으로 작동한다. 이렇게 간의 상태를 오해하게 되는 것은 환자뿐만 아니라 의사들도 마찬가지다. 대부분의 질병이 발생하는 근원을 추적하다 보면 대개는 간이 최초의 원인인 경우가 많다. 이 책의 제1장에서는 이와 같은 중요한 연관성을 다루는 데 중점을 두었다.

질병이나 좋지 못한 건강을 나타내는 증상은 모두 어디가 막혀 있기 때문이다. 예를 들어 모세혈관이 막히면 일단의 세포들에게 생명 활동에 꼭 필요한 산소와 영양분을 충분히 공급하지 못하게 된다. 그런 상황에 빠진 세포들은 자신의 생존을 위해 특별한 수단을 강구해야만 한다. 물론 피해를 본 세포들 중 상당수는 '기근'에서 살아남지 못하고 그냥 죽어 없어질 것이다. 하지만 회복력이 좀 더 강한 일부 세포들은 돌연변이를 통해 이처럼 가혹한 상황에 적응한다. 그리하여 젖산과 같은 신진대사 노폐물을 이용하여 필요한 에너지를 충족하는 법을 배우게 된다. 세포들이 이렇게 활동하는 것은 마치 사막 한가운데에서 마실 물이 떨어진 사람이 조금이라도 더 생명을 유지하기 위해 자신의 소변을 마시는 것과 같다.

세포의 돌연변이를 통해 암세포가 만들어지는 것은 패혈성 중독과 장기 손상으로 인한 즉각적인 사망을 방지하기 위해 몸이 시도하는 최후의 방편일 뿐이다. 실제로 우리가 그렇게 부르고 있기는 하지만, 독성 노폐물과 세포 잔해물이 축적되는 것에 대한 몸의 당연한 반응을 '질병'이라고 부르는 것은 이치에 맞지 않다. 불행하게도 몸의 진정한 본성에 대한 무지로 인해 많은 이들이 이와 같은 생존 메커니즘을 '자가면역질환'이라고 부른다. '자가면역'이라는 말 속에는 몸이 자신을 스스로 공격하려는 의도를 가지고 실제로 자살을 시도한다는 뜻이 담겨 있다. 하지만 이것은 전혀 사실이 아니다. 악성 종양이 생기게 되는 가장 근본적인 이유는 결합 조직이나 혈관 내벽이나 림프관 등이 심하게 막혀 있기 때문이다. 이 모든 것은 건강한 세포들에게 생명 활동에 필요한 산소와 영양분을 충분히 공급할 수 없게 만드는 조건이다.

누가 보아도 알 수 있는 그 밖의 다른 폐색도 건강에 심각한 영향을 미칠 수 있다. 예를 들어 변비가 생겨 대장이 막히면 몸은 대변에 섞여 있는 노폐물을 제대로 제거하지 못하게 된다. 장腸의 아랫부분에 대변이 쌓이면 대장에 독소가 축적된다. 이런 상황이 오랫동안 지속되면 몸 전체에 독소가 쌓인다. 만성 변비는 심지어 심리적으로 스스로 불행하다고 느끼게 하거나, 불안하거나 우울하게 만들 수도 있다.

또한 식이성 무기물에 의해 신장에 쌓인 결정結晶은 신장과 방광에서 소변의 흐름을 가로막으며, 이로 인해 신장염이나 신부전증을 야기할 수 있다. 비뇨기계에 그러한 무기물이 축적되면 체액 저류(비정상적으로 많은 체액이 순환 계통 등에 축적되는 증상으로, 체중 증가나 비만의 주요 원인이다), 체중 증가, 그 밖의 여러 가지 질병 증상이 나타날 수 있다.

산성이나 독성의 노폐물이 가슴과 폐에 축적되면 몸은 이와 같은 유독 물질을 붙잡아 두기 위해 점액 분비 반응을 나타낸다. 그 결과 폐 속에서 공기의 흐름이 막히고 몸은 말 그대로 숨이 가쁜 상태가 된다. 만일 몸에 이미 많은 양의 독성 물질이 축적되어 있고 폐색이 진행되어 있다면 폐 감염이 생길 수도 있다.

폐 감염은 손상을 입었거나 약해진 폐세포를 몸이 스스로 파괴하고 제거하는 것을 돕기 위해 발생하는 것이다. 그렇게 하지 않으면 이 세포들이 썩어 버리거나 고름이 생긴다. 폐에 생긴 폐색은 손상을 입거나 약해진 세포들을 자연스럽게 제거하지 못하도록 방해한다. 기침이나 콧물과 같은 자연스러운 방법으로 이러한 폐색이 해소되지 못하면 고름이 폐의 조직 사이에 갇히게 된다. 그러면 폐기된 세포의 잔해와 독성 노폐물로 폐색이 발생한 부분을 청소하려는 몸의 필사적인 노력을 돕기 위해 그 현장에 병원성 세균이 자연스럽게 증식한다. 의사들은 이와 같은 생존 메커니즘을 '포도상 구균 감염' 혹은 '폐렴'이라고 부른다.

독소, 죽은 세균, 혹은 살아 있는 세균으로 가득한 끈끈한 점액이 목과 귀를 연결하는 통로인 유스타키오관에 쌓이면 난청이나 이염_{耳炎}이 생길 수 있다.

이와 마찬가지로 산성 식품이나 음료로 인해 혈소판들이 서로 달라붙어 혈액의 농도가 진해지면 모세혈관과 동맥에서 혈액의 흐름이 느려지고, 이로 인해 단순한 피부 트러블을 비롯하여 관절염이나 고혈압, 심지어 심장마비나 뇌졸중에 이르는 여러 가지 문제가 발생한다.

몸에서 이와 같은 폐색이나 혹은 이와 유사한 것이 생기는 것은 간 기능 저하와 직간접적으로 연관이 있다. 특히 간과 담낭에 생긴 담석으로 인한 폐색과 밀접한 연관성이 있다. 간과 담낭에 고체화된 담즙 덩어리나 유기 물질 혹은 무기 물질이 쌓이면 음식물을 소화하거나 노폐물을 제거하는 데 지장이 발생하며, 혈액 속의 해로운 물질을 중화시키는 등의 생명 활동에 커다란 문제가 생긴다.

간내담관과 담낭에 생긴 폐색을 뚫어 주기만 해도 몸을 구성하는 60조에서 100조 개의 세포들은 더 많은 산소로 '호흡'하고 충분한 양의 영양소를 공급받을 수 있다. 그뿐만 아니라 자신들의 신진대사 노폐물을 효과적으로 제거할 수 있게 되기 때문에 뇌와 신경계, 내분비계, 몸의 모든 부분이 서로 완벽하게 의사소통을 유지할 수 있게 된다.

만성 질환으로 고통을 겪는 대부분의 환자들의 간에는 엄청난 양의 담석이 있다. 그들의 간을 청소해 보면 의사들도 이러한 사실을 쉽게 확인할 수 있다. 특별한 간 질환이 발견되지 않는 한 생명 유지의 필수 기관인 이 장기가 다른 질병을 일으키는 범인으로 여겨지는 경우가 거의 없다는 것은 정말로 안타까운 사실이다.

간에 있는 담석 대부분은 담즙과 동일한 무해한 성분으로 구성되어 있으며, 그 주성분은 콜레스테롤이다. 일부 담석은 지방산과 담관에서 나온 기타 유기물로 구성되어 있다. 담석 대부분이 이처럼 담즙이나 유기 물질이 엉겨 붙은 덩어리이기 때문에 실제로 엑스레이나 초음파, 컴퓨터 단층 촬영(CT) 등에서는 대부분 불검출이라는 결과가 나온다.

서구인들의 간에서 석회화된 결석이 만들어지는 경우는 매우 드문 반면, 일본이나 중국 같은 아시아인에게서는 이런 일이 좀 더 자주 발생한다.

담낭에서는 이와 다른 상황이 벌어진다. 여기에서 생기는 담석의 최대 20퍼센트까지는 전체가 무기물로 만들어질 수 있는데, 대부분이 칼슘염과 담즙 색소로 구성된다. 담낭에 있는 이들 담석은 단단하고 상대적으로 크기가 커서 검사 과정에서 쉽게 발견된다. 반면 간에 있는 담석은 상대적으로 무르고 칼슘 성분이 없기 때문에 검사에서 잘 나타나지 않는 경향이 있다.

콜레스테롤이 주성분인 담석(85~95퍼센트의 콜레스테롤)이나 다른 지방 덩어리가 간내담관을 막고 있을 때만 초음파 검사를 통해 이른바 '지방간'이라고 하는 것이 드러날 뿐이다. 이와 같은 경우에 초음파 사진을 보면 간의 색깔이 거의 대부분 검은색 대신 흰색으로 보인다. 지방간이 되면 스스로 질식되거나 기능을 멈추기 전까지 최대 7만 개까지 담석이 생길 수 있다.

만약 당신이 병원에서 간 검사를 한 결과 지방간으로 나온다면 의사는 당신의 간에 너무 많은 지방 조직이 있다고 말할 것이다. 아마도 담당 의사가 간내담석(간내담관을 막고 있는 결석)이 있다고 말해 주는 경우는 거의 없을 것이다. 앞에서도 언급했듯이 간에 있는 상대적으로 작은 결석의 대부분은 초음파나 컴퓨터 단층 촬영을 통해서는 거의 발견되지 않는다. 하지만 촬영 사진을 전문가가 좀 더 면밀하게 관찰해 보면 간내담관 중 일부가 막혀서 옆으로 퍼진 것을 발견할 수 있다.

좀 더 크기가 크고 단단한 결석이나, 결석이 뭉쳐 팽창되어 있는 담관은 자기공명영상(MRI)을 통해서 좀 더 쉽게 찾아낼 수 있다. 하지만 주요한 간 질환이 있을 것으로 예상되는 증상이 발견되지 않는 한, 의사들이 간내결석이 있는지 여부를 점검하는 경우는 거의 없다. 불행하게도 간은 우리 몸에서 가장 중요한 기관 중 하나임에도 간에 생긴 문제에 대해서 제대로 된 진단을 내리는 경우를 찾아보기가 어렵다.

지방간이 초기 단계이거나 담관에 생긴 담석이 쉽게 발견된다고 하더라도 오늘날의 의료 기관은 이처럼 중요하고 역할이 많은 장기를 구하기 위해 어떠한 치료도 하지 않는다.

서구 선진국 사람들 대부분은 자신의 간 속에 담즙과 지방이 뭉친 덩어리를 수백 개 혹은 수천 개씩 쌓아 놓고 살아간다. 이 담석은 간내담관을 지속적으로 가로막는데, 이로 인해 이 중요한 장기와 몸의 나머지 부분이 엄청난 스트레스를 받는다.

담석은 종류가 어떤 것이든 모두 간의 기능을 약화시키기 때문에 그 구성 성분이 무엇인지는 그리 중요하지 않다. 의사나 여러분 자신이 그 담석을 일반적인 무기물 성분의 결석으로 여기든, 지방이 뭉친 것으로 여기든, 혹은 경화된 담즙이 엉겨 붙은 것으로 여기든, 그것이 필요한 만큼의 충분한 담즙이 장까지 도달하지 못하도록 방해한다는 결과 자체는 변하지 않는다.

여기서 중요한 것은 담즙의 흐름이 막힌 것과 같은 간단한 문제가 어떻게 심장 질환이나 당뇨, 암과 같은 복잡한 질병의 원인이 되느냐 하는 점이다.

간에서 분비되는 담즙은 맛이 쓰며, 노란색이나 갈색, 초록색을 띠는 알칼리성 액체다. 담즙에는 여러 가지 기능이 있는데, 각 기능이 모두 우리 몸의 모든 장기와 기관의 건강에 상당한 영향을 미친다. 담즙은 지방이나 칼슘, 단백질이 포함된 음식물의 소화를 도울 뿐만 아니라, 혈액 속에서 적정 수준의 지방 함량을 유지하는 역할을 한다. 또한 그것은 간에서 독성 물질을 제거하거나, 장 안에서 산과 염기의 균형을 맞추고 대장에 유해 미생물이 자라지 못하도록 하는 데도 필요하다.

담즙은 인간의 주요 사망 원인인 암과 심장 질환의 발생을 예방하며, 때로는 그것을 치료하는 역할까지 한다. 이렇듯 담즙은 양호한 건강 상태를 유지하는 데 매우 중요한 역할을 한다. 그러나 제도권의 주류 의학에서는 아직까지 이것을 제대로 인식하지 못하고 있다. 하지만 빌리루빈bilirubin이나 빌리베르딘biliverdin과 같이 담즙 색소가 인간의 몸에서 생리학적으로 매우 중요한 역할을 한다는 사실을 보여 주는 과학적인 증거가 계속 나오고 있다.

2008년에 저명한 의학 저널인 『돌연변이 연구Mutation Research』에 보고된 연구 결과에 의하면, 담즙 색소는 강력한 항돌연변이 기능을 가지고 있다. 이 연구에 참여한 이들은 다음과 같이 말했다. 즉, 과거에는 특히 빌리루빈과 같은 담즙 색소가, 헤모글로빈의 이화작용(생물체 내에서 고분자 유기물을 좀 더 간단한 저분자 유기물이나 무기물로 분해하는 과정)에서 만들어지는 쓸모없는 부산물로서 몸에 쌓이면 해로운 것으로 여겨졌다는 것이다. 이 연구 보고서는 다음과 같은 결론에 이르렀다. "하지만 지난 약 20년 동안 담즙 색소의 생리학적인 기능을 면밀히 살피는 연구가 점점 더 늘어났다. 그 결과 담즙 색소에는 매우 중요한 항독 기능과 항돌연변이 기능이 있다는 것을 증명하는 사례가 많이 나왔다."

피부나 눈에 황달 증상이 나타났을 때 환자는 의사들의 말을 듣고 겁을 집어먹거나 공황 상태에 빠지는 경우가 종종 있다. 의사들은 이것이 실제로는 반응성이 매우 큰 활성 산소와 돌연변이 유발원(다륜성 방향족 탄화수소, 헤테로사이클릭아민, 산성 물질) 같은 위험한 물질을 몸이 제거하는 과정의 일환이라고 말해 주지 않는데, 이러한 물질은 모두 정상 세포를 암세포가 되도록 유도한다고 알려진 것이다. 이를 달리 말하자면 우리 몸은 때때로 정말 건강해지기 위해 스스로 질병을 만들어 낸다는 것이다.

나는 이 연구에서 밝혀진 것이 지금까지 의학계에서 나온 것 중 가장 중요한 사실이라고 생각한다. 이것은 가장 오래된 고대 의학 체계, 즉 6000년의 역사를 가진 아유르베다 의학 체계(고대 인도의 전통 의학이다)에서는 이미 알고 있는 사실이다. 담관이나 담낭에 생긴 담석에 의해 그 흐름이 막히지만 않는다면 담즙은 건강한 세포가 암세포로 돌연변이가 일어나는 것을 막아 주는 역할을 한다. 실제로 이 연구에서는 몸속에 빌리루빈과 빌리베르딘의 농도가 높은 사람들의 경우 암이나 심혈관계 질환에 걸릴 가능성이 낮다는 사실을 발견했다.

일본에서 수행된 연구 결과에 의하면, 황달이 발생했을 때 담즙 색소의 농도가 높아지면, 심지어 B형 급성 간염에 의해 생긴 끈질기고 통제가 어려운 천식을 완화해 준다는 사실이 밝혀졌다.

또한 이와 비슷한 다른 연구 결과를 보면, 의학계에서 질병이라고 간주하는 것이 실제로는 생존을 유지하고 자신을 스스로 치유하기 위한 우리 몸의 고도로 복합적인 노력의 일환이 아닌가 하는 생각이 든다. 제약 회사에서 만든 의약품으로 증상을 치료하거나 억제한다면 자신을 스스로 치유하려는 우리 몸의 노력은 완전히 물거품이 되고 만다. 우리는 약을 사용하여 몸과 전쟁을 벌일 것이 아니라, 그저 불필요하게 쌓여 있는 장애물을 제거함으로써 몸의 노력을 도와주어야 한다. 담즙과 그 구성 성분은 우리 몸에서 매우 중요한 역할을 한다. 그러므로 담즙이 항상 잘 흐를 수 있도록 하는 것이 올바르다.

우리 몸의 간은 날마다 대략 1~1.5리터 정도의 담즙을 만들어 내야 한다. 그래야만 강하고 건강한 소화 기관을 유지할 수 있고, 세포들이 돌연변이를 일으키거나 산화되지 않도록 방지할 수 있으며, 몸의 모든 세포에 적정량의 영양분을 공급할 수 있기 때문이다. 이만한 양의 담즙을 만들어 내지 못한다면 음식물 소화, 노폐물 제거, 혈액의 독성 제거 기능에 문제가 발생한다. 많은 사람들이 하루에 한 컵 정도나 그보다 적은 양의 담즙만을 만들어 낸다. 이 책을 읽다 보면 알게 되겠지만 건강과 관련한 문제의 거의 대부분은 담즙 생산량 부족과 직간접적으로 관련이 있다.

만성 질환을 앓는 사람들을 보면 수천 개의 담석이 간내담관을 틀어막고 있는 경우가 흔하다. 어떤 담석은 담낭에서 생겨날 수도 있다. 몇차례의 간 청소를 통하여 이들 장기에서 담석을 제거하고 균형 잡힌 식습관과 생활 습관을 유지한다면 간과 담낭은 그것이 원래 가지고 있던 효율성을 회복하게 될 것이다. 또한 몸에 남아 있던 대부분의 불편한 증상이나 질병이 가라앉기 시작할 것이다. 어떤 사람은 오랫동안 지속된 알레르기 증상이 약해지거나 사라지는 것을 발견할 수도 있다. 요통이 사라지면서 힘이 넘치고 삶의 질이 개선되기도 한다.

간내담관에서 담석을 제거하는 것은 건강을 회복하고 개선하기 위해 할 수 있는 일 중 가장 중요하고도 강력한 수단이 될 것이다.

독자들은 이 책을 통해 한 번에 최대 수백 개의 담석을 고통 없이 제거하는 방법을 배울 수 있을 것이다. 담석의 크기는 바늘 머리만 한 것에서부터 작은 호두 정도만 한 것까지 다양하며, 흔한 경우는 아니지만 골프 공만큼 큰 것도 있다. 실제로 간을 청소하는 데는 14시간 미만이 걸리며, 주말에 집에서 쉽게 할 수 있다.

제1장에서는 간의 내부나 외부에 있는 담관(쓸개관)에 담석이 생기는 것이 어떻게 건강에 가장 위험한 적이 될 수 있는지, 그리고 크고 작은 대부분의 질병을 일으키는 원인이 될 수 있는지를 설명했다.

제2장에서는 간이나 담낭에 담석이 있을 경우 이를 알려 주는 표시나 증상을 구분하는 법을 다루었다.

제3장에서는 담석이 생기는 원인에 대해 다루었다.

제4장에서는 실제로 간과 담낭에 생긴 담석을 제거하는 구체적인 방법을 다루었다. 이 과정은 먼저 6일간 담석을 부드럽게 하는 예비 단계를 거쳐 올리브오일과 감귤류 주스를 섞은 음료를 마셔 실제로 간 청소를 하는 것으로 구성된다.

제5장에서는 새로운 담석이 생기지 않도록 하는 방법에 대해 안내했다.

제6장에서는 이와 같은 자가 치료를 통해서 기대할 수 있는 유익한 점으로는 어떤 것이 있는지 알아보았다.

제7장에서는 비전문가와 의학 전문가들이 아직까지 간 청소에 대해 가지고 있는 여러 오해에 대해 다루었다. 또한 사람들로 하여금 스스로 간을 청소하고 건강을 돌보지 못하게 함으로써 이익을 보는 이들에 의해 널리 퍼져 있는 잘못된 정보에 대해 다루었다.

나는 여러분에게 간 청소를 통해 최대의 효과를 얻고 그것을 안전하게 진행하기 위해 먼저 이 책을 처음부터 끝까지 꼼꼼히 읽어 보기를 권한다. 나는 안전하고 완벽하게 간과 담낭을 청소하고 소화 기관의 기능을 회복하는 데 필요한 모든 정보를 담으려고 노력했다.

아마도 어떤 사람들은 내게 "간과 담낭을 청소하는 것이 우리 몸에 어떤 도움을 주는가?"라고 질문할 수 있다. 간을 청소하는 실제 과정은 정말로 간단하다. 간 청소의 효과는 오일 혼합물이 간과 담낭에서 담즙이 강력하고 빠르게 흐를 수 있도록 촉진하는 데서 기인한다. 간에 독성 물질과 콜레스테롤이 뭉친 담석이 있거나 담낭에 석회화된 담석이 있다면 담즙이 분출하면서 이것들을 함께 배출시킨다. 간과 담낭에 있는 모든 독성 물질과 담석이 총담관(간과 담낭에서 나오는 담관이 합해져서 생긴 담관)을 통해 빠져나오는 것이다.

변하지 않는 건강과 행복, 활력을 찾아 나서는 여러분의 여행이 큰 성공을 거두기를 바란다.

안드레아스 모리츠

차례

제1장

간내담석,
건강을 위협하는 주요 원인

우리 몸의 장기 중 하나인 간을 수많은 집과 거리가 있는 거대한 도시라고 생각해 보자. 이 도시의 땅속에는 수도관이나 송유관, 도시가스 배관 시설이 묻혀 있다. 하수 시설과 쓰레기차는 도시에서 발생한 오물을 처리한다. 전력선은 가정과 사무실로 에너지를 전달한다. 공장과 물류 시설, 통신망, 상점은 주민들에게 필요한 생필품을 조달한다.

　도시를 구성하는 모든 조직은 거기에서 사는 사람들이 정상적인 생활을 유지하는 데 필요한 것을 공급할 수 있는 능력을 가지고 있다. 그러나 만약 집단 파업이나 정전 사태, 대규모의 지진, 2001년 뉴욕 9·11 사태 같은 대규모의 테러가 발생한다면 도시의 기능은 순간적으로 마비될 것이다. 필수품 공급이 끊기면서 시민들은 고통을 겪게 될 것이다.

　도시의 사회 기반 시설과 마찬가지로 간에는 수백 가지의 서로 다른 기능이 있으며, 이것은 우리 몸의 모든 부분과 연관이 있다. 생명 유지에 절대적으로 중요한 이 기관은 우리 몸을 구성하는 60조~100조 개의 세포들에게 필요한 엄청난 양의 영양소를 날마다 생산하고 가공하고 공급하는 데 관여한다. 각각의 세포는 그 자체로 어마어마하게 복잡한 하나의 작은 도시로서, 초당 수십억 가지의 생화학 반응을 일으킨다.

　우리 몸의 세포들이 하는 믿을 수 없을 정도로 다양한 생명 활동을 유지하기 위해 간은 그것에 영양소, 효소, 호르몬을 지속적으로 공급해 주어야 한다. 간은 미로처럼 매우 복잡하게 얽힌 혈관과 간내담관과 특별한 기능을 가진 세포들로 구성되어 있다. 간은 불량률 제로의 생산 라인을 유지하고 생산된 것을 온 몸의 기관으로 원활하게 공급하기 위하여 어떤 것으로부터도 방해를 받지 않아야 한다.

간은 우리 몸에 필요한 에너지를 생산하고 분배하는 역할을 하는 주요 기관일 뿐만 아니라, 여러 가지 화학 물질을 분해하고 단백질을 합성하는 역할도 수행한다.

간은 혈액의 노폐물을 걸러 내고 깨끗하게 만드는 역할을 한다. 또한 호르몬이나 알코올, 약물의 활동을 일정 수준까지 제한하기도 한다. 간은 이러한 생물학적 활성 물질의 활동을 조절하여 해로운 효과가 나타날 가능성을 차단하는데, 우리는 이를 간의 해독 작용이라고 부른다. 간의 혈관에 있는 특성화된 세포(쿠퍼세포)는 소화 기관에서 간으로 들어온 해로운 물질과 감염성 세균을 먹어 치운다. 간은 이와 같은 과정에서 나온 노폐물을 그물처럼 얽힌 간내담관을 통해 배출한다.

건강한 간은 분당 약 1.5리터의 혈액을 걸러 내고, 날마다 0.95~1.4리터의 담즙을 만들어 낸다. 이를 통해 간과 몸의 나머지 부분의 기능이 부드럽고 효율적으로 유지된다. 이 책을 계속 읽어 가다 보면 알 수 있지만, 간내담관을 가로막고 있는 담석은 혈액 내에 있는 해로운 물질을 없애는 간의 능력을 엄청나게 약화시킨다. 담석은 또한 간이 적절한 양의 영양소와 에너지를 필요한 곳으로 때맞추어 배달하지 못하도록 가로막는다. 이것은 '항상성'이라 불리는 몸 안의 섬세한 균형을 깨뜨린다. 이로 인해 몸 안의 기관은 혼란을 겪고 장기는 과도한 스트레스를 받는다.

내분비 호르몬인 에스트로겐과 알도스테론의 농도가 증가하는 것은 이와 같이 균형이 무너진 것을 가장 잘 보여 주는 예다. 남성과 여성에게서 모두 만들어지는 이 호르몬은 적절한 양의 염분과 수분 보유량을 결정짓는 요소다. 담석으로 인해 담낭과 간내담관이 막혔을 때는 이러한 호르몬이 충분하게 분해되거나 해독되지 않는다. 그리하여 혈액 속에서 이 호르몬의 농도가 비정상적인 수준으로 높아지며, 그 결과 세포 조직이 부어오르고 물이 차게 된다. 대부분의 종양학자들은 에스트로겐 농도 증가를 유방암이 발병하는 주요 원인으로 생각한다. 남성들도 이 호르몬의 농도가 높아지면 가슴 조직이 과도하게 성장하고 체중이 증가한다.

미국인의 85퍼센트 이상이 과체중이거나 비만이다. 비만인 남성과 여성, 어린이들은 주로 체액 저류(부종)로 인해 고통을 겪는다. 반면 지방 축적이 원인인 경우는 상대적으로 적다. 몸 안에 고인 체액은 간이 더 이상 효과적으로 제거할 수 없는 유해한 물질을 붙잡아 두거나 중화하는 데 도움이 되기도 한다. 과체중이거나 비만인 사람에게는 이러한 보기 흉한 부작용이 오히려 도움이 되기도 한다. 즉 그런 부작용은 심장마비, 암, 심각한 감염 등을 유발할 수 있는 주요 독성이 몸의 다른 곳으로 퍼져 나가지 못하게 막아 준다.

조직 내에 체액 저류가 장기화되면서 생기는 문제는, 이와 같은 독성 물질과 그 밖의 해로운 물질(신진대사 노폐물과 죽은 세포)이 몸 안의 여러 부분에 축적되면서 순환 계통의 흐름을 방해한다는 점이다. 몸 안의 어느 곳에서든 독성 물질과 노폐물이 한계치 이상으로 쌓이면 질병의 증상이 나타나기 시작한다. 그런 증상은 우리 몸이 불균형을 해소하고 스

스로 치유하기 위해 필사적으로 노력하고 있다는 사실을 보여 주는 것
일 뿐이다.

지난 40여 년간 수백 가지 종류의 질환을 관찰한 결과 나는 질병이란
우리 몸에서 우연히 생긴 오류가 아니라 사실은 매우 정교한 치유 메커
니즘임을 확신하게 되었다. 몸에 의한 이러한 치유 노력은 때때로 매우
힘든 싸움이다. 그러므로 그것으로 인한 불필요한 고통을 겪지 않기 위
해서라도 몸의 치유 노력에 힘을 보태는 것이 현명한 행동이다.

간에 생기는 담석을 존스홉킨스대학을 비롯한 몇몇 의과대학에서는
간내결석 혹은 담즙결석이라고 불렀다. 이 담석은 커다랗게 함께 뭉치
려는 경향이 있다. 이로 인해 그림 1−1과 같은 담관 팽창이 일어날 수
있다. 실험 기관의 성분 분석에 의하면 간내담석은 대부분 콜레스테롤

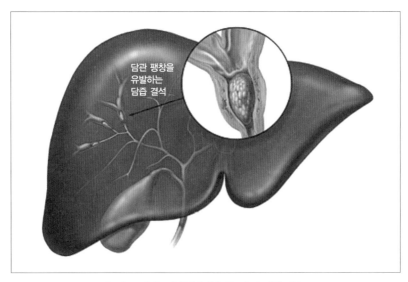

[그림 1−1] 담즙결석(간내결석). 존스홉킨스대학 제공.

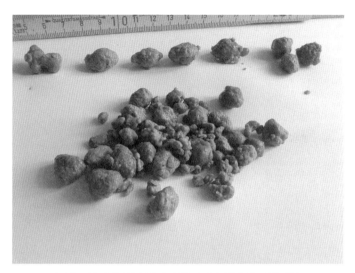

[그림 1-2] 간 청소를 통해 빠져나온 말랑말랑한 콜레스테롤 담석.

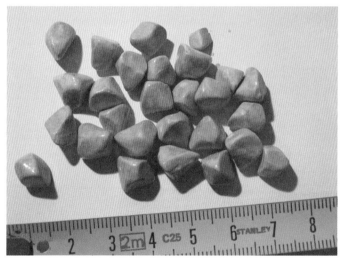

[그림 1-3] 간 청소를 통해 빠져나온 석회화된 단단한 담석.

과 기타 담즙 성분으로 이루어져 있다.

만약 다음과 같은 증상이나 이와 비슷한 것을 겪고 있다면 간과 담낭에 담석이 있을 가능성이 매우 높다.

—식욕 부진

—음식에 대한 갈망

—설사

—메스꺼움

—잦은 구토

—상복부 통증

—오한

—변비

—검은 변

—탈장

—속이 부글거림

—치질

—몸의 오른쪽에 둔통

—호흡 곤란

—간경변증

—간염

—대부분의 감염

—고콜레스테롤

—췌장염

—심장병

—뇌기능 장애

—십이지장궤양

—구역, 구토

—화를 참기 어려움

—우울증

—발기부전

—기타 성기능 장애

—전립선 질환

—비뇨기 문제

—호르몬 불균형

—월경 이상과 갱년기 장애

—시력 저하

—부은 눈

—모든 피부 질환

—검버섯, 특히 손등과 얼굴에 생기는 검버섯

—어지럼증과 기절

—근육 긴장 이상

—급격한 체중 증가나 감소

—어깨와 등의 강한 통증

—어깨뼈 언저리의 통증

—눈 밑 다크서클

—창백한 안색

— 혀에 백태가 생기는 현상

— 척추측만증

— 통풍

— 오십견

— 뻣뻣한 목

— 천식

— 알레르기

— 두통과 편두통

— 치아와 잇몸 질환

— 눈과 피부의 황달

— 좌골신경통

— 손발 저림과 마비

— 관절 질환

— 무릎 질환

— 골다공증

— 비만

— 만성 피로

— 신장 질환

— 암

— 다발성 경화증과 섬유근육통

— 알츠하이머병

— 수족 냉증

— 상체의 고열과 발한

— 지성 모발과 탈모

— 상처에 피가 멈추지 않고 잘 아물지 않는 현상

— 수면 장애와 불면증

— 가위눌림

— 관절과 근육 강직

— 안면 홍조

— 화학 물질 과민증

담즙은 왜 중요한가?

앞에서도 언급했듯이 간의 중요한 기능 중 하나는 하루에 0.95~1.4 리터의 담즙을 생산하는 것이다. 간에서 만들어진 담즙은 점성이 있는, 노란색이나 갈색, 초록색을 띠는 액체다. 그것은 산성도 9.5 정도의 강알칼리성이며, 쓴맛이 난다. 충분한 양의 담즙이 공급되지 않는다면 위장에서 분비된 염산이 작은창자로 넘어오면서 중화되지 않아 위장관(위와 장을 모두 포함한 소화 기관) 전체가 녹아 버릴 수도 있다. 또한 섭취한 음식물이 소화되지 않거나 일부만 소화된 상태로 남아 있게 된다. 예를 들어 작은창자가 여러분이 섭취한 음식물로부터 지방과 칼슘을 흡수하기 위해서는 먼저 음식물이 담즙과 섞이는 과정이 필요하다.

담즙 분비가 충분하지 않으면 지방이 제대로 흡수되지 못한다. 소화되지 않은 지방은 장 안에 남아 있게 된다. 그것이 다른 노폐물과 함께 대장으로 넘어오면 장내 세균이 그중 일부를 분해하여 지방산을 만들기도 하고 대변과 함께 배출되기도 한다. 지방이 흡수되지 않으면 칼슘도 흡수되지 않는데, 그러면 혈액에 칼슘이 부족해진다. 그 결과 혈액 내의 부족한 칼슘은 뼈에서 충당하게 된다.

대부분의 골밀도 문제(골다공증)는 사실 칼슘 섭취가 부족해서 생기기보다는, 담즙의 분비가 충분하지 않아 지방을 제대로 소화하지 못하기 때문에 발생하는 것이다. 소수의 의사들은 이 사실을 알지만, 환자들에게 칼슘이 부족하게 된 원인이 무엇인지를 설명하는 대신 단지 칼슘 섭취를 늘리라는 처방만을 내린다.

우리 몸은 또한 소화를 돕고 단백질과 탄수화물을 사용하기 위해 지방을 필요로 한다. 이 지방을 소화하기 위해서는 간과 담낭에서 충분한 양의 담즙을 내보내야 한다. 담즙의 분비가 부족하면 음식물을 소화할 수 없고, 장내 세균이 남은 음식물을 분해하게 된다. 뱃속에 가스가 자주 차고 부풀어 오르는 것은 이렇듯 중요한 간의 기능에 심각한 문제가 있음을 보여 주는 중요한 징후 중 하나다.

담즙은 우리가 섭취한 음식물 속의 지방을 소화시키는 것 외에도 간에서 독성 물질을 제거하는 역할도 한다. 간은 해독 작용에서 가장 중요한 기관이다. 모든 세포의 건강은 얼마나 효과적으로 독성 물질을 제거할 수 있는지에 달려 있다.

서문에서 이미 언급했듯이 중요한 담즙 성분인 빌리루빈과 빌리베르딘에는 상당한 정도의 항산화와 항돌연변이 기능이 있다. 몸속에 담즙 색소의 농도가 충분히 높은 것은 암과 심혈관 질환의 발병 가능성이 낮아지는 것과 연관성이 있다.

잘 알려지지는 않았지만 담즙의 기능 중 매우 중요한 것이 있다. 바로 산성도를 낮추고 장을 깨끗하게 하는 것이다. 담즙이 우리 몸의 천연 완하제(배변을 촉진하는 약제) 역할을 하는 것이다. 변비와 느린 장운동은 담즙 분비가 지연될 때 가장 일반적으로 나타나는 증상이다.

간이나 담낭에 있는 담석이 담즙의 흐름을 지나치게 가로막으면 대변의 색이 일반적인 갈색 대신에 어두운 갈색이나, 노란 오렌지색, 점토처럼 창백한 색으로 변한다.

담석을 직접적으로 만들어 내는 것은 건강하지 못한 식습관과 생활습관이다. 어떤 사람이 만성 질환의 모든 원인을 성공적으로 제거했다고 하더라도 간과 담낭에 담석이 그대로 남아 있다면 병의 회복은 매우 일시적인 것이 되거나 아예 불가능해질 수도 있다.

담석은 건강에 심각한 위험을 가져오고 질병과 조로_{早老}를 유발할 수도 있다. 이번 장의 나머지 부분에서는 몸 안의 여러 장기와 기관에 미치는 담석의 해로운 점에 대하여 설명할 것이다. 담석을 제거하기만 해도 우리 몸은 전체적으로 정상적이고 건강한 활력을 되찾을 수 있다.

소화 기관에 생기는 질병

우리 몸에서 간과 담낭에 있는 담석에 의해 가장 먼저 영향을 받는 부분은 소화 기관이다. 이것은 식물이나 나무로 치면 뿌리에 해당한다. 소화 기관 중 소화관(구강, 식도, 위, 소장, 대장)에서는 네 가지의 주요한 활동이 일어난다. 바로 음식물 섭취, 소화, 흡수, 배설이 그것이다. 소화관은 입에서 시작하여 흉곽, 복부, 골반부를 지나서 항문에서 끝이 난다

(그림 1-4). 입으로 음식물을 삼키면 일련의 소화 활동이 진행된다. 이 것은 씹는 과정을 통한 기계적 분해와, 효소를 통한 화학적 분해로 나눌 수 있다. 이들 효소는 소화 기관의 분비샘에서 나온 분비물의 형태로 존 재한다. 효소는 자신은 변화하지 않으나 다른 물질이 화학 반응을 일으 키거나 반응 속도를 빠르게 하도록 만드는 단백질로 구성된 아주 작은 화학 물질이다. 소화 효소는 입 안의 침샘에서 분비되는 침, 위장의 위 액, 소장에서 분비되는 장액, 이자(췌장)에서 분비되는 이자액, 간과 담 낭에서 분비되는 담즙에 들어 있다.

흡수는 잘게 소화된 음식물의 아주 작은 영양소 입자가 몸 안의 세포 들로 분배되기 위하여 장의 벽을 통해 혈관이나 림프관으로 흘러들어 가는 과정을 말한다.

대장은 소화할 수 없거나 흡수되지 않은 모든 음식물을 찌꺼기의 형 태로 배출한다. 대변에는 담즙도 포함되어 있다. 이 담즙에는 독성 물질 과 적혈구의 분해 과정(이화 작용)에서 나온 노폐물이 들어 있다. 또한 담 즙에는 빌리루빈이 들어 있는데, 이것은 죽은 적혈구에서 얻는 것이며 변의 색이 자연스럽게 갈색을 띠게 만든다.

건강한 소화 기관에서 배설되는 노폐물의 1/3가량은 장내 세균의 사 체로 이루어져 있다. 배설물의 나머지 부분은 소화가 잘 안 되는 섬유질 과 장내 벽에서 나온 죽은 세포들로 이루어져 있다. 우리 몸은 날마다 쌓 이는 노폐물을 대장이 깨끗하게 제거해 줄 때만 부드럽고 효율적으로 제 기능을 수행할 수 있다. 그렇지 않으면 몸은 오물 구덩이가 되고 점차 안에서부터 질식하게 될 것이다.

양호한 건강은 소화 기관의 주요 활동이 균형을 이루고 몸의 나머지

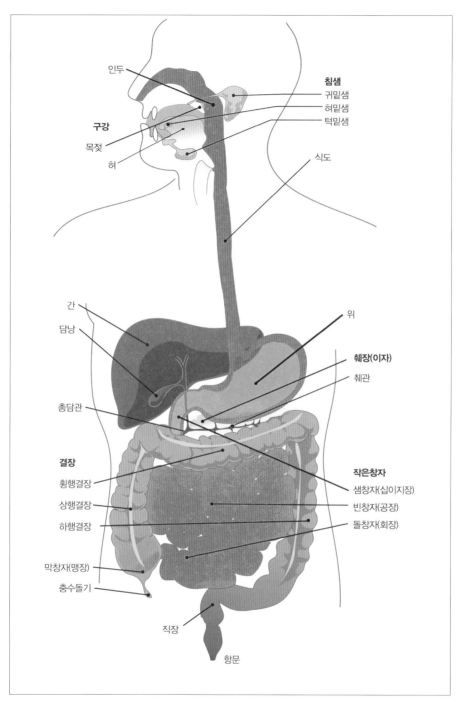

[그림 1-4] 소화 기관.

부분과 조화를 이룰 때 나타나는 결과다. 반면 이러한 기능 중 일부가 제 기능을 하지 못하면 몸의 다른 부분과 마찬가지로 소화 기관에도 이상이 나타나기 시작한다. 간과 담낭에 담석이 생기는 것은 몸 안의 노폐물을 제거하는 문제뿐만 아니라 음식물을 소화하고 흡수하는 데도 심각한 지장을 준다.

입 안에 생기는 질병

간과 담낭에 있는 담석은 입 안에 생기는 대부분의 질병을 초래한다. 담석이 있으면 음식 소화와 흡수를 방해하는데, 이것은 다시 당연히 제거되어야만 하는 노폐물이 장 안에 남아 있게 한다. 장 안에 쌓인 노폐물은 아주 더럽고 독성이 있는 환경을 만드는데, 그로 인해 해로운 미생물과 기생충이 과도하게 번식하게 되고, 건강하고 회복력 있는 세포 조직을 유지할 수 없게 된다.

입 안에 세균 감염증(아구창鵝口瘡, 구강칸디다증)과 바이러스 감염(헤르페스 감염증)이 생기는 것은 장 속에 상당량의 노폐물이 쌓였음을 의미한다. 그 양이 얼마가 되건 노폐물이 쌓이면 자연스럽게 분해 세균을 끌어들이게 되고, 이 세균에 의해 노폐물을 분해하고 부식하는 과정이 시작된다. 특히 위장관에서 사는 혐기성 세균(무산소 조건에서 생육하는 세균)은 소화되지 않은 탄수화물, 지방질, 단백질을 분해하여 유기산(프로피온산, 젖산)과 가스(메탄, 황화수소, 암모니아)를 만들어 내기 시작한다. '부패'라 불리는 이러한 세균 번식 과정은 우리가 흔히 더부룩하다고 표현하는 증상을 야기한다. 이와 같은 불편한 증상이 나타나면 인생의 즐거움이 사라진 듯한 기분을 느낄 수밖에 없다.

장내 분해 세균에 의해 만들어지는 강력한 독성 물질과 가스 중 일부는 혈액과 림프액으로 흡수되어 간과 뇌로 전달된다. 이로 인하여 기력이 쇠하고 머리는 멍해진다. 나머지 독성 물질은 장내에 남아 장의 내벽을 자극하는데, 주로 구강과 항문 끝에서부터 시작된다. 결국 장의 내벽 일부에서부터 염증이 생기기 시작하여 궤양으로 발전한다. 손상된 장 조직의 상처 부위로 특별한 미생물을 끌어들여 약해지거나 손상을 입은 세포들을 분해하는 것이다. 우리는 이것을 '감염'이라고 부른다. 대부분의 의사들과 비전문가들은 감염의 원인으로 세균을 탓할 뿐이다. 왜냐하면 그들은 세균의 도움이 필요할 때가 있다는 것을 생각조차 못하기 때문이다.

　감염은 분해되어야 할 어떤 것이 있을 때 자연계 어디에서나 나타나는 아주 자연스러운 현상이다. 나무에 매달려 있는 잘 익은 과일처럼 깨끗하고 활력이 있으며 건강한 상태에서는 절대로 세균이 공격하지 않는다. 단지 과일이 지나치게 익거나, 영양 공급이 부족하거나, 땅에 떨어졌을 때만 세균이 자신의 업무인 청소를 시작할 뿐이다. 세균이 음식물이나 살을 분해할 때는 독성 물질이 만들어진다. 이것은 나쁜 냄새가 나고 산성을 띠는 성질에 의해 쉽게 알 수 있다. 세균이 장내에서 소화되지 않은 음식물을 처리할 때도 매우 비슷한 과정을 거치게 된다. 만약 이런 상황이 몇 달 동안 매일같이 반복된다면 그 결과 생성되는 독성 물질에 의해 질병 증상이 나타날 것이다.

　구강이나 혀에 백반을 형성하는 효모균에 의한 감염인 아구창은, 매우 많은 효모균이 구강을 포함하여 위장관 전체에 퍼져 있음을 보여 주는 증상이다. 이것이 구강에서 먼저 나타나는 것은 구강을 둘러싸고 있는 점액이 그 아랫부분의 위장관에 비해 그리 강하지 않기 때문이다.

하지만 아구창의 주요 원인은 장내에 존재한다. 몸의 면역 체계 중 가장 큰 부분을 차지하는 것은 위장관의 내벽을 둘러싸고 있는 점액질에 존재한다. 이 때문에 아구창이 생기는 것은 몸의 전체적인 면역 체계가 약해졌음을 나타낸다. 장에 있는 효모균은 아무런 방해도 받지 않고 성장해서 퍼져 나갈 수 있다.

의사들이 바이러스성 질환이라고 여기는 헤르페스 감염증은 사실 아구창과 거의 비슷하다. 세균이 세포 외부를 공격하는 것이 아니라, 바이러스성 물질이 세포핵이나 세포 내부를 공격한다는 점만 제외하면 말이다. 두 경우 모두 공격자들이 노리는 것은 오로지 약하고 건강하지 않은 세포다. 즉 이미 손상을 입었거나 제대로 기능을 하지 않고 암세포로 돌연변이를 일으킬 가능성이 높은 세포 말이다.

이와 같은 생존 드라마에 더해서 담석은 수많은 세균과 바이러스의 은신처가 되기도 한다. 그것은 분비된 담즙에 섞여 간을 빠져나온 다음, 몸의 여러 부분 중에서 방어력이 가장 취약하거나 허약해진 곳에 영향을 미친다. 여기서 가장 명심해야 할 점은, 미생물은 자신의 도움이 필요한 곳이 아니라면 몸의 어느 부분도 감염시키지 않는다는 사실이다. 장은 자신을 스스로 깨끗하게 유지하기 위해 담즙을 필요로 한다. 장에 공급되는 담즙이 부족해지면 장의 청결을 유지할 수가 없다. 해로운 노폐물을 제거하기 위한 차선책은 미생물을 조수로 고용하여 그것을 분해하는 것이다.

간내담관과 담낭에 있는 담석은 구강 내에서도 또 다른 문제를 일으킬 수 있다. 담석이 적절한 양의 담즙이 분비되는 것을 방해하기 때문에 그 결과 자연스러운 식욕이 억눌리고 침샘에서 침이 제대로 분비되지 않는다. 입 안을 청결히 하고 구강 조직이 부드럽고 유연하게 유지되려면 충분한 양의 침이 분비되어야 한다. 침샘에서 분비되는 침의 양이 너무 적으면 감염성 세균이 입 안으로 쳐들어오게 되고, 그 결과 충치와 잇몸 질환 등의 문제가 발생한다. 하지만 앞서의 논리를 반복하자면 세균이 충치나 잇몸 질환의 원인이라고 볼 수는 없다. 이 미생물은 이미 독성 물질이 쌓여 있어서 미생물의 도움이 없으면 영양 결핍과 폐색을 피할 길이 없는 구강 조직에 의해 끌려 들어왔을 뿐이다.

입 안에서 쓴맛이나 신맛이 느껴지는 것은 위장으로 역류된 담즙이 그 원인이며, 그것이 다시 구강으로 역류되어 나타나는 현상이다. 이것은 대개 장이 폐색되어 있기 때문으로, 가령 변비가 심해졌을 때 나타난다. 장을 채우고 있던 것 중 일부가 아래쪽으로 이동하여 몸 밖으로 배출되는 대신 역류하는 것이다. 이렇게 노폐물이 역류하게 되면 그 결과로 담즙, 담즙염, 세균, 가스, 독성 물질, 기타 자극적인 물질이 위장관의 위쪽으로 밀려 올라간다. 예를 들어 입 안으로 담즙이 들어가면 침의 산성도 수치를 크게 변화시키는데, 이로써 침이 입 안을 청결하게 하는 효과를 떨어뜨리고, 감염성 미생물이 잘 살 수 있는 환경을 조성한다.

아랫입술에 구강염이 생기는 것은 입 안에 대장과 유사한 감염 조건이 형성되었음을 보여 준다. 입 안의 양쪽에 구강염이 반복적으로 발생하는 것은 십이지장궤양이 있음을 나타낸다. 혀에 궤양이 생기는 것은 궤양의 위치에 따라 위장, 작은창자, 맹장, 큰창자 같은 해당 소화관에 다수의 염증이 있음을 암시한다.

앞에서 지적했듯이 담석과 이로 인한 소화 불량은 담즙과 담즙염이 위장으로 역류하도록 만든다. 그런 현상이 나타나면 거꾸로 위액의 성분과 위장에서 만들어지는 점액의 양에 변화가 생긴다. 점액은 위장의 내벽이 염산에 의해 부식되지 않도록 보호하는 역할을 한다. 점액에 의한 보호막 효과가 없어지거나 감소하는 것이 바로 위염이다.

위염은 급성 형태나 만성 형태로 발병한다. 위장의 표피 세포(상피세포)가 산성의 위액에 노출되면 수소이온을 흡수한다. 그 결과 세포 내부에 산성도가 증가하고, 그것들의 기초 대사 과정의 균형을 무너뜨리며, 염증 반응을 일으킨다. 좀 더 심각한 경우에는 점막에 궤양(위궤양)이 생기거나, 출혈, 위벽 천공, 복막염으로까지 발전할 수 있다. 복막염은 궤양이 위장의 전 두께에 걸쳐 침투하고 그 내용물이 복막강까지 들어갔을 때 발생한다.

십이지장궤양은 위장에서 분비된 염산이 십이지장 내벽까지 침투했을 때 발생한다. 많은 경우 위산이 평소보다 많이 분비되었을 때 이 질환이 발생한다. 과식을 하게 되면 많은 양의 위산이 분비되어야 한다. 함께 먹으면 안 되는 음식을 먹었을 때도 위산 분비의 균형이 깨지게 된다. 흔히 '역류성 식도염'이라 부르는 식도 역류는 위산이 식도로 역류하여 속쓰림과 연약한 식도 부위의 상처를 일으키는 상태를 말한다. 하지만 일반적으로 생각하는 것과는 달리 위장이 너무 많은 염산을 생산해서 이와 같은 현상이 일어나는 경우는 극히 드물다. 실제로는 장에서부터 노폐물, 독성 물질, 담즙이 위장으로 역류하여 위장 속에 산성이 부족하기 때문에 나타나는 현상이다.

담즙의 역류는 특히 위액 분비의 장애를 초래한다. 이것은 다시 식도 괄약근 이완의 원인이 된다. 따라서 위산이 식도로 역류하게 되고, 그로 인해 수많은 이들이 심장이 타는 듯한 통증을 느끼게 된다. 대부분의 경우 위산의 역류는 위장이 너무 적은 염산을 생산할 때 나타난다. 염산의 양이 부족하면 음식물이 너무 오랫동안 위장에 머물면서 발효된다. 이때 제산제를 복용하면 음식물 소화가 더 어려워지고 위장과 소화 기관에 심각한 손상을 입히게 된다.

위염과 역류성 식도염의 원인으로 여겨지는 것으로는 그 밖에도 여러 가지가 있다. 과식, 당분, 단 음식, 튀긴 음식, 과음, 지나친 흡연, 한두 잔 이상의 지나친 커피, 탄산음료, 과도한 동물성 단백질과 지방 섭취, 방사선 노출(엑스레이, 컴퓨터 단층 촬영, 유방 조영술 등), 면역 억제제(세포 독성), 항생제, 아스피린과 그 밖의 여러 소염제가 그러한 것이다. 나의 아버지께서는 53세가 되던 해에 1년 내내 항생제 치료를 받았는데, 그로 인하여 위에 천공이 생겼고, 결국 출혈 과다로 돌아가셨다.

식중독, 너무 자극적인 음식, 차가운 음료, 수분 부족, 정신적 스트레스 역시 위염을 일으킬 수 있다. 지금까지 언급한 모든 것이 간과 담낭에 담석이 생기게 하는 원인이 될 수 있다. 그로 인하여 악순환이 반복되고, 위장관 전체에 문제를 일으킬 수 있다. 최종 단계에 이르면 악성 위암이 발생할 수도 있다.

오늘날 대부분의 의사들은 헬리코박터 파이로리균이 위궤양의 원인이라고 믿는다. 항생제를 사용하여 헬리코박터 파이로리균과 싸움을 벌이면 대개 궤양이 멈추고 진정된다. 치료를 멈추었을 때 궤양이 재발하는 것을 막지는 못하지만, 항생제에 의한 치료율 자체는 매우 높은 편이다. 그렇지만 당연한 것으로 여겨지는 이러한 치료법이 종종 최초의 감염보다 더 심각한 부작용을 일으킬 수도 있다.

헬리코박터 파이로리균에 의한 감염은 대개 이미 위장세포가 약해져 있거나 손상을 입었을 때만 가능한 것이다. 똑같은 균이 건강한 위에서는 완전히 무해한 것처럼 행동한다. 우리 대부분은 지금까지 아무런 문제가 없이 이 미생물과 함께 살아왔다.

실제로 연구 결과에 의하면 '렙틴'이라는 호르몬을 조절하기 위해서는 이 미생물의 도움을 받아야 한다. 주로 지방세포에서 분비되는 단백질 합성체인 렙틴은 음식 섭취와 에너지 소비를 조절하고 체중을 일정하게 유지하는 역할을 하는 것으로 알려져 있다. 2001년 의학 저널인 『소화관 저널 *Journal Gut*』에 「위장에서 렙틴 호르몬의 발현에 관한 헬리코박터균 감염의 영향」이라는 제목으로 발표된 연구 결과에서는 위장에서 헬리코박터균을 박멸한 이후 렙틴 호르몬이 체중 증가를 이끄는 역할을 할 수 있다고 주장했다.

전 세계 모든 사람에게서 이 미생물이 발견되지만, 위궤양이 발병한 이는 소수에 불과하다. 헬리코박터균이 모든 사람에게서 발견되는데 왜 스무 명 중 한 명에게서만 위궤양을 일으키고 나머지 열아홉 명에게서는 그렇지 않을까? 마찬가지로 신경이 압박을 받는 것은 몸에 질병이 생기게 하는 원인으로 여겨지지만, 모든 압박된 신경이 질병을 일으키지는 않는다. 그러한 문제에 대해서 외부에서 범인을 찾는 것보다는 왜 어떤 압박 신경은 병리학적인 변화를 만들어 내고 다른 것은 그렇지 않은지를 알아보는 것이 훨씬 더 중요하지 않을까? 똑같이 무서운 상황이 왜 어떤 사람에게는 갑작스런 발작이나 경색을 일으키고 다른 사람에게는 그렇지 않을까?

　주류 의학계에서는 병의 증상이나 병원균을 제거하면 건강을 해치는 문제도 함께 사라진다고 잘못 생각한다. 하지만 실제로는 증상을 완벽히 제거하는 것이 대개는 더 심각하고 때로는 생명을 위협할 수도 있는 상황을 초래한다.

　앞에서도 언급했듯이 과학적 연구 결과는 소화성 궤양에 존재하는 세균인 헬리코박터균을 없애는 것이 실제로는 비만 인구가 급속히 증가하는 데 일조할 수 있다는 사실을 암시한다. 헬리코박터균은 렙틴 호르몬과 그렐린 호르몬의 생산을 조절한다. 렙틴은 식욕, 체중, 신진대사, 생식 기능을 조절하는 데 중요한 역할을 하는 호르몬이다. 위에서 분비되는 순환성 성장 호르몬인 그렐린 호르몬은 공복감을 느끼게 하고 식욕을 자극하는 역할을 한다.

　위장에서 헬리코박터균을 박멸하는 것은 이러한 호르몬의 균형을 무너뜨리고, 급격하게 체중을 증가시키며, 몸의 모든 장기와 기관에 해를 입힐 수 있다. 단지 소화성 궤양이라는 증상을 없애고 암, 당뇨, 심장마비를 유발할 수도 있는 비만이라는 다른 증상을 만들어 내는 것은 현명하지 못할 뿐만 아니라 매우 위험한 행동이다.

　단순히 증상을 멈추게 하는 것보다는 질병의 근본적인 원인을 제거하는 것이 훨씬 더 효과적이고 쉬운 방법이다. 간과 담낭에 있는 담석은 장의 폐색을 유발한다. 그로 인하여 담즙과 독성 물질이 위장으로 역류하는 일이 잦아지는데, 이것은 위장세포에 점점 더 많은 손상을 입히게 된다. 게다가 항생제를 비롯한 기타 약물 복용은 위장에 자연스럽게 살고 있는 세균 등의 미생물을 파괴한다. 이들은 원래 손상된 세포를 분해하고 렙틴과 그렐린과 같은 중요한 호르몬을 조절하기 위하여 그곳에 있던 것이다.

항생제를 이용한 치료는 증상을 빠르게 완화하는 효과가 있지만, 위장의 기능을 영구적으로 약화시키기도 한다. 이것은 단순히 궤양을 치료하는 것보다 훨씬 더 심각한 위험에 우리 몸을 노출시키는 것이다.

2011년 8월 『네이처Nature』에 발표된 새로운 연구 보고서인 「유익한 세균을 죽이는 것을 멈추어라」에 의하면, 항생제는 소화관에서 미생물의 균형을 영구적으로 파괴할 수 있고 이로 인하여 만성 질병을 유발할 수 있다고 한다. 항생제 사용은 필연적으로 칸디다 진균을 과잉 성장하게 만들고, 비만, 제1형 당뇨, 염증성 장 질환, 알레르기와 천식, 신경 장애 등을 유발하며, 면역 체계에 영구적인 손상을 가져올 수 있다.

뉴욕대학 메디컬센터의 마틴 블레이저Martin Blaser 교수는 특히 어린이와 임산부는 항생제 사용을 크게 줄여야 한다고 했다. 그는 그 어떤 확실한 효과가 입증되지 않았음에도 불구하고 귀에 감염이 있거나 감기에 걸린 어린이에게 항생제를 일상적으로 처방하는 사실을 지적했다. 보통 어린이가 성인이 되기까지 평균적으로 약 20종의 항생제를 처방받는다.

게다가 선진국 여성의 절반 정도는 임신 기간 항생제를 처방받는다. 여기에 더하여 모든 백신과 우리가 먹는 모든 육류 등에도 항생제가 들어 있기 때문에 질병의 재앙이 아주 가까이 있다고 할 수 있다. 심지어 최근에는 장내 세균류의 불균형이 자폐증이나 알츠하이머 같은 뇌 장애와 밀접한 연관이 있다는 주장도 나온다.

손쉬운 치료법이 좋은 결과를 가져다주는 경우는 거의 없다. 질병의 증상을 완벽하게 억제한다는 것은 실제로는 몸의 치유 능력을 강제로 약화시키는 것을 의미한다. 질병의 증상은 그저 몸이 현존하는 불균형에 대하여 반응하고 있으며 스스로를 치유하는 데 열중하고 있음을 나타내는 신호일 뿐이다. 의사가 "우리의 치료는 성공적이었다"라고 말하는 것을 사실에 맞게 옮기면 "우리는 몸의 치유 노력을 성공적으로 중단시킬 수 있었다"가 될 것이다. 이와 같이 단지 증상만을 다스리는 치료법의 이면에 숨은 핵심은 바로 이것이다. 즉 질병의 증상을 없애거나 완화함으로써 질병을 치유하거나 통제할 가능성이 사라진다는 점이다. 통증, 감염, 발열, 염증과 같은 질병의 증상을 제거하고, 그럼으로써 몸이 스스로 치유하려는 노력을 완수하지 못하게 함으로써 생기는 유일한 결과는, 그의 건강이 평생 황폐화되는 부작용이다. 미국에서는 해마다 98만 명이 질병 자체 때문이 아니라 치료에 의해 사망한다. 이 때문에 대다수의 사람에게는 아무것도 하지 않는 것보다 치료를 받는 것이 훨씬 더 위험한 일이 된다.

반면에 모든 담석을 제거하고 건강한 식생활을 하면서 균형 잡힌 생활 습관을 유지한다면 가령 위장 장애와 같은 증상은 저절로 사라진다.

췌장에 생기는 질병

췌장은 작은 분비 기관으로 췌장 머리(두부) 부분은 십이지장의 만곡부에 있다. 주췌관은 총담관과 연결되어 담췌관팽대부(담관과 췌관이 만나 부풀어 오른 부위)를 만든다. 팽대부는 중간에서 십이지장으로 들어간다. 췌장은 인슐린과 글루카곤 호르몬 등을 분비하는 것 외에도, 탄수화물, 단백질, 지방 등을 소화하는 데 필요한 효소가 들어 있는 췌액(이자액)을 만드는 기능을 한다. 위장에서 만들어진 산성 물질이 십이지장으로 들어오면 염기성의 췌액과 담즙과 만나 중화된다. 이를 통해 산성과 염기성의 적절한 균형이 맞추어지는데, 췌장의 효소가 가장 효과적인 역할을 한다.

간과 담낭에 있는 담석은 정상적으로 하루에 약 1리터 정도 생산되는 담즙의 분비를 가로막아 하루에 한 컵 이하로 분비되도록 한다. 이것은 특히 지방이나 지방을 함유한 식품을 섭취했을 때의 소화 과정에 심각한 지장을 초래한다. 결과적으로 십이지장의 산성도 수치가 너무 낮은 상태가 되는데, 이는 췌장과 작은창자에서 분비되는 효소의 기능을 떨어뜨린다. 그로 인해 섭취한 음식물은 일부만 소화된 채로 남아 있게 된다. 제대로 소화되지 않고 위장에서 분비된 염산으로 포화된 음식물은 매우 자극적이기 때문에 장 전체를 부식시키는 효과가 있다.

담낭에 있던 담석이 총담관과 췌관이 만나는 팽대부로 이동하면(그림 1-5) 췌액의 분비가 가로막히고 담즙이 췌장으로 들어간다. 그 결과 정상적인 경우 십이지장 안에서만 활성화되는 상당수의 단백질 분해용 췌장 효소가 췌장 안에서 활성화된다. 그런 상태가 된 효소는 매우 위험하다. 이 효소는 췌장 조직의 일부를 소화시키기 시작하는데, 이렇게 되면 감염, 화농, 국소적인 혈전증을 유발할 수 있다. 이렇게 된 상태를 우리는 췌장염이라 부른다.

팽대부를 가로막고 있는 담석은 세균, 바이러스, 독성 물질을 췌장 안으로 들여보낸다. 이로 인하여 췌장 세포에 더 많은 손상을 줄 수 있으며, 결국에 가서는 악성 종양으로 발전한다. 종양은 대개 췌장 머리 부분에서 발생하여 담즙과 췌액의 흐름을 방해한다. 이와 같은 상태는 종종 황달을 동반한다.

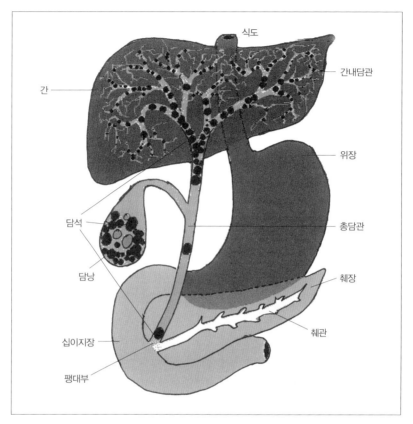

식도

간내담관

간

위장

담석

총담관

담낭

췌장

십이지장

췌관

팽대부

[그림 1–5] 간과 담낭에 있는 담석.

간, 담낭, 팽대부에 있는 담석은 두 가지 형태의 당뇨인 인슐린 의존성과 인슐린 비의존성 모두와 부분적인 연관이 있다. 어린 환자를 포함하여 그동안 내가 만나 본 당뇨 환자들은 모두 간에 많은 양의 담석을 가지고 있었다. 날마다 건강한 식이요법을 따르고 정제 설탕과 동물성 식품이 없는 균형 잡힌 식사를 한 사람은 간 청소를 할 때마다 상태가 호전되었다.

간은 우리 몸에서 가장 큰 장기다. 무게는 1.3~1.5킬로그램까지 나가고, 갈비뼈 뒤쪽 우상복부에 위치하며, 폭은 거의 몸 전체의 크기에 가깝다. 간의 기능은 수백 가지에 이른다. 그것은 몸에서 가장 복잡하고 활발히 활동하는 기관이다.

간은 몸에서 사용할 영양소, 효소, 에너지를 생산하고 전환하고 분배하고 유지하는 역할을 한다. 이 때문에 이러한 기능을 방해하는 것은 무엇이든 간과 몸 전체의 건강에 해로운 영향을 미친다. 간의 기능에 가장 큰 장애가 되는 것은 담석의 존재로부터 생겨난다.

간은 장기를 구성하는 세포와 호르몬, 담즙 등을 만드는 데 필수적인 재료인 콜레스테롤을 생산하는 것 외에도, 여러 가지 호르몬과 단백질을 만들어 내는데, 이것은 몸의 장기들이 적절히 기능하고 성장하며 치유하는 데 영향을 미친다. 게다가 새로운 아미노산을 만들기도 하고, 이미 있는 것을 이용하여 단백질로 전환하기도 한다. 이렇게 만들어진 단백질은 세포와 호르몬, 신경 전달 물질, 유전자 등을 만들 때 주재료가 된다. 그 밖에도 간의 중요한 기능으로는 오래되고 낡은 세포를 분해하고, 단백질과 철분을 재순환시키며, 비타민과 영양소를 저장하는 것 등이 있다. 담석은 이와 같이 간이 수행하는 모든 생명 활동에 매우 치명적인 위험을 안겨 주는 존재다.

간은 혈중 알코올을 분해할 뿐만 아니라, 유독성 물질, 세균, 기생충, 의약품의 특정 화합물을 해독한다. 간은 노폐물과 독성 물질을 몸에서 안전하게 제거될 수 있는 물질로 전환하기 위해 특별한 효소를 사용한다.

여기에 더하여 간은 1분마다 1리터 이상의 혈액을 여과한다. 이때 걸러진 노폐물의 대부분은 담즙에 섞여서 간 밖으로 배출된다. 담석에 의해 간내담관이 막혀 있으면 간의 독소 수치가 증가하게 되고, 결국에는 간 질환을 초래한다. 의약품을 습관적으로 복용하면 제일 먼저 간에서 분해가 되기 때문에 간 기능 악화를 빠르게 앞당긴다. 담석이 있으면 의약품의 치료 효과를 떨어뜨리기 때문에 의약품 과다 복용과 심각한 부작용을 초래할 수 있다. 또한 간에 의해 적절하게 해독되지 않은 알코올은 간세포에 심각한 손상을 입히거나 그것을 파괴할 수도 있다.

모든 주요 간 질환에는 담석에 의한 광범위한 담관 폐색이 선행한다. 담석은 간의 기본적인 구조 단위인 간소엽의 형태를 뒤틀리게 만드는데, 간에는 이러한 간소엽이 5만 개 정도 있다. 결과적으로 담석이 있으면 이들 간소엽으로 들어오거나 나가는 혈액의 흐름이 점점 더 어렵게 된다. 게다가 담석은 간세포가 더 이상 담즙을 생산하지 못하도록 방해한다. 흐르지 못하고 갇힌 담즙의 양이 점점 증가하면 걸쭉해지면서 찌꺼기나 담석이 된다(그림 1-6).

담석에 의한 질식 상태가 오랫동안 계속되면 결국 간세포가 손상을 입거나 파괴된다. 섬유질의 반흔 조직(죽은 세포와 그 주변부의 조직)이 점점 이들 세포를 대신하게 되고, 폐색이 더해지면서 간 속 혈관의 압력이 증가한다. 간세포의 재생 속도가 손상을 입는 속도를 따라잡지 못하면 결국 간경변증이 발생한다(그림 1-7). 간경변증은 환자를 사망에 이르게 하는 경우가 많다.

세포 질식에 의하여 너무 많은 간세포가 파괴되어 인체에서 가장 중요한 생체 기능을 수행하기에 충분하지 않을 정도로 세포 수가 줄어들면 간부전(간 기능이 저하된 상태)이 발생한다. 간부전의 결과로는 나른함,

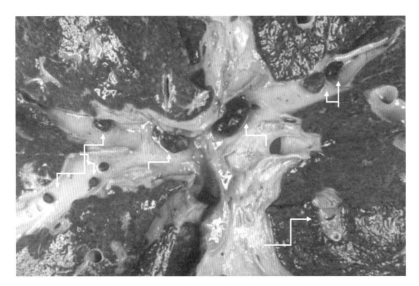

[그림 1-6] 해부한 간에 보이는 담석과 담즙 찌꺼기.

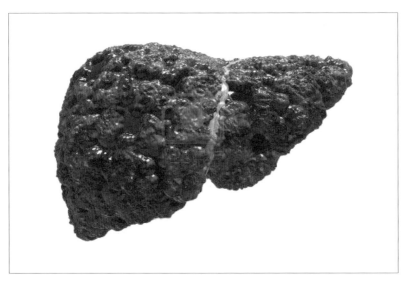

[그림 1-7] 간경변증.

착란 상태, 수전증, 혈당 감소, 감염, 신부전증과 체액 저류, 지혈 장애, 혼수상태, 사망 등이 있다. 하지만 간은 큰 손상을 입었을 때도 놀랄 만큼 강한 회복 능력을 보여 준다.

간 질환으로 간세포의 상당 부분이 파괴된 환자라도 간 청소를 통하여 모든 담석을 제거한 다음 술과 의약품을 멀리하면 장기간 계속되는 심각한 장애는 거의 발생하지 않는다. 세포는 다시 자라나서 정상적인 간 기능에 어울리는 정돈된 방식으로 작동하기 시작한다. 이것이 가능한 이유는 간부전에서는 간경변증과는 달리 간의 기본 구조가 심각하게 타격을 입지 않기 때문이다.

상당량의 중성 지방이 간세포에 쌓여 있는 상태인 지방간(그림 1-8)은 흔히 생기지만 회복이 가능한 질환이다. 서구 선진국에서는 현재 열 명 중 한 명꼴로 지방간을 가지고 있다. 개인별로 보면 지방간이 생긴 일차적인 원인이 여러 가지가 있지만, 담관 폐색이 직접적인 주요 원인이라는 점은 공통적이다.

가장 잘 알려진 지방간의 원인으로는 과도한 알코올과 지방 섭취다. 아미오다론, 메토트렉세이트, 딜티아젬, 테트라사이클린, 고활성 항레트로바이러스 치료법, 당질코르티코이드, 타목시펜 등의 약물도 지방간을 유발할 수 있다.

건강한 간은 몸에 있는 과잉 지방을 담관을 통하여 소화관으로 배출시킨다. 하지만 간내담관에 담석이 있으면 간세포로 하여금 지방을 축적하여 비만 상태가 되도록 만든다. 간에 지방이 많이 축적될수록 몸의 나머지 부분에 있는 과잉 지방을 제거하는 능력이 줄어든다. 그러면 아무리 다이어트를 하더라도 체중 감량이 점점 더 어려워진다.

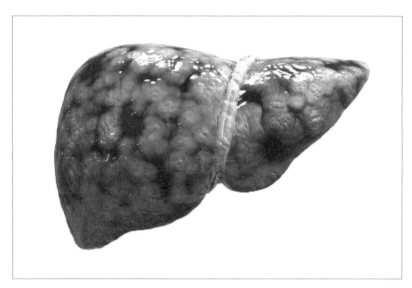

[그림 1-8] 지방간.

지방간은 이제 더 이상 지나친 음주 습관을 가진 사람들만의 전유물
이 아니다. 현재는 어린이들의 비만 정도가 너무 높아 많은 10대 청소년
들이 간경변증을 앓고 있다. 그로 인해 간 이식을 받아야 할 정도까지 진
행되기도 한다. 실제로 연구 결과에 의하면 미국 내에서는 수백만 명의
어린이들이 간세포에 지방이 축적되어 비알코올성 간 질환을 앓고 있다
고 한다. 2011년 7월 2일 자「텔레그래프」에는 다음과 같은 기사가 실렸
다. "현 상황은 심장 질환, 뇌졸중, 제2형 당뇨의 발병 위험을 증가시키
고 있으며, 간경변증을 유발할 수도 있다. 이것은 상당히 진행되기 이전
에는 잘 발견되지 않는다. (……) 이러한 질환에 대한 의학적 치료법은
전혀 없지만, 체중 감량과 식생활 개선으로 정도를 완화할 수 있다."

하지만 막혀 있는 담관을 뚫지 않고서는 체중 감량이 쉽지 않을 수 있고, 설령 체중 감량에 성공한다 하더라도 실제로 이것이 간에는 더 해로운 결과를 초래할 수 있다. 모든 지방은 간세포에서 처리되어야 하기 때문에 몸의 다른 부분에 쌓여 있는 지방을 제거하기 위해서는 간에 추가적인 부담을 주게 된다. 이것은 폐색을 더 악화시켜 완전한 질식 상태로 몰아넣을 수 있다.

잘 알려진 위절제술은 몸 전체에서 엄청난 양의 지방이 간으로 몰려들게 하는 결과를 초래하여 지방간의 위험을 크게 높일 수 있다. 위절제술을 통하여 성공적으로 체중을 감량할 수 있을지는 몰라도 그것은 간과 나머지 몸 전체를 심장 질환이나 당뇨, 암과 같이 비만보다 훨씬 더 위험한 질병에 취약하게 한다.

급성간염은 간세포 전체가 죽어 가고 있을 때 발생한다. 담석에는 바이러스성 물질이 자리 잡을 수 있는데, 이것이 간세포를 공격하고 감염시킴으로써 그 결과 세포의 퇴행이 일어난다. 담석의 숫자가 많아지고 크기가 커지면 점점 더 많은 세포가 영향을 받아 죽게 되고, 소엽 전체가 괴사하며, 혈관이 뒤틀리기 시작한다. 이것은 나머지 간세포의 혈액 순환에도 큰 영향을 미친다.

이러한 변화가 간에 가져다 준 손상 정도와 전반적인 영향은 간내담관이 담석에 의해 얼마나 막혀 있는지에 따라 크게 달라진다. 간에 암이 생기는 것은 수년 동안에 걸쳐 많은 수의 간내담관에 폐색이 진행된 이후에만 벌어지는 일이다.

대부분의 간염(A형, B형, 비A형, 비B형)은 일정 수 이상의 간소엽 안에 있는 담관이 담석에 의해 폐색되었을 때 나타난다. 이것은 여러 가지 이유로 아주 어린 나이에 발생하기도 한다.

예를 들어 생후 40~60분이 지나기 전에 너무 일찍 탯줄을 묶으면 갓 태어난 아기의 혈액에 공급되는 산소량이 40퍼센트 이상 감소할 수 있다. 이러한 의료 과실로 인해 생후 첫 한 시간 동안 태반을 통해 정상적으로 걸러져야 할 독성 물질이 아기의 몸 안에 남으며, 질병에 대항하여 싸울 항체가 거의 남지 않게 된다.

게다가 백신 접종은 아기의 간을 백신 자체에 들어 있는 수많은 발암성 독성 물질에 노출시킨다. 특히 어린 나이일수록 간은 이러한 독성 물질을 분해하지 못한다. 그로 인해 첫 번째 백신 접종 직후부터 담석이 생기는 원인이 된다.

또한 설탕, 살균된 우유, 동물성 단백질, 튀긴 음식, 기타 패스트푸드나 정크푸드 등의 부적절한 식품을 섭취하는 것은 어린이의 간에 엄청난 영향을 미친다. 그리고 만약 임신 기간에 산모가 술을 마시거나, 흡연을 하거나, 정크푸드를 먹거나, 약물을 복용하거나, 백신 접종을 받는다면 이것 역시 아기의 간에 해로운 영향을 미친다.

미국의 비영리 환경 시민 단체인 EWG(Environmental Working Group)의 한 연구 결과에 의하면 신생아에게서 채취한 혈액 샘플에는 수은, 난연제, 농약, 식품 첨가물, 바디케어 제품에서 나온 화학 물질, 대기 오염 물질, 독성 플라스틱 제품, 코팅제 테플론 등을 포함하여 평균적으로 287가지의 독성 물질이 들어 있다고 한다. 이러한 독성 물질의 상당수는 유력한 발암 물질이다. 어린 아이의 간이 수많은 유해 화학 물질로 가득한 혈액을 해독하는 것은 불가능한 일이다. 이러한 독성 물질의 일부를 한데 모으기 위해 담석을 만드는 것은 몸이 마음대로 활용할 수 있는 유일한 해결책이다.

건강한 간과 면역 체계는 외부 환경에서 들어온 것이든 백신 접종이나 수혈 등의 다른 경로를 통해 혈류로 들어왔든 상관없이 바이러스성 물질을 완벽하게 파괴할 수 있다.

대부분의 사람들은 간염 바이러스에 노출되어도 병에 걸리지 않는다. 사실 우리 모두는 지금 이 순간에도 몸 밖에 존재하는 대부분의 바이러스를 몸 안에 지니고 있다. 하지만 많은 양의 담석이 있을 경우에는 간이 폐색되고 유독한 상태이기 때문에 바이러스가 활동하기에 좋은 환경으로 바뀌게 된다.

대부분의 사람들이 추측하는 것과는 달리 바이러스가 아무 곳에서나 무작위로 생겨나 세포핵을 공격하지는 않는다. 바이러스는 오로지 가장 약하고 손상을 많이 입은 세포만을 공격하여 그것이 돌연변이를 일으키지 않도록 만든다. 건강한 세포는 바이러스가 세포핵을 뚫고 들어가도록 놓아두지 않는다. 건강한 세포는 인테페론이라는 특별한 단백질을 생산하여 면역 체계의 방어 반응을 자극함으로써 바이러스나 세균, 기생충, 암세포의 공격으로부터 스스로 보호한다. 하지만 바이러스가, 손상된 세포가 돌연변이를 일으키지 못하도록 하는 일에 언제나 성공하는 것은 아니다. 그렇기 때문에 일부 손상된 세포가 돌연변이를 일으켜 간암이 생길 수도 있다. 나는 여기서 암세포 안에서 바이러스가 발견된다고 해서 바이러스가 암세포를 만들어 낸 원인을 제공한 것은 아니라는 사실을 밝혀 둔다. 게다가 암세포가 생기는 것 자체도 사실 어떤 목적이 있다. 암세포는 많은 양의 독성 물질을 먹어 치움으로써 기관 조직 전체가 갑자기 괴사하는 것을 방지한다.

담석에는 많은 바이러스가 모여 있을 수 있다. 이 바이러스 중 일부가 홀로 떨어져 나와서 혈액 속으로 들어갈 수 있는데, 바로 만성간염이라고 부르는 것이 그것이다. 간의 비▮바이러스성 감염은 그것이 원인은 아니지만 간 내부에서 급증한 세균에 의해 시작될 수 있는데, 담석에 의해 막힌 담관으로부터 감염이 퍼져 나간다.

간내담관에 담석이 있으면 클로로폼, 세포독성 약물, 합성스테로이드, 알코올, 아스피린, 균류, 식품 첨가물 등과 같은 독성 물질을 처리하는 간세포의 능력을 손상시키기도 한다. 이런 일이 발생하면 이와 같은 일반적인 독성 물질뿐만 아니라, 수많은 의약품에 들어 있는 예측할 수 없는 독성 물질에 대한 과민증이 생겨난다. 여러 가지 알레르기는 이와 같은 과민증에서 생겨나는 것이다. 이와 똑같은 이유로 의사가 처방한 약이나 처방전 없이 구입할 수 있는 약을 복용하고 생겨나는 독성 물질 부작용이 급격하게 증가하고 있다. 심지어 미국식품의약국(FDA)이나 제약 회사조차도 어떤 부작용이 있는지 제대로 알지 못할 수도 있다.

가장 일반적인 형태의 황달은 십이지장으로 연결되는 담관이 담석에 의해 막혀 있거나, 담석과 섬유상 조직이 간소엽 구조 골격을 뒤틀었을 때 생겨난다. 모세담관을 통한 담즙의 흐름이 막히고, 간세포가 더는 포합(물에 용해되기 어려운 노폐물이나 약물 등을 수용성으로 하여 배설되기 좋게 만드는 반응)을 하지 못하면서 담즙 색소인 빌리루빈을 배출한다. 결과적으로 혈류에 담즙과 담즙 구성 성분의 농도가 크게 증가한다. 혈액에 빌리루빈이 증가하기 시작하면 피부색을 변화시킨다.

피부와 안구 결막의 착색이 뚜렷해지기 전이라도 혈액 내의 빌리루빈 농도는 정상적인 경우의 세 배까지 늘어날 수 있다. 포합되지 못한 빌리루빈은 뇌세포에 독성 물질로 작용한다. 담관의 폐색으로 인해 췌장의 머리 부분에 종양이 생겨도 황달이 나타날 수 있다.

그동안 많은 사람들이 간낭종(간에 생긴 물혹)이 있어도 간 청소를 할 수 있는지 물어 왔다. 간단한 간낭종은 거의 언제나 증상이 없고 다른 일반적인 검사를 하다가 우연히 발견된다. 때때로 한 번의 검사에서 한 개의 낭종이 발견되고, 며칠 뒤에 다시 검사해 보면 다섯 개까지 늘어날 수도 있고 혹은 하나도 발견되지 않을 수도 있다.

이러한 낭종은 암으로 발전할 가능성이 없고 위험하지도 않다. 전 세계적으로 7억 명 정도가 간낭종을 가지고 있다. 그중 2만 5000명 정도만이 낭종이 커져서 주변을 압박하여 생기는 합병증에 걸릴 수 있다.

간낭종은 대부분 물로 가득 차 있다. 의학계에서도 이것이 무엇 때문에 생기는지는 알지 못한다. 나는 대개 간내담관이 폐색되었을 때 작은 모세림프관이 일시적으로 막혀 불룩해지는 것이라고 생각한다. 이렇게 모세림프관이 불룩해진 상태가 지속된 채로 몇 주 이상 보내면 고착화되어 낭종이 된다.

그동안 간낭종이 있는 많은 이들이 아무런 문제 없이 간 청소를 했으며, 전부는 아니지만 많은 경우에 낭종이 다시 사라졌다.

담낭과 담관에 생기는 질병

먼저 담즙이 하는 두 가지 주요한 역할부터 설명하도록 하겠다. 담즙은 간세포에서 만들어진다. 이것은 간 내에 그물처럼 얽혀 있는 간내담관으로 분비된다. 간내담관의 담즙은 두 개의 큰 담관인 좌우 간관으로 흘러가고, 다시 이 두 간관이 만나는 총간관으로, 최종적으로는 총담관으로 흘러간다.

이곳에서 담즙이 선택할 수 있는 방향은 두 가지가 있다. 첫째 방향은 담낭관(쓸개주머니관)을 지나 담낭으로 들어가는 것인데, 간에서 만들어진 대부분의 담즙은 담낭으로 흘러간다. 담낭은 길이 4인치 정도인 조롱박 모양의 근육질 주머니로 담낭관에 연결되어 있다(그림 1-9). 담낭으로 들어온 담즙은 소화를 돕는 데 최적의 상태로 만들어진다. 둘째 방향은 아래쪽 총담관으로 가서 작은창자의 첫째 부분인 십이지장으로 들어가는 것이다. 하지만 작은창자로 직접 흘러들어가는 담즙의 양은 아주 적다. 이 경로를 따라 흘러가는 담즙은 효과적으로 소화를 돕기에는 부적합하며, 주로 독성 물질과 노폐물을 운반하는 역할을 한다.

정상적이고 건강한 담낭에는 약 60밀리리터 정도의 담즙이 보관된다. 그 내벽은 굉장히 탄력적이어서 담즙이 풍선처럼 부풀어 오를 수 있도록 해 준다.

담낭에 보관된 담즙은 간 속에 있을 때와 비교하여 성분이 조금 다르다. 담낭에서는 담즙에 포함된 염분과 물이 대부분 재흡수되어 부피가 1/10이하로 줄어든다. 하지만 담즙에 들어 있는 담즙염은 일반적인 염분과는 달리 흡수되지 않기 때문에 농도가 10배 이상으로 증가한다. 또한 담낭에서는 점액 성분이 추가되기 때문에 담즙이 끈끈해지고 점액과 같은 상태가 된다. 담낭에 보관된 담즙은 농도가 매우 높기 때문에 소화를 돕는 능력이 매우 탁월하다.

지방을 함유한 식품과 대부분의 단백질 음식물이 위를 지나 십이지장에 들어오면 담낭의 근육질 내벽이 수축하여 담즙을 배출한다.

십이지장으로 들어온 음식물에 단백질과 지방의 함량이 높을수록 담

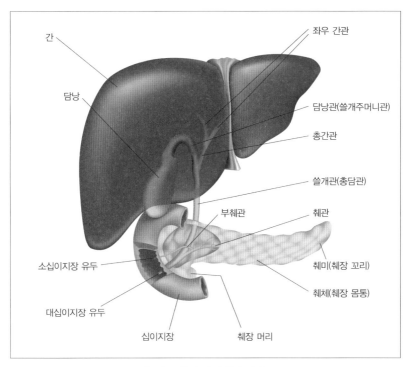

[그림 1-9] 간, 담낭, 췌장, 담관.

낭의 움직임도 더 활발해진다. 우리 몸은 지방을 유화_{乳化}하여 소화가 가능하도록 만들기 위해 담즙에 포함된 담즙염을 이용한다.

담즙염이 자신의 임무를 마쳐 유화된 지방이 작은창자에 흡수되기 위해 남겨지면, 담즙염은 작은창자를 따라 흘러내려 간다. 이 중 대부분은 작은창자의 끝부분(돌창자, 회장_{回腸})에서 재흡수되어 간으로 돌아간다. 이것은 다시 간에서 담즙과 합쳐진 다음 십이지장으로 분비된다.

담즙의 분비가 부족하면 음식물이 제대로 소화되지 않아 장이 막히게 된다. 장 폐색은 세균의 과다 증식을 이끌며, 이것들은 담즙염을 역으로 활용한다. 따라서 담즙염이 감소하고, 이는 다시 지방 소화와 흡수를 더욱 지연시켜 지방변이 나타나게 한다. 지방변은 지방이 많이 함유된 음식이나 가공식품을 즐겨 먹는 이들에게 흔히 나타나는 증상이다. 배변에 과도한 지방이 포함되어 있으면 지방 성분이 물에 떠오르기 때문에 쉽게 알 수 있다. 이와 같은 상태의 배변은 겉에 기름기가 돌고 역한 냄새가 난다. 지방변 설사도 자주 보이며, 설사와 변비가 번갈아 가며 나오는 경우도 있다.

장내 세균에 의해 담즙염이 분해되면 장이 폐색되고 탈이 나는 것 외에도, 간에 담즙염이 부족해지는 문제를 일으킨다. 이것은 다시 담즙 구성 성분의 균형을 무너뜨리는 결과를 초래한다. 담즙 안에 담즙염의 농도가 감소하는 것은 간과 담낭에 담석이 생기게 하는 주요 원인이다.

항생제 같은 의약품을 반복적으로 복용하는 사람들은 종종 장내 유해 세균의 급증으로 고통을 겪으며, 그로 인해 담석이 생길 가능성이 매우 높다.

담석이란 무엇인가?

담석은 오직 담즙으로부터 생기는 부드럽거나 단단한 돌덩이를 말한다. 담낭에 있는 담석은 주로 콜레스테롤 결정, 칼슘, 긴 사슬 지방산, 빌리루빈과 같은 색소로부터 만들어진다. 담즙에서 콜레스테롤이 차지하는 비율은 5퍼센트 정도밖에 안 되지만, 그것은 모든 담석에서 최소 75퍼센트를 차지할 정도로 가장 일반적인 성분이다. 그렇기는 하지만 대부분의 담석은 여러 가지 성분이 혼합되어 만들어진다. 앞에서 언급한 재료 외에도 담석에는 담즙염, 물, 점액, 독성 물질, 세균 등이 포함되어 있으며, 때로는 죽은 기생충, 레시틴(인지질이라고 알려진 지방 성분) 등이 포함되기도 한다.

간에서 콜레스테롤은 일반적으로 용해된 상태로 액체 속에 존재한다. 콜레스테롤이 용해되는 것은 미셸이라 부르는 담즙염 덩어리에 의해 가능하다. 하지만 담즙 안에서 담즙염의 농도가 감소하면 담즙이 끈적끈적한 찌꺼기 상태로 바뀐다(그림 1-6). 담즙 찌꺼기는 대부분 콜레스테롤 결정, 점액, 칼슘 빌리루빈산(석회화된 빌리루빈) 등으로 구성되어 있다. 담즙염의 농도가 감소하여 콜레스테롤 결정이 과포화 상태에 이르면 콜레스테롤 결석이 형성되기 시작한다.

간내담관에 이미 담석이 일부 생성되어 있으면 콜레스테롤 결석이 더 쉽게 만들어진다. 담관 폐색이 있으면 간에 빌리루빈이 축적되고, 그로 인해 콜레스테롤 결석의 발생 빈도가 증가한다.

『위장병학 저널 *World Journal of Gastroenterology*』에 발표된 연구 결과에 의하면 일부 결석은 50~100퍼센트의 비결정설 물질로 구성되어 있다. 이 결석은 고체처럼 보이지만 액체처럼 비결정적이다(그림 4-1에서 젤처럼 생긴 일부 담석). 이것은 초음파 등의 검사 방법으로는 잘 드러나지 않는다.

담석의 크기는 핀 머리만 한 것에서부터 골프공만 한 것까지 다양하다.

담낭 안에서 석회화된 담석은 성분 구성비가 다양하며, 거기에는 대개 석회화된 빌리루빈, 즉 빌리루빈염이 포함되어 있다. 색깔은 빌리루빈의 농도에 따라 밝은 갈색(그림 1-3)이나 검정색, 혹은 두 색의 중간색 정도다. 용혈성 빈혈(빈혈증 중 드문 경우로 적혈구가 과도하게 파괴되어 발생하는 빈혈)이나 간경변증을 앓고 있는 사람의 경우에는 석회화된 검정색 결석이 많다. 갈색 결석에는 검정색 결석에 비해 콜레스테롤과 칼슘 성분이 많이 들어 있다.

담석은 간내담관과 담낭 모두에서 생겨날 수 있다. 간에서 생기는 담석은 검사에서 잘 나타나지 않는다. 마찬가지로 담낭에 담석이 있는 대부분의 사람들도 자신에게 담석이 있는지 잘 모른다. 하지만 어떤 경우에는 담석이 담낭의 내벽을 자극하거나 악화시켜 고통스러운 경련이나 다른 합병증을 일으키기도 한다. 때때로 총담관과 같은 간외담관에 결석이 생기기도 한다. 이렇게 간외담관에 결석이 생기는 것을 담관결석이라 부른다. 이것은 담석 환자 중 단지 10퍼센트 정도에서만 나타난다.

독일 의학 교과서인 『간과 담관의 병리학*Pathologie der Leber und Gallenwege*』 1067쪽을 보면, 저자는 간 내부에 있는 담관에 담석이 있더라도 몇 달 혹은 몇 년 동안 아무런 증상이 나타나지 않고 간 검사에서도 특별한 이상을 확인할 수 없는 경우가 있다고 설명한다. 또한 초음파, 엑스레이, 컴퓨터 단층 촬영을 통해서도 이러한 담석을 찾아내는 것이 매우 어렵다고 말한다. 이것은 간내담석이 왜 그렇게 진단이 어려운지, 그리고 대부분의 의사들이 담석의 존재조차 알지 못하는지를 설명해 주는 매우 중요한 지적이다.

여기서 말하고자 하는 요지는 간내담석이 매우 흔하게 발생하는 것임에도 거의 대부분의 의사들이 그것을 제대로 모르고 있다는 사실이다.

일반적으로 담낭에 있는 담석은 뚜렷한 증세가 나타나기 전까지 8년 가까이 계속 자랄 수 있다. 크기가 큰 것은 보통 석회화되거나 준석회화된 담석이며(그림 1–10, 그림 1–13), 이는 방사선 장비나 초음파 검사를 통해 쉽게 발견된다. 담낭에서 발견되는 결석의 약 85퍼센트는 크기가 3/4인치 정도이고(그림 1-11, 그림 1-12), 어떤 것은 크기가 2~3인치 정도까지 자라기도 한다. 그림 1-13에 있는 준석회화된 담석은 나의 아내가 아홉 번째 간 청소에서 아무런 고통 없이 배출한 것을 내가 직접 검사하고 사진을 찍은 것이다. 이것은 내가 전에 겪은 여느 담석과 달리 엄청나게 지독한 악취를 풍겼다. 그림 1-14에 있는 것은 크기가 더 큰 석회화된 담석이다. 담석을 구성하고 있는 성분은 내가 담낭을 해부했을 때 본 것과 일치했다. 제3장에서 자세히 설명하겠지만 이러한 담석은 담낭 안의 담즙이 과포화 상태가 되고 흡수되지 않는 성분이 경화되기 시작할 때 생겨난다.

담낭에 있는 담석은 대개 담낭 안에서 만들어진 것이다. 하지만 총담

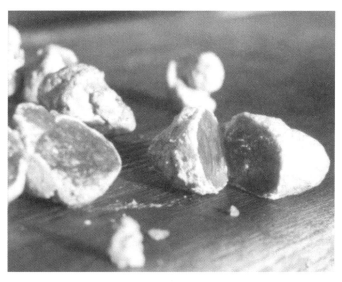

[그림 1-10] 준석회화된 담석.

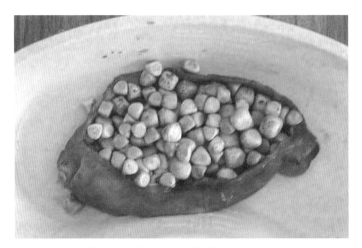

[그림 1-11] 해부한 담낭 안에 있는, 완전히 석회화된 담석.

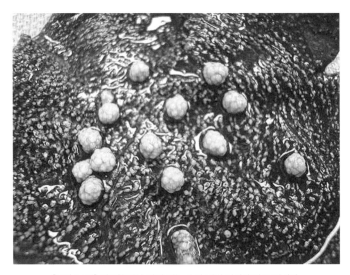

[그림 1-12] 해부한 담낭 안에 있는 수백 개의 담석과 담즙 찌꺼기.

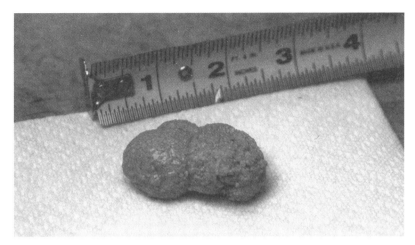

[그림 1-13] 준석회화된 담석.

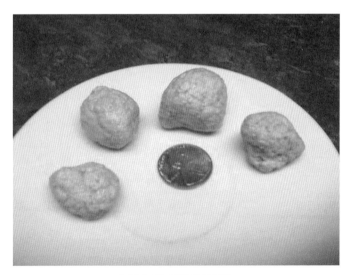

[그림 1-14] 석회화된 큰 담석.

관이 막혀서 담석이 지나갈 길이 없어지면 간에서 만들어진 일부 담석이 담낭으로 들어가기도 한다. 이런 상황이 되어도 황달이 나타나는 것은 물론이다.

장에 생기는 질병

섭취한 음식물의 소화와 흡수는 대부분 작은창자에서 진행된다. 작은창자는 탄수화물, 단백질, 지방을 소화하기 위해 장액을 분비한다. 또한 몸 전체의 영양 공급과 유지에 필요한 영양소를 흡수하며, 위장 내 염산의 항균 작용에서 살아남은 미생물에 의한 공격으로부터 몸을 보호한다.

위에서 산성화된 음식이 십이지장으로 넘어오면 먼저 담즙, 췌액과 섞이고, 다음으로 장액과 섞인다. 담즙의 가장 중요한 역할 중 하나는 췌효소를 활성화하는 것이다. 간과 담낭에 있는 담석은 담즙의 분비를 급격하게 감소시키는데, 이는 탄수화물, 단백질, 지방을 소화시키는 췌효소의 능력을 떨어뜨린다. 이것은 다시 작은창자가 음식물에서 적절한 영양소를(탄수화물에서 단당류를, 단백질에서 아미노산을, 지방에서 지방산과 글리세롤을) 흡수하지 못하도록 방해한다. 이렇게 영양소를 충분히 흡수하지 못하면 영양실조와 음식에 대한 갈망이 생기게 된다.

장 내에 담즙이 있는 것은 생명 활동에 꼭 필요한 지방, 칼슘, 지용성 비타민인 비타민 A, D, E, K의 흡수에 필수적이다. 그러므로 담석은 심장 질환, 골다공증, 암과 같이 생명을 위협하는 질병을 유발할 수 있다. 예를 들어 간은 혈액 응고에 필요한 화합물을 만들기 위해 비타민 K를 사용한다. 따라서 비타민 K의 흡수가 부족하면 출혈성 질환이 생길 수 있다.

마찬가지로 스테로이드호르몬의 일종인 비타민 D 흡수가 부족하면 몸 전체에 큰 혼란이 일어난다. 비타민 D는 수천가지의 유전자와 면역 체계를 조절한다. 이와 같이 생명 유지에 필수적인 호르몬의 결핍은 심혈관 질환과 심각한 감염에 의한 사망 위험을 증가시키고, 노인들의 인지 기능 장애의 원인이 되며, 어린이들에게는 심한 천식을 유발한다. 또한 그것은 여러 가지 종류의 암과도 연관성이 있다.

반면 2011년 『유럽 임상 영양학 저널 *European Journal of Clinical Nutrition*』에 발표한 그랜트 W. B. Grant 박사의 연구 결과에 의하면, 혈액 속 비타민 D가 증가하면 수명을 연장할 뿐만 아니라 여러 일반적인 질환을 예방한다고 한다. 이 연구에 의하면 비타민 D의 부족은 암, 심혈관 질환, 당뇨, 결핵, 호흡기 질환, 감염 등과 연관이 있다. 전 세계 사망률의 절반 이상이 이러한 질환에서 기인한다. 비타민 D 수치를 정상적인 수준까지 다시 끌어올리면 이러한 질병의 발생을 예방하거나 제거할 수 있다.

미국 과학 저널 『플로스 원 *PLoS ONE*』에 게재된 최근 연구는 비타민 D의 결핍이 어떻게 DNA의 손상과 대장암의 위험을 촉진시키는지를 보여 주었다. 대장암은 전 세계적으로 세 번째로 많이 발병하는 암이다. 따라서 햇볕을 쬐어 충분한 양의 비타민 D가 생성되도록 하고 그것을 잘 흡수할 수 있도록 하는 것이 바람직할 것이다.

비타민 D는 또한 뼈와 치아의 건강한 석회화에 필수적인 요소다. 칼슘은 뼈와 치아를 단단하게 만들고 혈액을 응고시키며 근육을 수축시키는 작용에서 필수적인 성분이다. 즉 담즙 분비가 부족하면 칼슘의 흡수가 감소하는데, 이것은 생명 유지에 필수적인 미네랄이 부족해진다는 것을 의미한다.

담즙의 분비가 충분하지 못하면 작은창자가 비타민 A와 카로틴을 몸에 필요한 만큼 충분히 흡수하지 못하게 된다. 비타민 A의 흡수가 부족하면 상피세포가 손상을 입는다. 상피세포는 모든 내장 기관, 혈관, 림프관을 비롯한 몸의 주요 부위를 보호하는 중요한 역할을 한다. 또한 비타민 A는 건강한 눈을 유지하고 세균의 감염으로부터 보호하는 데도 중요한 역할을 한다. 여기서 알아야 할 더 중요한 사실은 이러한 비타민을 따로 보충하는 것이 문제 해결에 도움이 되지 않는다는 점이다. 비타민 보충제는 오히려 보충된다고 믿는 바로 그 비타민이 결핍되는 원인이 된다. 특히 그것이 합성 비타민이라면 더욱 그러하다.

요컨대 지방이 더 이상 적절하게 소화되지 못하는 상황이 되면 몸이 비타민 제제에 들어 있는 비타민을 모두 흡수할 수 없게 된다. 네 가지 지용성 필수 비타민을 적절하게 흡수할 수 없는 것은 담즙이나 췌장 리파아제의 공급이 충분하지 않은 데 그 원인이 있다. 담즙은 지방이 함유된 식품이나 오일을 섭취했을 때 이에 대한 반응으로 분비된다. 오로지 저지방 혹은 무지방 식품만을 섭취한다면 실제로는 생명을 위협할 수도 있다고 말할 수 있다. 심지어 정제되지 않은 천연 지방이 무조건 몸에 해로울 것이라는 오해가 전 세계적으로 심혈관계 질환의 엄청난 증가에 기여해 왔다.

요약하자면 적절한 지방을 섭취하여 담즙이 정상적으로 분비되지 않는다면 이와 같은 비타민을 소화하고 흡수하는 것이 불가능해진다. 그로 인하여 순환 기관, 림프 기관, 면역 기관, 소화 기관, 호흡 기관, 골격 기관에 심각한 손상을 주게 된다.

제대로 소화되지 않은 음식물은 소장과 대장에서 발효하거나 부패하는 경향이 있다. 그런 음식물은 분해 과정의 속도를 높이기 위해 엄청난 수의 세균을 끌어들인다. 부패의 부산물과 세균의 배설물은 대개 독성이 매우 강한 물질이다. 이 모든 것은 점액질의 내벽을 강하게 자극한다. 이 내벽은 병원균에 대항하는 몸의 최전방 방어선이다.

점액질 내벽이 이러한 독성 물질에 자주 노출되는 것은 몸의 면역 체계에 손상을 준다. 점액질 내벽의 60퍼센트는 장에 있다. 독성 물질의 지속적인 공격으로 과도한 부담을 안은 소장과 대장은 설사, 변비, 복부 가스, 크론병, 과민성 대장 증후군, 궤양성 대장염, 대장게실증, 탈장, 치질, 폴립, 이질, 충수염, 장꼬임, 장중첩 등의 여러 가지 질병뿐만 아니라, 양성이나 악성 종양으로 고통을 겪는다. 장내 염증과 손상을 일으키는 유독한 독성 물질은 대개 제대로 소화되지 않은 음식물이 세균에 의해 부패되거나 발효되면서 만들어진다. 이때 셉신, 인디칸, 푸트레신, 카다베린, 옥토파민 등 독성이 매우 강한 여러 가지 물질이 만들어진다. 옥토파민은 뇌의 기능에 심각한 영향을 미치고, 어린이의 경우에는 발달 장애나 심지어 자폐증을 유발하기도 한다.

장에 독성 물질이 많이 있음을 알려 주는 일반적인 증상으로는 다음과 같은 것이 있다. 즉 심한 입 냄새나 몸에서 나는 냄새, 설태, 구강 궤양과 혀 궤양, 부비동 울혈(코막힘), 위산 역류, 메스꺼움, 면역력 약화, 신장 질환, 방광 질환, 두통, 복부 팽창, 복부 경련, 체중 증가, 관절통, 근육 경직, 지속적인 무기력증과 피로감, 정신 장애, 우울함, 분노, 신경 과민, 기억력 감퇴, 집중력 감소, 정신분열증, 자폐증적 증세, 불면증, 피부의 탄력이 없어지고 주름이 생기는 등의 조로 증상, 신경성 피부염, 습진, 건선, 시력 장애, 생리통, 자궁내막증, 호르몬 불균형, 전립선 비대증 등이 그것이다.

충분한 양의 담즙이 흐르면 음식물 소화와 흡수가 잘되고 장에서 강력한 세정 작용을 한다. 몸의 모든 부분은 소화 기관을 통해 만들어진 기본 영양소를 공급받고 노폐물을 효과적으로 제거할 수 있어야 올바른 기능을 유지한다. 간과 담낭에 있는 담석은 생명 활동에 필수적인 이 두 가지 과정에 심각한 지장을 초래한다. 따라서 몸을 괴롭히는 여러 질병에 대한 책임이 전부는 아닐지라도 대부분 담석에 있다고 할 수 있다. 담석을 제거하면 소화와 세정 기능을 정상화하는 데 도움이 된다. 또한 세포의 신진대사를 개선하고, 몸과 마음의 균형을 유지시켜 준다.

쪼그려 앉는 변기를 사용하라

일반적인 양변기에 앉아서 볼일을 보면 압력이 가해져서 배변 작용이 어렵고 불완전하게 된다. 자연 상태에서 살아가는 사람들을 보면 알 수 있듯이 인간의 몸은 원래 쪼그리고 앉아서 볼일을 보도록 만들어졌다. 배변 활동이 제대로 되려면 넓적다리가 대장을 눌러 주어야 한다. 배변 활동이 깔끔하게 되려면 여기에다가 골반 아래쪽에 있는 근육이 이완되고 작은창자의 끝부분에 있는 돌막창자 판막이 닫혀 있어야 한다. 일반적인 양변기는 이와 같은 요건을 무시하고 만들어졌기 때문에 대장에 있는 변이 깨끗하게 비워지지 않는다. 양변기에 앉은 자세에서는 골반 아래쪽에 있는 근육이 직장을 자연스러운 위치에서 벗어나도록 압력을 가해서 막아 버린다. 이로 인해 가스나 대변이 빠져나오기 어려워진다. 그 결과 대변이 막히고 치질, 충수염, 폴립, 궤양성 대장염, 과민성 대장 증후군, 대장게실증, 대장암 등이 생긴다. 이와 달리 쪼그려 앉게 되면 골반 아래쪽 근육이 이완되고 직장이 똑바른 위치에 가 있게 된다. 어느 문화권이든 유아들은 배변을 볼 때 본능적으로 이와 같은 자세를 취한다. 연구 결과에 의해서도 증명되었듯이 만약 어린이들이 양변기에 앉아서 볼일을 보는 훈련을 받지 않는다면 그들의 식습관과 생활 습관이 불균형을 이루지 않는 한 소화기 장애가 생길 일이 거의 없다고 한다.

순환 기관에 생기는 질병

이 책에서는 더 나은 설명을 위하여 순환 기관을 크게 혈액 순환 기관과 림프 기관 두 가지로 나누어 다룰 것이다.

혈액 순환 기관은 펌프 역할을 하는 심장과, 혈액이 순환하는 혈관으로 구성된다.

림프 기관은 림프절과, 무색의 림프액이 흐르는 림프관으로 구성된다. 림프액은 여러 가지 기능을 한다. 림프액은 조직세포 주변의 액체를 제거하고 장에서 지방산을 가지고 나와 그것을 간으로 운반한다. 또한 백혈구를 림프절에서 뼈로, 혹은 뼈에서 림프절로 이동시킨다.

몸에는 혈액의 세 배가 넘는 양의 림프액이 있다. 림프액은 세포로부터 노폐물을 받아 오거나 죽은 세포의 잔해를 가져다가 몸에서 제거하는 역할을 한다.

림프 기관은 대식세포, T세포, B세포, 림프구 등의 모든 면역세포가 이용하는 기본적인 순환 기관이다. 강한 면역력과 항상성을 유지하기 위해서는 막힘없이 흐르는 림프 기관이 필수적인 요소다.

관상동맥성 심장 질환

심장마비는 미국인의 사망 원인 중 다른 어떤 것보다도 큰 부분을 차지한다. 심장마비는 매우 갑작스럽게 찾아오지만, 실제로는 몇 년 동안 내부에 잠재해 있던 질환의 마지막 단계로 나타나는 것일 뿐이다. 그것이 바로 관상동맥성 심장 질환이다. 이것은 대부분 잘 사는 나라에서 발견되며, 1900년 이전에는 이것으로 사망하는 사람이 거의 없었다. 이 때문에 오늘날 우리의 생활 습관, 가공식품, 균형 잃은 식습관 등이 이 질환의 유행에 가장 큰 영향을 미쳤다고 할 수 있다. 하지만 심장이 정상적인 기능을 잃는 것보다 훨씬 더 오래전에 간이 자신의 활력과 효율성을 잃어버린다.

간은 심장을 포함한 모든 순환 기관에 영향을 미친다. 사실 간은 심장의 최대 수호자다. 정상적인 상태라면 간은 복부에 있는 소화 기관과 비장(지라)과 췌장으로부터 간문맥을 통해 들어온 정맥 혈액을 완벽하게 해독하고 깨끗하게 해 준다.

간은 알코올을 분해할 뿐만 아니라, 미생물에 의해 만들어진 독소 같은 유해 물질을 해독한다. 또한 유해 세균과 기생충을 죽이고, 특별한 효소를 이용하여 특정한 약물을 중화한다. 간의 가장 뛰어난 능력 중 하나는 아미노산에서 질소 부분(아미노기)을 떼어 내는 것이다. 아미노산에서 단백질을 만들 때 질소는 필요 없기 때문이다. 간은 이렇게 떼어 낸 아미노기를 요소로 합성하여 혈류를 통하여 흘러보내고, 결국 소변을 통하여 배출시킨다. 또한 간은 몸의 낡은 세포에 있는 핵단백질(세포핵)

을 분해한다. 이 과정에서 나온 부산물이 요산인데, 이것도 역시 소변을 통해서 배출된다.

간은 1분에 1리터 이상의 혈액을 걸러 낸다. 간에서 걸러 내지 않는 이산화탄소(탄산)는 폐를 통해 제거된다.

간내담관에 담석이 있으면 간세포의 기본 단위인 간소엽의 골격을 비틀어 놓는다. 그 결과 이러한 세포 단위에 혈액을 공급하는 혈관에 뒤틀림이 생기고, 내부로 공급되는 혈액이 급격히 감소한다. 그러면 간세포가 약해지거나 손상을 입고 해로운 세포 잔해물이 혈류 속으로 들어가게 된다. 이것은 혈액을 해독하는 간의 기능을 더욱 약화시킨다. 결과적으로 점점 더 많은 해로운 물질이 간과 혈액 속에 남아 있게 된다.

간에 폐색이 생기면 심장으로 향하는 정맥 혈액의 흐름을 방해하여 심계항진(불규칙하거나 빠른 심장 박동이 느껴지는 증상)을 일으키거나 심하면 심장마비를 일으킬 수도 있다. 간에서 중화되지 않은 독소가 심장과 혈관 계통에 손상을 주는 것은 매우 분명해 보인다.

간이 폐색되어 생길 수 있는 또 다른 결과로는, 죽은 세포의 단백질(날마다 제거해야 하는 일평균 300억 개의 죽은 세포)과 음식물로 섭취했으나 사용되지 않은 단백질이 충분히 분해되지 않아 혈액 속의 단백질 농도가 증가하는 것이다. 이것은 혈액을 탁하게 만들고, 혈소판을 응집시켜 덩어리가 되게 한다. 그 결과 몸은 이러한 단백질을 혈관 내벽의 기저막에 쌓아 두려고 한다(이 과정에 대한 자세한 설명은 뒤에서 하겠다).

몸에서 단백질을 저장할 수 있는 용량이 한계에 이르면 혈액 속으로 들어온 새로운 단백질이 혈류 속에 갇힌다. 그 결과 적혈구의 크기가 커지면서 가느다란 모세혈관을 통과하기 어려울 정도까지 된다. 이렇게 되면 혈액이 너무 탁해지고 혈류가 느려지는데, 이로써 혈액이 서로 뭉쳐 혈전이 생겨난다.

혈전 생성은 심장마비나 뇌졸중의 주요 원인으로 여겨진다. 지방은 혈전을 만드는 능력이 없다. 혈전 생성은 주로 혈액과 혈관 내벽에 단백질 농도가 높아지는 것에서부터 시작된다.

연구자들이 밝혀낸 바에 따르면, 황함유 아미노산 호모시스테인이 동맥의 손상을 야기하는 작은 혈전과 대부분의 심장마비와 뇌졸중을 촉발시키는 거대한 혈전의 생성을 촉진한다고 한다. 심혈관 질환의 발생 위험을 평가할 때 호모시스테인이 콜레스테롤에 비해 40배 이상 위험한 것으로 여겨진다는 사실을 유념해야 한다. 호모시스테인은 아미노산 메티오닌의 대사 과정을 통해 만들어지는데, 이것은 붉은 고기류, 우유, 그밖의 유제품에 많이 들어 있다. 혈액에 단백질 농도가 높으면 몸 전체에 물, 포도당, 산소와 같이 꼭 필요한 주요 영양소의 지속적인 공급을 어렵게 만든다.

혈액 속의 과잉 단백질은 혈액의 탈수증, 즉 혈액이 탁해지는 원인이 된다. 이것은 고혈압과 심장 질환의 주요 원인이다. 게다가 이러한 단백질은 기초 대사 과정에서 나온 노폐물을 완벽하게 제거하는 것을 어렵게 만든다(뒤에 나오는 혈액 순환 장애 참고).

담관의 폐색으로 간이 혈액에 있는 과잉 요산을 제거하지 못하면 남아 있는 요산이 혈관에 손상을 줄 수 있다. 혈액 속에 정상적인 농도로 존재하는 요산은 산화 방지제의 역할과 혈관 내벽이 손상을 입지 않도록 보호하는 기능을 한다. 하지만 요산이 너무 많으면 심혈관 질환, 심장마비, 뇌졸중, 관절염과 유사한 질환(통풍)을 유발한다.

대개 잘못된 식습관이 과잉 요산을 만들어 내는 주범이다. 게다가 해산물이나 붉은 고기류와 같이 퓨린purine이라는 물질이 많이 들어 있는 음식이나, 맥주와 설탕(액상 과당)이 많이 들어간 청량음료는 혈액 속 요산 농도를 높이는 주범이다.

이와 같은 요인 중 하나라도 해당되거나 여러 가지가 합쳐지면 몸이 혈압을 높이도록 강요하는 결과가 된다. 그런 상태를 고혈압이라 부른다. 이렇게 몸이 혈압을 증가시키는 것은 혈액이 탁해져서 생명을 위협하는 문제를 어느 정도까지는 완화해 준다. 하지만 이렇게 위험한 상황에서 생명을 구하려는 몸의 반응이 혈관에는 지나친 스트레스와 손상을 준다.

하지만 약을 사용하여 인위적으로 혈압을 떨어뜨리는 것보다는 몸이 자연스럽게 혈압을 높이는 것이 여전히 더 합리적인 대응이라고 할 수 있다. 선도적인 건강 전문가들은 혈압 강하제가 울혈성 심부전증과 기타 심신을 쇠약하게 만드는 질병의 주요 원인이라는 사실을 인식하기 시작했다. 울혈성 심부전증은 점진적으로 천천히 죽어 가는 질환이다. 그로 인하여 사소한 작은 움직임마다, 모든 숨결마다, 아주 작은 소리를 낼 때마다 엄청난 애를 써야 하고, 몸은 점점 아주 사소한 기능조차도 할 수 없는 상태가 된다.

목전에 닥친 심장마비의 위험을 피하기 위해 몸이 택한 효율적인 접근법 중 하나는 혈류 속에 있는 과잉 단백질을 가져다가 한동안 어디에 쌓아 두는 것이다(그림 1-15).

다량의 단백질을 수용할 수 있는 유일한 장소는 혈관망이다. 모세혈관 내벽은 대부분의 과잉 단백질, 미사용 단백질, 사용 불가 단백질을 흡수

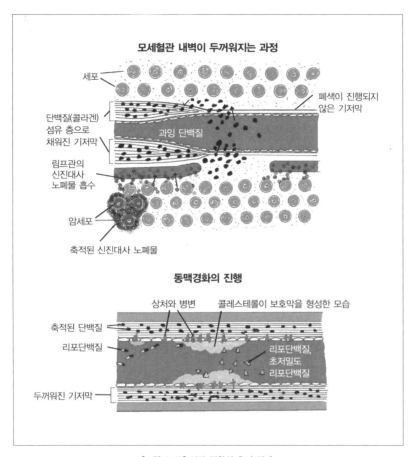

[그림 1-15] 심장 질환의 초기 단계.

할 수 있다. 몸은 수용성 단백질을 100퍼센트 단백질로 구성된 콜라겐 섬유로 전환한 다음 혈관 내벽의 기저막에 저장한다. 기저막은 단백질 저장 용량이 가득 찰 때까지 두께가 8배에서 10배까지 늘어날 수 있다.

이와 같은 몸의 응급 처치에는 엄청난 대가를 치러야 한다. 혈관 내벽에 단백질을 저장한다는 것은 몸이 더 이상 적절한 양의 산소나 포도당, 기타 필수 영양소를 세포까지 전달하지 못함을 의미한다. 이와 같은 '기근'으로 피해를 입는 세포에는 심근을 구성하는 세포도 포함된다. 그 결과 심근이 약해지고 심장의 성능은 떨어진다. 이것은 다시 당뇨, 섬유근육통, 관절염, 암과 같은 퇴행성 질환을 불러온다. 다시 말해서 심장에 병이 나면 몸 전체가 고통을 겪는다는 것이다.

모세혈관 내벽에 더 이상 과잉 단백질을 수용할 공간이 없어지면 동맥의 기저막이 단백질을 흡수하기 시작한다. 몸이 이렇게 함으로써 얻을 수 있는 효과는 당분간은 혈액이 심장마비의 위협을 방지할 만큼 충분히 맑은 상태를 유지한다는 점이다. 하지만 갑작스러운 죽음의 위협을 방지하려는 바로 그 전략이 결국에는 혈관 내벽에 손상을 입히게 된다. 동맥혈관의 내벽은 수도관에 녹이 스는 것처럼 거칠고 두꺼워진다. 혈관벽의 갈라짐, 상처, 병변病變 등이 여기저기서 나타나기 시작한다.

일반적으로 생각하는 것과는 달리 심장마비는 혈관이 막혀서가 아니라, 혈전이나 동맥경화증 플라크 파편이 심장으로 들어가기 때문에 발생한다. 심장마비를 촉발하는 데 연루되는 혈전과 콜레스테롤 조각은 거의 대부분 동맥의 폐색이 더 많이 진행되어 단단해진 부분에서 나오는 것이 아니라, 새로 생겨난 병변과 그것을 보호하는 콜레스테롤 보호막에서 나온다. 이와 같은 이유로 스텐트 삽입술이나 우회 수술은 동맥에 침착된 작고 부드러운 수많은 보호막을 다루지 않기 때문에 심장마비가 발생할 가능성을 줄이지 못할 뿐만 아니라 그것으로 인한 사망률도 낮추지 못한다.

내 말을 믿지 않아도 좋지만 25년간 5000회 이상의 심장 수술을 집도

한 세계 최고의 심장 전문 외과 의사인 드와이트 런델 Dwight Lundell 박사의 말에는 귀를 기울여 보기 바란다. 그는 애리조나에 있는 배너심장병원의 외과 과장이다.

런델 박사는 2012년 3월에 한 질병 예방 관련 사이트(http://prevent-disease.com)에 편지를 보냈다. 이 편지는 「세계적으로 명성이 높은 심장 외과의가 말하는 심장 질환의 원인」이라는 제목으로 해당 사이트에 올라와 있다. 여기에서 그는 다음과 같이 말했다. "쉽게 말해서 몸에 염증이 없다면 콜레스테롤이 혈관벽에 쌓일 수가 없으며, 심장 질환이나 뇌졸중도 일으키지 않는다. 염증이 없다면 콜레스테롤은 아무런 문제 없이 몸 안 이곳저곳을 자유롭게 돌아다닐 것이다. 콜레스테롤이 혈관 내벽에 갇히도록 만드는 것은 염증이다."

그는 이어서 다음과 같이 말했다. "나는 그동안 수만 개의 동맥을 안쪽까지 자세히 들여다보았다. 병이 생긴 동맥의 내벽은 마치 누가 솔을 가져다가 수도 없이 문질러 댄 것처럼 보였다. 하루에도 몇 번씩 우리가 먹는 음식은 작은 상처를 만들어 내고 그것을 깊어지게 한다. 그러면 몸은 염증을 통해 지속적이고도 적절하게 대응하게 된다."

혈관을 점진적으로 파괴하는 동맥경화가 처음에는 혈전에 의한 심장 마비로부터 생명을 보호하지만, 시간이 지나면 심장과 몸의 나머지 부분을 약하게 만드는 원인이 된다. 대부분의 관상동맥성 심장 질환은 간을 청소하고 모세혈관과 동맥에 남아 있는 단백질 침착물을 제거함으로써 회복될 수 있다. 그 밖에도 식습관과 생활 습관을 개선하는 것 역시 꼭 필요한 조건이다.

콜레스테롤 저하제는 현재 암, 당뇨, 간 손상, 심지어 치매를 유발하면서 심장마비를 예방하지 못하고 오히려 심부전증 발병 가능성을 증가시키는 것으로 알려져 있다. 런델 박사는 이에 대하여 다음과 같이 말했다. "인구의 25퍼센트가 값비싼 스타틴(콜레스테롤 저하제)을 복용하고 우리가 먹는 식품에서 지방의 함량을 꾸준히 줄여 왔음에도 불구하고 과거 어느 때보다도 더 많은 미국인들이 높은 빈도로 심장 질환에 의해 생명을 잃고 있다." 그는 다음과 같은 질문을 던졌다. "도대체 어느 정도까지 콜레스테롤을 낮추어야만 그것이 심장마비의 위험성을 낮추는 데 아무런 도움이 되지 않는다는 사실을 인정하게 될까?"

미국심장학회에 의하면 현재 7500만 명 이상의 미국인들이 심장 질환으로 고통을 겪고 있다. 그중 2000만 명은 당뇨, 5700만 명은 당뇨 전 단계에 있다고 한다. 방금 살펴본 것처럼 이것은 콜레스테롤 저하제와 많은 관련이 있다.

콜레스테롤에 대한 오해와 진실

2011년 9월 노르웨이 연구팀이 『임상 실무 평가 저널Journal of Evaluation in Clinical Practice』에 발표한 것에 따르면 콜레스테롤 수치가 193㎎/㎗ 이상인 사람이 그렇지 않은 사람보다 더 오래 살 수 있다고 한다.

특히 여성의 경우에는 콜레스테롤 수치가 높은 것이 더 좋다. 예를 들어 콜레스테롤 수치가 193㎎/㎗ 미만인 여성과 비교하여 그 수치가 270㎎/㎗ 이상인 여성의 사망률이 28퍼센트 감소하고 심혈관 질환은 26퍼센트가 감소하는 것으로 나왔다. 이에 반해 남성은 높은 콜레스테롤 수치에 의한 이점이 여성만큼 두드러지게 나타나지는 않았다. 그러나 높은 콜레스테롤 수치가 더 좋다는 사실에는 변함이 없었다. 콜레스테롤 수치가 193㎎/㎗ 미만인 남성과 비교하여 그 수치가 193㎎/㎗ 정도를 유지하는 남성은 사망률이 11퍼센트 감소하고 심혈관 질환은 20퍼센트 감소하는 것으로 나왔다.

「사망률 추정에서 콜레스테롤 수치를 사용하는 것이 타당한가?」라는 제목으로 발표된 이 연구 결과는 총콜레스테롤 수치를 낮추면 심혈관 질환과 다른 질병에 의한 사망률이 낮아진다는 기존의 의학 이론과 배치된다.

노르웨이 과학기술대학교의 연구팀은 심혈관 질환이 없는, 20세에서 74세 사이의 5만 2087명(남성 2만 4235명, 여성 2만 7852명)을 대상으로 10년간 추적 조사를 수행했다.

연구원들은 콜레스테롤 수치가 높으면 심혈관 질환이 발병할 위험이 높다는 생각을 하게 만든 기존의 연구 결과에 중대한 결함이 있음을 발견했다. 이전의 연구에서는 75세 이상의 노인들과 이미 심혈관 질환을 가지고 있거나 과거에 심장마비, 뇌졸중, 협심증을 경험한 적이 있는 이들을 상당수 연구 대상에 포함시켰다. 게다가 혈청콜레스테롤, 최대 혈압, 흡연 상태 등과 같은 중요한 데이터가 누락된 연구는 이보다 훨씬 더 많았다. 이 모든 것은 심장 질환에 의한 사망에 영향을 미칠 수 있는 매우 결정적인 요인이다. 이처럼 중요한 임상 연구에서 그와 같이 큰 영향을 미칠 수 있는 요소가 여과 없이 포함된다면 콜레스테롤과 심장 질환의 연관성에 관한 논의에서 콜레스테롤이 심혈관 질환과 사망의 원인이라는 쪽으로 결론을 내리게 된다.

연구원들은 다음과 같이 제안했다. "우리의 연구는 의료 현장에서 심혈관 질환과 관련하여 잘못 알고 있는 사실에 대하여 새로운 역학적 통계 자료를 제공한다. (……) 의료 현장과 공중 보건 기관에서 콜레스테롤의 '위험'과 관련하여 내리는 권고 사항은 수정되어야만 한다. 특히 여성의 경우 현재의 정상 수치 기준에 비해 적당한 수준으로 증가한 콜레스테롤은 해롭지 않을 뿐만 아니라 오히려 유익하다."

이것은 콜레스테롤을 줄여야 한다는 사람들의 목소리가 가장 크던 15년 전에 이미 내가 다른 책에서 주장한 것이 사실이었음을 증명하는 연구라 할 수 있다. 나는 그 책에서 총콜레스테롤 수치가 높을수록 암, 심장마비, 뇌졸중 등의 발병 가능성이 줄어든다고 주장했다. 또한 60세 이상에서는 건강을 위해 콜레스테롤 수치가 260 정도가 되어야 함을 보여주었다. 사람은 나이가 들수록 건강을 유지하기 위해 더 많은 콜레스테롤이 필요하다. 나이가 90세라면 콜레스테롤 수치가 290 정도가 되어야 암에 걸리지 않는 건강한 삶을 살 수 있다. 다행스럽게도 콜레스테롤에 대한 오해가 이제 막 풀리기 시작했다.

콜레스테롤의 역할

콜레스테롤은 모든 세포를 구성하는 중요한 기본 물질이며, 신진대사 과정에 반드시 필요한 성분이다. 특히 신경조직, 담즙, 호르몬을 만들 때 없어서는 안 되는 물질이다. 콜레스테롤이 없다면 생각도 할 수 없고, 0.1그램의 지방도 소화할 수 없으며, 어떤 호르몬도 만들 수 없다.

우리 몸은 평균적으로 하루에 0.5~1그램 정도의 콜레스테롤을 만드는데, 그 양은 몸에서 필요한 정도에 따라 달라진다. 성인의 몸은 100그램 정도의 버터를 먹었을 때 얻을 수 있는 양의 400배에 달하는 콜레스테롤을 날마다 생산할 수 있다. 콜레스테롤을 가장 많이 생산하는 곳은 간이고, 그다음은 작은창자 순이다. 보통 때는 콜레스테롤을 혈류에 직접 내보내고 그 즉시 혈액단백질에 달라붙는다. 리포단백질이라고 불리는 이것은 콜레스테롤을 수많은 목적지까지 운반하는 임무를 수행한다. 세 가지 유형의 리포단백질이 이러한 역할을 한다. 그 세 가지는 저밀도 리포단백질(LDL), 초저밀도 리포단백질(VLDL), 고밀도 리포단백질(HDL)이다.

과학자들이 '좋은 콜레스테롤'이라는 명칭을 부여한 고밀도 리포단백질과 비교하여 저밀도와 초저밀도 리포단백질은 둘 다 상대적으로 크기가 큰 콜레스테롤 분자 덩어리다. 후자에는 콜레스테롤이 매우 풍부하기 때문에 크기가 그렇게 큰 것이다. 크기가 작아서 혈관 내벽을 통해 쉽게 빠져나갈 수 있는 고밀도 리포단백질과 달리, 저밀도와 초저밀도 리포단백질 형태의 콜레스테롤은 다른 경로를 사용해야 한다.

일반적으로 건강한 간은 하루에 1리터 정도의 담즙을 만든다. 주요 담관이 막히면 겨우 한 컵 정도 혹은 그보다 더 적은 양의 담즙만이 장으로 들어갈 수 있다. 이것은 저밀도와 초저밀도 리포단백질이 담즙과 함께 배출되는 것까지 가로막는다. 뒤에 나오겠지만 이것은 몸 전체에 엄청난 결과를 가져올 수 있다.

간내담관에 생긴 담석은 간소엽의 구조를 뒤틀리게 만들고, 이로 인해 동양혈관이 손상을 입고 막히게 된다. 동양혈관은 모세혈관처럼 작은 혈관이지만 다수의 천공을 가지고 있는 점이 다르다. 천공은 혈관벽에 나 있는 작은 틈이나 구멍을 말하는데, 이로 인해 엄청난 투과성을 가지게 된다. 간과 비장(지라), 골수에는 일반적인 모세혈관 대신 동양혈관이 있다. 이 때문에 이 혈관의 얇은 벽을 통해 크기가 큰 분자와 노폐물이 빠져나갈 수 있다. 과잉 단백질이 침착되면 이러한 혈관의 구멍을 막을 수 있다.

반면 '좋은 콜레스테롤'인 고밀도 리포단백질은 분자 크기가 충분히 작아서 동양혈관이 막혀도 일반적인 모세혈관을 통해 쉽게 빠져 나간다. 반면 저밀도 단백질은 모세혈관을 통해 쉽게 빠져나갈 수 없기 때문에 거의 대부분 혈액 속에 갇히게 된다. 결과적으로 혈액 속의 저밀도와 초저밀도 리포단백질 농도가 몸에 해롭다고 여겨지는 수준까지 증가한다. 하지만 이런 상황조차도 단지 몸의 생존 전략 중 일부일 뿐이다.

과잉 단백질이 혈관벽에 쌓이기 때문에, 혹은 다른 나쁜 식습관이나 생활 습관 때문에 혈관에 틈이나 상처가 점점 많아 지는데, 몸은 이를 수선하기 위해 더 많은 콜레스테롤을 필요로 한다. 하지만 상처가 나거나 손상을 입은 곳이라면 몸의 어디라도 달려가서 생명을 구하는 '나쁜 콜레스테롤'조차도 관상동맥에 혈전이 생성되는 것을 완벽하게 막을 수는 없다. 이 때문에 떨어져 나간 혈전의 일부가 심장으로 들어가서 산소 공급을 차단할 수도 있다.

이러한 복잡한 문제와 더불어 담즙의 분비가 줄어들면 음식물, 특히 지방을 소화하는 데 큰 지장이 생긴다. 지방은 정상적인 신진대사를 위해 몸에 꼭 필요한 성분이다. 따라서 사용 가능한 콜레스테롤의 양이 충분하지 않으면 당뇨를 포함한 대사 장애가 생길 수 있다. 이것은 몸의 장기와 기관에서 심각한 세포 손상을 초래하기도 한다.

간세포가 더 이상 충분한 양의 저밀도와 초저밀도 리포단백질 분자를 공급받지 못하게 되면 간세포는 혈액에 이와 같은 유형의 콜레스테롤이 부족하다고 여긴다. 이것은 간세포로 하여금 콜레스테롤의 생산량을 늘리도록 자극하며, 혈액 내에서 저밀도와 초저밀도 리포단백질의 농도가 더 올라가게 한다. 하지만 탈출 경로 — 담관과 간의 동양혈관 — 가 이미 막히거나 손상을 입었기 때문에 '나쁜 콜레스테롤'은 순환계에 갇히게 된다.

그러는 동안 동맥은 이전에 발생한 세포 손상으로 인해 생긴 상처나 병변에 최대한 붙일 수 있는 만큼 많은 양의 '나쁜 콜레스테롤'을 끌어들인다. 또한 칼슘이 콜레스테롤 보호막에 흡수되면서 동맥혈관벽은 점점 더 뻣뻣하고 단단해진다. 하지만 이렇게 해서라도 혈관벽을 보호하는 것이 쏟아져 들어오는 혈류에 상처나 병변을 그대로 노출시키는 것보다는 더 낫다.

관상동맥성 심장 질환은 그것이 흡연, 과음, 당류와 단백질 과잉 섭취, 스트레스, 약물, 혹은 다른 어떤 것이 원인이 되어 생기더라도 간내담관이 담석에 의해 막혀 있지만 않다면 발생 가능성이 매우 낮다.

간과 담낭에서 담석을 제거하는 것은 심장마비나 뇌졸중을 예방할 뿐만 아니라, 관상동맥성 심장 질환과 심장 근육 질병의 발생을 막을 수 있다. 뒤틀어지고 손상을 입은 간소엽 구조가 스스로 회복되면 콜레스테롤 수치가 정상화되고 혈관벽에 생긴 상처나 병변도 치료가 된다.

모든 건강상의 문제가 겉으로 보기에는 높은 콜레스테롤 수치와 연관이 있어 보인다. 그러나 이 중요한 물질은 우리가 몸에서 제거하려고 그렇게 노력해야 할 어떤 것이 절대 아니다. 단지 콜레스테롤이 범죄 현장에서 발견된다는 이유만으로 그것이 바로 범인임을 의미하지는 않는다. 콜레스테롤은 해로운 점보다 이로운 점이 훨씬 많은 물질이다. 해로운 점이라면 일반적으로 다른 문제의 징후를 나타내는 것이다. 다시 한 번 강조하자면 '나쁜 콜레스테롤'은 그저 목전에 닥친 심장 문제를 방지하기 위해 스스로 동맥혈관벽에 달라붙는 것일 뿐이다. 몸은 절대 자살할 의도를 가지고 있지 않다. 의사들이 증상을 억누르거나 가로막는 치료 수단을 사용함으로써 은연중에 몸이 자살할 의도를 가지고 있다고 비칠지라도 말이다.

콜레스테롤이 '정맥'의 혈관벽에는 절대로 달라붙지 않는다는 사실이 콜레스테롤에 관한 논의에 반드시 포함되어야만 한다. 콜레스테롤 수치를 측정할 때 혈액 샘플은 동맥이 아닌 정맥에서 채취한다. 혈액의 흐름은 동맥에서보다 정맥에서 훨씬 더 느리다. 이 때문에 콜레스테롤이 동맥보다 정맥을 더 쉽게 가로막아야 할 것 같지만 실제로는 절대 그렇지 않다. 정맥에서는 그럴 필요가 없기 때문이다. 왜 그럴까? 정맥의 내벽에는 긁히거나 상처가 난 부위가 없어서 치료가 필요 없다. 콜레스테롤이 동맥의 혈관벽에 달라붙는 것은 마치 방수 밴드처럼 상처가 난 부위를 덮어서 그 아래에 있는 조직을 보호하기 위해서일 뿐이다. 정맥은 모세혈관이나 동맥과 달리 혈관벽의 기저막이 단백질을 흡수하지 않기 때문에 이런 형태의 상처가 생기기 어렵다.

'나쁜 콜레스테롤'은 생명을 구하는 물질이지 앗아가는 물질이 아니다. 저밀도 리포단백질은 혈액이 생명을 위협하는 상황을 초래하지 않으면서 상처가 난 혈관을 통해 정상적으로 흘러갈 수 있도록 해 준다. 저밀도 리포단백질이 관상동맥성 심장 질환의 주범이라는 이론은 증명되지 않은 것이며, 과학적이지도 않다. 이 이론은 사람들이 콜레스테롤은 싸워 물리쳐야 할 적이고 얼마만큼의 비용을 들여서라도 제거해야 하는 대상이라고 믿게끔 상황을 호도해 왔다. 인류가 수행한 어떤 연구에서도 콜레스테롤과 심장 질환 간의 인과관계를 증명한 적은 없었다.

　그런 인과관계를 증명하려는 목적의 연구가 수백 번 이상 수행되었지만, 밝혀진 것이라고는 그저 콜레스테롤과 심장 질환의 통계적인 상관관계일 뿐이다. 만약에 상처가 난 동맥에 스스로 달라붙는 '나쁜 콜레스테롤'이 없었다면 심장마비로 죽는 사람이 지금보다 수백만 명은 더 늘어났을 것이다. 이와 대조적으로 수십 건의 결정적인 연구에서 고밀도 리포단백질 수치가 떨어진 사람의 경우 심장 질환에 걸릴 가능성이 상당히 높아진다는 사실이 밝혀졌다. 간에서 콜레스테롤이 생산되는 것을 방해함으로써 이 소중한 장기를 파괴하기보다는, 고밀도 리포단백질 수치를 정상으로 유지할 수 있는 방법이 무엇인지를 찾아보는 게 더 현명한 생각일 것이다. 저밀도 리포단백질의 수치 증가는 심장 질환을 일으키는 원인이 아니다. 오히려 그것은 간에 문제가 생기거나, 폐색된 곳이 있거나, 순환 기관에 수분이 부족하거나, 식습관과 생활 습관이 올바르지 못한 데서 비롯된 '결과'일 뿐이다.

　『미국 의학협회지 Journal of the American Medical Association』에 실린 「콜레스테롤과 사망률」이라는 제목의 연구 보고서에 의하면 50세 이후에는 높은 콜레스테롤 수치와 연관성을 갖는 사망률의 증가가 없었다. 이 연구에서는 몸에서 콜레스테롤의 수치가 1mg/dl 떨어질 때마다 사망 위험이 무려 14퍼센트나 치솟는다는 사실을 밝혀냈다. 다시 말해서 콜레스테롤 저하제를 사용하면 오히려 생명이 위험해질 수 있다는 것이다.

　여기에서 내가 묻고 싶은 것은 바로 이것이다. 의사들은 무엇 때문에 이처럼 건강상의 목적을 이루는 데 아무런 효과도 없는 약을 처방하여 환자의 건강과 생명을 위험에 빠뜨릴까? 콜레스테롤 수치를 낮추는 것이 심장 질환을 예방하지 못하는 이유는 바로 콜레스테롤이 심장 질환의 원인이 아니기 때문이다.

이와 반대로 노르웨이 연구팀이 2012년 2월에 새롭게 발표한 연구 결과에 의하면 높은 콜레스테롤 수치는 오히려 생명을 구할 수 있다("High Cholesterol Actually Saves Lives", *Journal of Evaluation in Clinical Practice*). 이 연구팀이 발견한 것은 다음과 같다. 즉 콜레스테롤 수치가 270mg/dl 이상인 여성들이 콜레스테롤 수치가 193mg/dl 이하인 여성들에 비해 사망 위험이 28퍼센트 낮았다는 것이다. 사망의 주된 원인인 심장 질환, 급성 심장마비, 뇌졸중의 발생 위험 역시 콜레스테롤 수치가 높을수록 낮았다. 다시 말하면 여성들에게 콜레스테롤 수치를 낮추라고 말하는 것은 매우 위험한 의학적 조언인 셈이다. 하지만 지금 이 순간에도 환자에게 스타틴을 처방하는 의사에게 이 사실을 말한다면 그는 과연 어떤 반응을 보일까?

콜레스테롤과 관련하여 가장 중요한 이슈는 그의 몸이 얼마나 효율적으로 콜레스테롤과 다른 지방을 사용하는가 하는 점이다. 몸이 지방을 소화하고 가공하여 사용하는 능력은 간내담관이 얼마나 깨끗하고 막히지 않은지에 달려 있다. 수차례의 간 청소를 통하여 담즙의 흐름이 원활해지면, 식습관과 생활 습관이 함께 균형을 이루는 한, 고밀도와 저밀도의 리포단백질 수치가 자연스럽게 조화를 이룬다. 이에 더하여 온몸을 햇볕에 규칙적으로 노출시킨다면 콜레스테롤 수치를 몸이 원하는 수준으로 유지할 수 있다. 이러한 기본적인 예방책이야말로 관상동맥성 심장 질환을 방지할 수 있는 최선의 선택이다.

혈액 순환 장애, 심장과 비장 비대증, 하지정맥류,
림프관 폐색, 호르몬 불균형

간에 담석이 생기면 혈액 순환 장애, 심장과 비장 비대증, 하지정맥류, 림프관 폐색, 호르몬 불균형이 초래될 수 있다. 간의 기본 구조인 간소엽에 심각한 뒤틀림이 생길 정도로 담석의 크기가 커지면 간의 내부에서 혈액의 흐름이 점점 더 어려워진다. 간문맥에서 혈액의 흐름이 원활하지 않으면 폐색이 발생하는데, 특히 비장, 위장, 식도, 췌장, 담낭, 작은창자, 큰창자에서 그러하다. 그렇게 되면 해당 장기에서 세포 노폐물을 제거하기 어렵게 되고 정맥이 막히기 때문에 비대증이 생길 수 있다.

정맥 내부에는 판막이라는 것이 있어서 혈액이 항상 심장 쪽으로 일정하게 흐르도록 유지시켜 준다. 하지정맥류는 정맥 내의 압력이 너무 높아서 판막이 혈액의 역류를 충분히 막지 못할 때 나타나는 것이다. 큰창자에서 직장과 항문의 연결 부위에 있는 정맥에 압력이 지속되면 치핵이 발달하는데, 이것도 여러 형태의 하지정맥류 중 하나다. 일반적으로 하지정맥류는 다리, 식도, 음낭 등에 생긴다. 정맥이나 세정맥(작은 정맥)의 팽창은 몸의 어느 부위에서든 생길 수 있다. 그것이 생기는 곳이 어디든 이것은 혈액의 흐름이 원활하지 못함을 나타낸다.

대부분의 심장 질환에는 한 가지 공통점이 있다. 바로 혈액의 흐름이 차단된다는 점이다. 하지만 혈액 순환 장애는 쉽게 발생하지 않는다. 그보다 간내담관의 심각한 폐색이 반드시 선행한다. 담관을 가로막고 있는 담석은 간세포에 공급되는 혈액의 양을 급격하게 감소시키거나 완전히 차단한다. 간에 공급되는 혈류가 감소하면 몸 전체로 흐르는 혈류에도 영향을 미친다. 이것은 다시 림프계에도 좋지 않은 영향을 준다.

림프계는 면역 체계와 깊은 연관성이 있다. 그것은 몸에서 해로운 신진대사 노폐물과 이물질과 세포 잔해물을 처리하는 역할을 한다. 모든 세포는 세포외액 혹은 결합 조직이라 부르는 주변의 액체로 신진대사 노폐물을 배출하고 거기에서 영양소를 흡수한다. 세포의 영양 상태와 효율성의 정도는 세포외액에서 얼마나 신속하고 완벽하게 노폐물이 제거되느냐에 달려 있다. 대부분의 노폐물은 혈액을 통해 직접 배출될 수 없기 때문에 림프계에 의해 제거되거나 해독될 때까지 세포외액 속에 축적된다. 잠재적으로 해로운 물질은 전략적으로 몸의 곳곳에 배치된 림프절에 의해 걸러지거나 중화된다. 림프계의 핵심적인 기능 가운데 하나는 세포외액에서 독성 물질을 제거하여 깨끗하게 만드는 것이다. 이것이 바로 림프계가 몸에서 그토록 중요한 기관인 이유다.

몸에 혈액 순환 장애가 있으면 세포외 조직에 이물질이나 해로운 노폐물이 과도하게 쌓이게 되고, 결국 림프관과 림프절에도 이러한 것이 넘치게 된다. 림프액의 흐름이 느려지거나 막히게 되면 가슴샘, 편도, 비장이 매우 빠르게 악화한다. 이것은 몸의 정화와 면역 기관을 구성하는 주요 장기다. 이에 더하여 담석에 잠복한 미생물은 언제나 몸에서 감염을 재발시키는 원인이 된다. 이것은 림프계와 면역 체계가 더 심각한 감염에 대해, 예를 들면 전염성 단핵증, 홍역, 장티푸스, 결핵, 매독 등에 대해 효과적으로 대응하지 못하게 할 수 있다.

육류를 분해하면 퇴화된 단백질과 많은 독소를 가진 물질을 만들어내는데, 이러한 것이 흡수되면 결국 가슴림프관이 폐색된다. 어떤 경우에는 알레르기 반응이 생기기도 한다.

가슴림프관 팽대부의 림프관에 과부하가 걸리고 폐색이 생기면 림프계는 이제 몸에서 자체적으로 만들어진 퇴화된 단백질(수명을 다한 세포)을 제거할 능력마저도 상실한다. 이것은 결국 림프부종이 된다.

림프부종이 생겼을 때 등을 대고 누워서 배꼽 주위를 만지거나 문질러 보면 딱딱한 덩어리 같은 것을 느낄 수 있다. 어떤 때는 이 덩어리가 주먹만큼 커지기도 한다. 어떤 이들은 이것을 배에 '돌멩이'가 들어 있다고 표현하기도 한다. 이 '돌멩이'는 허리 통증이나 복부 팽창뿐만 아니라, 사실 건강이 좋지 못할 때 나타나는 모든 증상의 원인이다. '복부를 키워 온' 많은 사람들은 자신의 허리둘레가 커지는 것이 골칫거리이기는 하지만 해롭다고는 생각하지 않는다. 혹은 노화의 자연스러운 일부분이라고 여긴다. 그들은 언젠가는 터져서 생명을 위협할지도 모르는 시한폭탄을 자신이 키우고 있다는 사실을 깨닫지 못한다. 실제로 배가 많이 나온 사람들은 림프관 폐색으로 말미암아 고통을 겪는다.

몸의 면역 체계와 림프계는 본질적으로 서로 연결되어 있다. 림프계의 약 80퍼센트는 장과 관련이 있다. 이 때문에 바로 이 부분이 몸에서 일어나는 면역 활동의 중심이 된다. 이것은 우연의 일치가 아니다. 몸에서 질병을 일으키는 대부분의 요인이 제거되는 곳은 다른 데가 아닌 바로 장이다. 하지만 적절한 기능을 하지 못한다면 똑같은 부위가 독성 물질과 병원균이 득실대는 소굴이 될 수도 있다. 이렇게 중요한 림프계의 어느 곳에서든 림프부종이나 어떤 종류의 폐색이 생긴다면 몸의 다른 부위에서도 언젠가는 심각한 문제가 일어날 것이다.

몸에서 날마다 만들어지는 세포 노폐물과 기타 해로운 물질의 85퍼센트는 가슴림프관을 통해 제거되어야 한다. 이 때문에 가슴림프관이 막히면 독성 노폐물이 몸의 먼 부분까지 역류하게 된다.

날마다 만들어지는 대사 노폐물과 세포 잔해가 몸의 특정 부위에서 일정 기간 제거되지 않으면 질병 증세가 보이기 시작한다. 다음에 열거하는 것은 국부적인 만성 림프관 폐색이 직접적인 원인이 되어 나타나는 일반적인 질병 증세 중 극히 일부일 뿐이다. 즉 비만, 자궁이나 난소의 낭종(물혹), 전립선 비대증, 관절 류머티즘, 심장 비대증, 울혈성 심부전, 기관지 폐색, 폐부종, 목 비대증, 목과 어깨의 경직, 요통, 두통, 편두통, 어지럼증, 현기증, 이명 현상, 이통耳痛, 난청, 비듬, 잦은 감기, 축농증, 고초열(알레르기성 비염), 특정 유형의 천식, 갑상선 비대증, 눈병, 시력 저하, 가슴의 부어오름, 유방암, 신장 질환, 다리와 발목의 부종, 척추 측만증, 뇌 기능 손상, 기억력 감퇴, 위장 장애, 비장 비대증, 과민성 대장 증후군, 탈장, 대장 용종 등이 그것이다.

림프계의 폐색이 원인이 되지 않은 질병은 찾아보기 힘들 정도다. 대부분 림프관 폐색의 근본 원인은 간 폐색이다. 이것이 다시 변비, 설사, 영양분 흡수 불량, 장 누수 증후군, 과민성 대장 증후군, 장 세균총 이상, 음식물 알레르기, 칸디다 감염증, 기생충 감염 등과 같은 소화기 계통 장애의 원인이 된다. 림프관 폐색이 심한 경우에는 림프종, 즉 림프계에 발생하는 암이 생길 수도 있다. 호지킨병이 가장 대표적인 악성 림프종이다.

간에 담석이 생기면 간세포가 단백질 합성을 중단할 수도 있다. 단백질 합성이 감소하면 부신(콩팥 위에 위치한 내분비 기관)에서 단백질 합성을 촉진하는 코르티솔을 더 많이 생산한다. 하지만 혈액에 코르티솔이 너무 많으면 림프 조직이 위축되고 면역 반응이 억제된다. 이것은 암과 기타 여러 질병의 주요 원인으로 여겨진다.

간은 여러 가지 호르몬을 만들어 내기도 한다. 호르몬은 몸이 어떻게 성장하고 다스려질지를 결정한다. 또한 간은 인슐린, 글루카곤, 코르티솔, 알도스테론, 갑상선호르몬, 성호르몬 등 특정 호르몬의 분비를 억제하기도 한다. 간에 담석이 생기면 이런 기능이 손상을 입어 혈액 속의 호르몬 농도가 증가할 수 있다. 호르몬의 불균형은 매우 심각한 문제다. 이는 간에 생긴 담석이 순환계의 주요 경로(호르몬의 순환 경로)를 가로막을 때 쉽게 발생한다. 예를 들어 혈액 속의 코르티솔 농도 조절에 실패하면 몸에 과도한 지방이 축적될 수 있고, 에스트로겐이 적절하게 분해되지 않으면 유방암에 걸릴 위험이 증가한다. 또한 혈중 인슐린이 적절하게 분해되지 않으면 암 발병 위험이 증가하고, 몸의 세포들은 인슐린에 저항하게 된다. 이것은 당뇨의 주요 전조 현상이다.

혈액 순환과 림프액 순환이 잘되면 질병은 자연스럽게 없어진다. 몇 차례 간 청소를 하고 식습관과 생활 습관의 균형을 유지하기만 하면 혈액 순환과 림프액 순환이 개선되는 효과를 보게 될 것이다.

호흡 기관에 생기는 질병

정신과 육체의 건강은 몸을 구성하는 세포의 효율성과 활력에 달려 있다. 몸의 세포는 대부분의 에너지를 산소가 관여하는 생화학 반응에 의존하여 얻는다. 이때 만들어지는 노폐물 중의 하나가 이산화탄소다.

호흡 기관은 산소를 취하고 이산화탄소를 배출하는 경로를 제공한다. 혈액은 폐와 세포에서 교환된 산소와 이산화탄소를 운반하는 역할을 한다.

간에 담석이 생기면 호흡 기관의 기능이 손상된다. 이는 코와 비강에서 일어나는 알레르기와 장애, 그리고 기관지와 폐에 생기는 질병의 원인이 된다. 담석이 간소엽을 뒤틀리게 하고 상처를 입히면 간, 작은창자, 림프계, 면역 체계의 혈액 정화 능력이 떨어진다. 이들 기관에서 정상적으로 정화되던 독성 노폐물이 이제는 심장, 폐, 기관지, 기타 호흡 기관으로 스며든다. 이렇게 자극적인 물질에 지속적으로 노출되면 그러한 물질에 대한 호흡 기관의 저항력이 떨어진다. 또한 복부에 있는 림프계, 특히 가슴림프관 팽대부와 가슴림프관이 폐색되면 호흡 기관을 이루는 장기에서 림프액이 적절하게 배출되지 못한다. 대부분의 호흡기 계통 질병은 이와 같은 림프계 폐색이 원인이 되어 발생한다.

폐렴은, 들이마시거나 혈액에 의해 운반된 미생물이 폐에 도달하여 서식하는 것을 몸의 자연적인 보호 수단이 막지 못했을 때 생긴다. 간내 담관에 생긴 담석에는 해로운 미생물뿐만 아니라 독성 물질과 자극적인 물질이 많이 붙어 있다. 이와 같은 물질이 담석에 의해 손상을 입은 간 주변의 혈액으로 들어간다. 이것 역시 독성 물질을 걸러 내고 중화하는 간의 능력을 떨어뜨리는 요인이다. 담석은 지속적인 면역 억제의 근원이다. 그것은 몸을, 특히 상부 기도를 내외부적인 질병 유발 인자에 민감하도록 만든다. 이러한 질병 유발 인자에는 혈액이나 공기를 통해 옮겨지는 미생물을 포함하여, 담배 연기, 알코올, 엑스레이, 스테로이드 약물, 알레르기 유발 항원, 대기 오염 물질, 음식물이나 식수에 들어 있는 화학 물질, 위장관에서 만들어진 독성 노폐물 등이 있다.

간내담관에 쌓인 일부 담석이 간의 비대증을 유발하면 더욱 심한 호흡기 합병증이 생겨난다. 복강 위쪽에 위치한 간은 몸 전체의 폭과 맞먹을 정도로 커진다. 간의 위쪽과 앞쪽 표면은 매끄럽고 가로막(횡격막)의 아래쪽에 딱 들어맞는 모양을 하고 있다. 간이 비대해지면 가로막의 움직임을 방해하고 숨을 들이마실 때 폐가 정상적으로 팽창하는 것을 가로막는다.

이에 비하여 간이 부드럽고 건강하면 폐가 복부 쪽으로 쉽게 팽창하여 복부에 압력을 가하고, 림프관과 혈관을 눌러 림프액과 혈액이 심장 쪽으로 흘러가도록 밀어 준다. 이와 같은 호흡 메커니즘을 보통 '복식 호흡'이라 하는데, 건강한 아기의 호흡을 보면 쉽게 관찰할 수 있다.

간이 비대해지면 가로막과 폐가 완전히 팽창할 수 없다. 이것은 폐에서 일어나는 기체 교환의 양을 감소시켜 폐 안에 많은 양의 이산화탄소가 남아 있도록 한다. 산소 공급이 감소하면 몸 전체에 있는 세포의 기능에 악영향을 준다.

현재 산업화된 사회에 살고 있는 이들, 특히 과체중이나 비만인 이들은 대부분 비대해진 간을 가지고 있다. 의사들이 일반적으로 정상 크기라고 생각하는 간이 실제로는 너무 큰 경우가 많다. 몇 차례의 간 청소를 통하여 모든 담석을 제거하기만 하면 간은 서서히 원래의 크기로 돌아간다.

폐와 기관지와 상부 기도에 생기는 거의 대부분의 질병은 간 담석으로 인한 것이다. 간 청소로 이러한 담석을 제거함으로써 상태를 개선하거나 완치에 이를 수 있다.

비뇨 기관은 몸에서 매우 중요한 배출과 조절을 담당한다. 비뇨 기관은 다음과 같이 구성되어 있다. 소변을 만들고 배출하는 두 개의 신장, 신장에 모아진 소변을 방광까지 운반해 주는 두 개의 요관, 소변을 모아 일시적으로 저장하는 방광, 방광에 모아진 소변을 몸 밖으로 배출하는 관인 요도가 그것이다.

비뇨 기관의 핵심적인 기능은 소변을 통해 몸 밖으로 배출되는 수분의 양을 조절함으로써 적절한 체액량을 유지하는 것이다. 특히 체액 내의 여러 가지 전해질의 농도를 조절하고 혈액이 산성도를 정상적으로 유지하는 일에 관여한다. 또한 비뇨 기관은 가령 간에 있는 세포 단백질을 분해(이화 작용)할 때 생기는 노폐물 처리에도 관여한다.

비뇨 기관의 신장과 기타 부위에 생기는 대부분의 질병은 신장에 있는 간단한 여과 장치의 이상과 관련이 있다. 두 개의 신장을 통해 걸러지는 체액의 양은 하루에 보통 100~150리터 정도다. 그중 소변을 통해 배출되는 양은 1~1.5리터에 불과하고 나머지는 재흡수되어 다시 순환한다. 혈액세포, 혈소판, 혈액단백질을 제외한 나머지 모든 혈액 성분은 반드시 신장을 통과해야 한다. 소화 기관과 특히 간의 기능이 약해지면 여과 과정에 지장이 생기고 기능이 약해진다.

간과 담낭에 담석이 생기면 간이 생산할 수 있는 담즙의 양이 감소한다. 따라서 섭취한 음식물을 제대로 소화하기 어려워진다. 소화되지 않은 음식물의 상당량은 발효되거나 부패하여 혈액과 림프액에 독성 노폐물을 배출한다. 소변, 땀, 가스, 대변과 같은 몸의 정상적인 배설물에는 대개 질병을 유발하는 노폐물이 들어 있지 않다. 물론 이것은 배설 경로가 깨끗한 상태에서 이러한 노폐물이 막힘없이 몸 밖으로 쉽게 배출될 수 있는 경우에 그렇다는 것이다.

병원病原 인자는 혈액이나 림프액에서 볼 수 있는 아주 작은 분자들로 구성되어 있다. 이것은 해상도가 매우 높은 전자 현미경을 통해서나 겨우 볼 수 있다. 이 분자들은 혈액을 산성화하는 효과가 매우 강하다. 생명을 위협하는 질병이나 혼수상태를 피하려면 혈액이 이와 같은 작은 독소를 스스로 제거할 수 있어야 한다. 그런 이유로 혈액은 이러한 원치 않는 침입자를 기관의 결합 조직에 내다 버린다. 결합 조직은 모든 세포를 둘러싸고 있는 겔 타입의 액체(림프)로 구성되어 있다. 세포가 결합 조직에 담겨 있다고 할 수 있는 것이다.

정상적인 상황이라면 몸은 결합 조직에 버려진 산성 노폐물을 어떻게 처리해야 하는지를 잘 안다. 몸은 혈액 속으로 알칼리성 물질인 중탄산나트륨$NaHCO_3$을 배출한다. 이것은 산성 독소를 찾아내서 중화하고 배설 기관을 통해 제거한다. 하지만 이처럼 기발한 세정 시스템도 자신이 찾아서 제거할 수 있는 용량보다 빠르게 독성 물질이 쌓이면 제 기능을 하지 못하게 된다. 결국 어느 순간부터 결합 조직은 끈적끈적한 젤리처럼 변한다. 그러면 영양소, 물, 산소가 더 이상 쉽게 통과하지 못하게 되고, 주변의 세포들은 영양 결핍과 수분 부족, 산소 결핍으로 고통을 겪는다.

인간의 몸을 산성화하는 데 크게 작용하는 것 중 하나는 동물의 살에서 나온 단백질이다. 담석이 있으면 이러한 단백질을 소화하여 유용한 아미노산으로 분해하는 소화 기관의 능력이 억제된다. 아미노산이 몸에서 유용하게 사용되기 위하여 소화 기관의 막을 통과하여 빠르게 운반되려면 손상 없이 완전한 형태를 갖추고 있어야 한다.

육류, 가금류, 생선, 달걀, 치즈와 같은 동물성 단백질을 삶거나 굽는다든지 튀기는 방법으로 가열하면 이것들의 3차원 구조가 파괴되어 응고된다. 예를 들어 원래 액체 상태인 달걀을 삶으면 단단해지는데, 이것은 열에 의해 단백질 분자의 결합이 끊어지기 때문이다. 이러한 변화를 보통 단백질 변성이라고 부른다.

단백질 변성은 물이나 연한 소금물에 대한 용해도가 사라지는 것을 의미하기도 한다. 아미노산이 소화 기관의 막과 세포막을 통과하여 운반되기 위해서는 적절한 용해도를 갖는 것이 필수적이다. 변성 단백질은 혈관, 림프관, 관절, 신경계 등 몸 안에서 염증 반응을 유발한다는 점에서 건강 위험 요인으로 여겨진다. 변성 단백질은 암, 만성 심장 질환, 관절염, 신경계 장애 등 수많은 질병의 원인이 된다.

열이 단백질 변성과 응고의 유일한 원인은 아니다. 일부 독성 염화물, 알코올, 물리적 충격, 이온화 방사선(엑스레이, 컴퓨터 단층 촬영), 초음파 등도 단백질을 변성시킬 수 있고 몸 안에서 용해되지 않도록 할 수 있다.

단백질은 세포를 만드는 주재료라는 사실을 반드시 명심해야 한다. 엑스레이나 컴퓨터 단층 촬영, 초음파 검사 등으로 방사선이나 초음파에 자주 노출되면 세포를 구성하는 단백질 결합체에 되돌릴 수 없는 심각한 손상을 줄 수 있다.

그렇지만 우리 몸에는 이렇게 손상을 입은 수많은 단백질을 가능한 한 혈류에서 몰아낼 수 있는 구제 프로그램이 준비되어 있다. 변성 단백질 혹은 과잉 단백질은 일시적으로 결합 조직에 보관되었다가 콜라겐 섬유로 전환된다. 콜라겐 섬유는 다시 모세혈관벽의 기저막에 쌓인다(그림 1-15).

모세혈관벽의 기저막은 정상적일 때보다 10배까지 두꺼워질 수 있다. 비슷한 현상이 동맥혈관벽의 기저막에서도 일어난다. 혈관벽이 점점 막힐수록 단백질이 혈류를 탈출할 수 있는 가능성은 점점 줄어든다. 그 결과 혈액은 탁해지고, 신장이 이 혈액을 여과하는 일은 더욱 어려워진다.

마찬가지로 신장에 혈액을 공급하는 혈관벽의 기저막에도 폐색이 진행되어 혈관이 점점 더 단단해지고 딱딱해진다. 혈관벽이 단단해지는 과정이 더 많이 진행될수록 혈압은 증가하기 시작하고, 신장의 전체적인 성능은 떨어지기 시작한다. 정상적인 경우라면 정맥혈관과 림프관을 통해서 제거되어야 할 신장 세포의 신진대사 노폐물이 점점 더 쌓이면서 신장의 기능에 악영향을 미치게 되는 것이다. 이 모든 것을 통하여 신장은 너무 과중한 부담을 지게 되고, 더 이상 체액과 전해질의 정상적인 균형을 유지할 수 없는 상태가 된다.

게다가 염화물과 미네랄 같은 소변의 성분이 여러 가지 형태와 크기로 결정화되기 시작한다. 그 크기는 작은 모래알 정도에서 골프공 정도까지 다양하다. 신장결석이 생기면 복부와 옆구리, 사타구니에 심한 통증이 나타나거나 소변에 혈액이 섞여 나올 수 있다. 특히 결정 모양의 결석(그림 1-17)은 혈관에 상처를 내거나 연약한 신장 조직을 자극하기 쉽기 때문에 더 큰 손상을 가져올 수 있다. 대체로 스무 명 중 한 명꼴로 인생의 어느 시점에서든 신장결석이 생긴다. 대개는 식생활이 그 원인인 경우가 많다.

가장 일반적인 형태의 결석은 소변에 요산의 농도가 2~4mg/dl를 초과할 때 생성된다. 1960년대 중반까지만 해도 이 정도의 요산 농도가 적정 수준 범위 안에 든다고 여겨졌는데, 그 이후로 적정 범위의 기준이 상향 조정되었다. 요산은 간에서 단백질이 분해될 때 나오는 부산물이다. 당시 육류 소비가 매우 급격하게 증가하면서 요산 농도의 '정상 범위'가 7.5mg/dl로 조정되었다. 청량음료에 사용하는 설탕 양이 늘어난 것 또한 일반인들의 요산 수치 상승에 일조했다.

하지만 이렇게 4mg/dl에서 7.5mg/dl로 기준을 상향 조정한다고 해서 그보다 낮은 4~7mg/dl의 요산을 몸에 해롭지 않게 할 방도는 없다. 요산 농도가 4mg/dl을 초과할 때 생성되는 모든 결석은 비뇨 기관을 막히게 하고 신장에 감염을 유발하여 결국 신장이 제 기능을 하지 못하게 한다(그림 1–18 방광결석 참조).

신장세포의 필수 영양소가, 특히 산소가 점점 부족해지면 악성 종양이 생길 수 있다. 게다가 신장에서 제거되지 않은 미세한 요산 결정이 관절에 자리를 잡아 류머티즘이나 통풍, 체액 저류 등의 원인이 될 수도 있다.

신장에 질병이 임박했음을 암시하는 증상은 종종 그것의 잠재적인 심각성을 느낄 수 없을 정도로 가벼운 경우가 많다. 신장에 문제가 생겼을 때 가장 흔하게 볼 수 있는 것은 소변의 양과 횟수와 색이 비정상적으로 변하는 것이다. 이런 증상이 나타나면 보통 눈과 얼굴과 발목이 붓고, 등과 허리에 통증이 생긴다. 질병이 더 악화되면 시야가 흐릿해지고, 쉽게 피곤해지며, 능률이 떨어지고, 메스꺼움을 느끼기도 한다. 다음과 같은 증상이 나타난다면 신장의 기능에 이상이 있는지 의심해 보아야 한다. 고혈압, 저혈압, 상복부에서 하복부로 옮겨 가는 통증, 암갈색 소변, 허리 바로 윗부분 등의 통증, 심한 갈증, 소변 횟수 증가(특히 밤에), 하루 500밀리리터 이하의 소변, 잔뇨감, 소변 볼 때 통증, 피부가 마르고 색

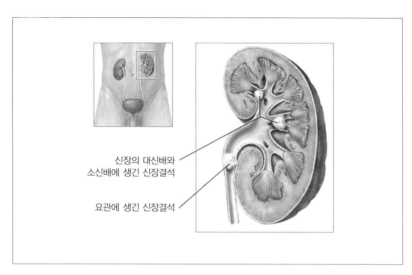

신장의 대신배와
소신배에 생긴 신장결석

요관에 생긴 신장결석

[그림 1-16] 신장결석.

소 침착이 생김, 밤에 발목이 붓는 증상, 아침에 일어나면 눈가가 심하게 붓는 증상 등이 그것이다.

비뇨 기관에 생기는 주요 질병은 모두 독성 혈액에서 기인한다. 즉 노폐물의 미세한 분자와, 과잉 단백질과 변성 단백질로 가득 찬 혈액 때문에 발생한다. 간과 담낭에 생긴 담석은 소화에 지장을 초래하고, 혈관과 림프관 폐색의 원인이 되며, 비뇨 기관을 포함하여 모든 순환 기관의 기능을 떨어뜨린다.

담석을 제거하면 비뇨 기관이 건강을 회복하여 축적된 독성 물질과 결석을 스스로 제거하고 체액의 균형과 정상적인 혈압을 유지할 수 있게 된다.

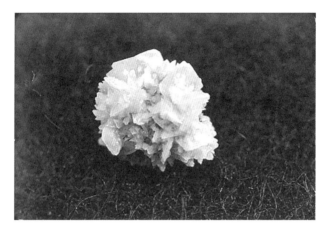

[그림 1-17] 결정 모양의 신장결석.

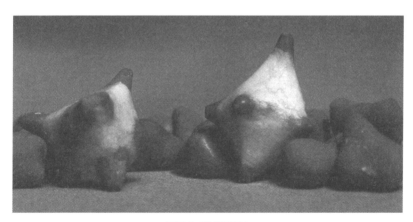

[그림 1-18] 방광결석.

반드시 날마다 여섯 잔에서 여덟 잔 정도의 물을 마셔 충분한 수분 보충을 하고, 과체중이 되지 않도록 조심해야 한다. 수분 부족과 과체중은 신장 결석이 생기는 주요 위험 요소이다. 동물성 단백질 과다 섭취, 정제염과 기타 가공식품을 즐기는 식습관, 과도한 당분 섭취, 비타민 D 보충제를 필요 이상으로 복용하는 것 역시 마찬가지로 위험하다.

신경 기관에 생기는 질병

오늘날처럼 모든 것이 빠르게 변하는 세상에서 우리는 스트레스를 유발하는 다양한 환경에 노출되어 있다. 이러한 스트레스는 우리 몸에 엄청난 혼란을 일으킬 수 있다. 뇌는 몸의 컨트롤 타워다. 뇌가 적절한 영양 공급이나 규칙적인 휴식과 활력을 제공받지 못하면 정신력은 쉽게 무너지고 균형을 잃게 된다. 신경과민, 불안, 초조, 분노, 짜증, 공격성, 우울 등이 지속되는 것은 모두 신경 기관이 약해지고 혹사당하고 있음을 나타내는 것이다.

정상적인 경우 뇌세포는 엄청난 수의 신경펩티드(강력한 뇌 호르몬)를 날마다 쉽게 만들어 낼 수 있다. 이것은 뇌가 수행해야 하는 복잡한 작업에 꼭 필요한 것이다. 하지만 뇌가 제 기능을 유지하기 위해서는 그러한 호르몬을 생산하는 데 필요한 영양소를 지속적으로 공급받을 수 있어야 한다. 현대의 집약 농업은 토양에서 모든 기본적인 영양소를 거의 고갈시켰다.

이렇게 되자 독성 화학 물질(화학비료와 농약)로 농작물을 재배하고, 이와 똑같은 일이 현대의 가공식품 제조 공정에서도 반복된다. 이것이야말로 산업화된 나라의 사람들 사이에 영양소 결핍이 만연하도록 일조한 것임이 틀림없다. 하지만 그렇다 하더라도 대부분의 영양소 결핍은 소화 기관과 특히 간이 제 기능을 하지 못하는 데 원인이 있다. 영양소 결핍은 뇌가 효율적으로 기능하는 데 필요한 호르몬 생산 능력을 떨어뜨린다.

뇌는 영양소 공급이 열악한 상태에서도 꽤 오랫동안 기능을 수행할 수 있다. 그러나 그 대가로 많은 것을 치러야 한다. 피로, 활력 부족, 감정 기복, 우울증, 몸살, 통증 등을 포함하는 일반적인 불편함이 그러한 것이다. 영양소가 지나치게 결핍된 상태에서는 정신분열증, 자폐증, 알츠하이머 등의 정신 장애가 나타날 수도 있다.

신경 기관에 피해를 주는 대부분의 질병은 적절하지 않게 만들어진 혈액이 원인이 되어 발생한다. 혈액이 적절하지 않게 만들어지는 것은 간이 제대로 기능을 하지 못하고, 그로 인하여 장 속에 있는 미생물의 균형이 무너졌기 때문이다.

간의 수많은 기능 각각은 신경 기관에, 특히 뇌에 직접적인 영향을 미친다. 간세포는 글리코겐(다당류)을 글루코스(단당류, 포도당)로 바꾼다. 글루코스는 신경 기관이 사용하는 영양소 중 산소와 물을 제외하고 가장 중요한 것이다. 그것은 신경 기관에 필요한 대부분의 에너지를 충당한다.

뇌는 무게로 따지면 몸 전체의 1/50밖에 안 된다. 그러나 몸 안에 있는 전체 혈액의 1/5에 해당하는 것이 뇌 속에 있다. 그것은 엄청난 양의 글루코스를 사용한다. 간에 담석이 생기면 뇌와 기타 신경 기관에 공급되는 글루코스가 급격하게 감소한다. 이것은 다시 장기, 감각, 정신의 기능에 영향을 미칠 수 있다. 누구나 한번쯤은 특별한 이유도 없이 온 몸에 힘이 빠지는 듯한 느낌을 받은 적이 있을 것이다. 그것은 바로 세포에 공급되는 글루코스가 일시적으로 부족해졌기 때문이다. 이런 불균형의 진행 정도가 초기라면 음식에 대한 갈망이, 특히 단 음식이나 탄수화물에 대한 갈망이 생길 수 있다. 또한 잦은 감정 기복과 정신적 스트레스도 느낄 수 있다.

간에 담석이 있으면 더 심각한 문제가 생길 수 있다. 간에서는 몸속의 아미노산으로부터 혈장단백질과 대부분의 혈액 응고 인자를 만든다. 간내담관에 담석이 있으면 이와 같이 중요한 기능에 점점 더 많은 문제가 생긴다. 혈액 응고 인자의 생산량이 감소하면 혈소판 수도 함께 줄어들고, 자연스럽게 모세혈관 출혈이나 출혈성 질환이 생길 수 있다.

뇌에서 출혈이 생기면 뇌 조직이 파괴되고 마비나 사망에 이를 수도 있다. 고혈압이 있거나 술을 많이 마시면 출혈이 더 심해질 수 있다. 새로운 세포를 생산하는 속도에 문제가 생기거나, 수명이 다해 파괴되는 세포 수를 따라잡지 못하면 혈소판 수 역시 감소한다. 담석에 의해 간으로 공급되는 혈액량이 줄어들면 이런 일이 발생한다.

비타민 K는 주요 혈액 응고 인자를 합성할 때 매우 필수적인 성분 중 하나로, 간에 저장되는 지용성 비타민이다. 몸이 장에서 지방을 흡수하려면 담즙염이 필요한데, 이것은 담즙 분비로부터 얻을 수 있다. 간과 담낭에 있는 담석은 담즙의 흐름을 가로막기 때문에 지방 흡수량을 감소시킨다. 이에 따라 비타민 K 결핍이 생긴다.

이미 앞에서도 언급했듯이 간에 생긴 담석은 혈관계 질환을 불러일으킬 수 있다. 혈액이 너무 탁해지면 혈관벽이 딱딱해지고 손상을 입는다. 감염되거나 상처를 입은 동맥에 혈전이 생기면 그 혈전 중의 일부가 상처가 난 부위에서 떨어져 있는 작은 동맥에 머물면서 혈액의 흐름을 가로막고 국소 빈혈과 경색을 일으킬 수 있다. 이 경색이 뇌의 동맥에서 발생하는 경우 이를 뇌졸중이라고 부른다.

뇌 속에 있는 많은 수의 뉴런(신경계를 이루는 기본적인 단위세포)이 더 이상 충분한 영양 공급을 받지 못하게 되면 신경 조직 위축이 일어날 수 있다. 이것은 치매나 알츠하이머병의 주요 원인이다. 만약 뇌 호르몬과 신경 전달 물질인 도파민의 생산을 담당하는 특정 뉴런에 대한 영양 공급이 불충분하면 파킨슨병이 발생한다. 외부 환경에 의해 들어오거나 자체적으로 만들어진 독성 물질에 반복적으로 노출되는 것도 이것의 원인이 될 수 있다.

미엘린(대부분의 신경 섬유 회로를 둘러싸고 있는 지질성분 절연층)을 생산하는 세포가 영양 결핍으로 고통을 겪고 림프액의 배출이 불충분해지면 다발성 경화증이 생겨난다. 미엘린 절연층이 벗겨지면 신경 섬유 회로가 손상을 입는다. 다발성 경화증 환자들은 대부분 장이 막혀 고통을 겪는 경우가 많은데, 이것은 적절한 영양소 흡수를 방해한다. 배설 기관을 깨끗이 비우고 영양을 개선하는 것은 다발성 경화증을 멈추게 하고 회복할 수 있는 가장 강력한 치료법이다.

간은 몸 전체에서 지방질의 소화, 흡수, 대사를 조절한다. 담석은 지방질 대사를 방해하고 혈액 내의 콜레스테롤 수치에 영향을 미친다. 알다시피 콜레스테롤은 우리 몸의 세포들을 구성하는 주재료이면서 세포의 신진대사에 매우 중요한 구실을 한다. 우리의 뇌에는 10퍼센트 이상의 (수분을 제외한) 순수 콜레스테롤이 포함되어 있다. 콜레스테롤은 두뇌 개발과 뇌 기능에 중요한 요소로, 신경이 손상이나 상처를 입지 않도록 보호한다.

혈중 지질과 콜레스테롤 수치의 균형이 깨지면 뇌와 신경 기관에 엄청난 영향을 미칠 수 있다. 그로 인해 몸에는 거의 모든 종류의 질병이 생길 수 있다. 간과 담낭에서 담석을 제거하면 모든 세포에 충분한 영양소를 공급할 수 있게 되고, 신경 기관이 활기를 되찾으면서 몸의 모든 기능이 개선된다.

뼈에 생기는 질병

뼈는 우리 몸에서 가장 단단하고 치밀한 조직이지만, 그럼에도 매우 활기찬 조직이다. 사람의 뼈는 20퍼센트의 수분, 30~40퍼센트의 유기물, 40~50퍼센트의 칼슘을 포함한 무기물로 구성되어 있다. 뼈 조직에는 많은 혈액과 림프관과 신경이 들어 있다. 뼈가 균형 잡힌 성장을 하도록 만드는 역할을 하는 것은 조골세포와 파골세포다. 조골세포는 뼈를 형성하는 역할을 하며, 파골세포는 뼈가 적절한 모양을 유지하도록 뼈의 구성 성분을 재흡수하는 역할을 한다. 그 밖에도 연골을 만드는 역할을 담당하는 연골세포가 있다. 뼈에서 가장 밀도가 낮은 부분을 해면골이라고 부른다. 여기에는 적혈구와 백혈구를 만드는 적색 골수가 들어 있다.

뼈에 생기는 대부분의 질병은 뼈의 세포가 영양소를 충분히 공급받지 못할 때 생긴다. 뼈의 건강에서는 균형 잡힌 담즙 분비가 핵심적인 역할을 한다. 예를 들어 건강한 뼈를 만드는 주요 재료인 칼슘이나 마그네슘, 아연과 같은 핵심적인 미네랄을 소화하고 흡수하는 데 담즙이 매우 중요한 역할을 한다.

건강한 뼈를 만들려면 조골세포와 파골세포의 기능이 항상 균형을 이루어야 한다. 영양소의 공급이 부족해지고 그로 인해 조골세포에서 새로운 뼈 조직을 만드는 속도가 느려지면 이 양자 간의 섬세한 균형이 무너진다. 오래된 뼈세포를 파괴하는 속도보다 새로운 뼈세포를 성장시키는 속도가 느리면 뼈 조직의 양이 감소하여 골다공증이 생긴다. 대개 해면골이 치밀골보다 먼저 영향을 받는다. 치밀골은 뼈의 바깥쪽을 구성하고 있는 뼈 조직을 말한다. 이런 이유로 실제로 골다공증이 생겨도 그 사실을 인지하기가 매우 어렵다.

일반적인 골다공증에서는 뼈에서 과도한 양의 칼슘이 빠져나와 혈액과 소변에서 칼슘 수치가 증가한다. 이로 인하여 신장에서 결석이 생기고, 심하면 신부전(신장 기능의 상실)이 생긴다. 또한 혈중 칼슘 농도가 높으면 담낭에 석회화된 담석이 생기기도 하는데, 이러한 담석은 담즙 생산량을 크게 감소시킨다. 하지만 작은창자에서 칼슘을 흡수하기 위해서는 담즙이 필수적이기 때문에 더 많은 석회화가 진행되고, 뼈를 만드는 속도는 더욱 느려지는 악순환이 반복된다.

음식물이나 미네랄 보충제를 통하여 많은 양의 칼슘을 섭취하더라도 담즙이 부족하면 섭취한 미네랄의 상당량을 뼈를 만들거나 다른 중요한 신진대사에 사용할 수 없게 된다.

게다가 간에 담석이 있으면 산성 신진대사 노폐물과 독성 물질을 제거하는 간 기능이 약화되고, 이것이 원인이 되어 혈액 속에는 많은 양의 해로운 산성 물질이 남게 된다. 그러면 몸은 혈액의 산성도가 낮아져 산성화되는 것을 막기 위해 뼈나 치아로부터 미네랄을 침출시킨다. 우유를 마실 때도 비슷한 원리가 적용될 수 있다. 우유에 많이 들어 있는 인산을 중화하기 위해 몸은 우유 속에 함유된 칼슘뿐만 아니라 뼈와 치아에 있는 칼슘까지 사용한다.

결국 몸에 칼슘 보유량이 부족해지고 뼈의 밀도는 낮아지는데, 이것이 뼈와 고관절의 골절을 일으키기도 하고, 심하면 생명을 잃게 할 수도 있다. 선진국의 통계이기는 하지만 50세가 넘은 모든 여성의 절반 이상이 이미 골다공증의 영향을 받고 있다고 한다. 이러한 사실로 미루어 볼 때 현재 주류 의학에서 호르몬이나 칼슘 보충제를 복용하거나 우유를 많이 마시라고 조언하는 것은 그저 어림짐작에 불과해 보인다. 그런 방법으로는 담석 때문에 담즙 분비량이 감소하여 생긴 간과 담낭의 불균형을 바로잡을 길이 없기 때문이다.

뼈에서 칼슘이 빠져나가는 것을 늦추기 위해 처방하는 약은 안타깝게도 골다공증의 발병 가능성을 낮추지 못한다. 실제로 그런 약은 종종 대단히 충격적인 부작용을 불러일으켜 작은 충격에도 뼈가 쉽게 부러지게 한다.

구루병이나 골연화증은 뼈의 석회화 과정에 악영향을 미친다. 두 질병 모두 특히 다리 쪽 뼈를 약하게 하여 체중에 의해 휘어지게 한다. 지용성 비타민 D인 칼시페롤Calciferol은 칼슘과 인의 대사 균형을 유지시켜 뼈의 구조를 건강하게 만드는 필수적인 물질이다. 간에 담석이 생기면 담즙 분비가 충분하지 않게 되고 콜레스테롤 대사에 장애가 생기는데, 이로 인하여 비타민 D 결핍이 발생한다. 따라서 햇볕을 충분히 쬐지 못하거나 햇볕을 막기 위해 자외선 차단제를 사용하면 실제로 이런 상황은 더욱 악화된다.

오랫동안 림프계의 폐색이 진행되어 왔다면, 특히 뼈 조직이나 그 주변에서 그런 상황이 지속되어 왔다면 뼈의 감염, 즉 골수염이 생길 수 있다. 이로 인해 혈액에 의해 운반되는 미생물들이 아무런 방해도 받지 않고 뼛속으로 들어갈 수 있다.

앞에서도 언급했듯이 감염성 미생물은 산성화되거나 약해지고 불안정해진 세포 조직이나 이미 손상을 입은 세포 조직만을 공격한다. 이 미생물은 담석에서 나왔을 수도 있고, 치주농양이나 종기가 난 부위에서 나왔을 수도 있다.

몸과 뼈에서 림프계의 폐색이 한계치에 도달하면 악성 골종양이 발생할 수 있다. 면역 체계가 약해지면서 유방과 폐와 전립선에서 나온 악성 종양 조각이 퍼지거나 뼈에서 가장 연약한 조직이면서 폐색과 산성화가 쉽게 일어날 수 있는 해면골 같은 데서 종양이 생겨날 수 있다.

뼈에 생기는 암이나 기타 모든 질병은 뼈 조직에 영양 공급이 부족하다는 것을 말해 준다. 이러한 질병은 간에 있는 담석을 모두 제거하고 다른 장기와 배설 기관에 남아 있는 폐색을 함께 깨끗이 제거하지 않는 한 어떤 치료도 소용이 없다.

우리 몸에는 세 가지 형태의 관절이 있다. 섬유관절, 연골관절, 윤활관절이 그것이다. 가장 질병에 걸리기 쉬운 관절은 손, 발, 무릎, 어깨, 팔꿈치, 골반 쪽에 있는 것이다. 가장 일반적으로 발견되는 질환으로는 류머티스 관절염, 퇴행성 관절염, 통풍 등이 있다.

류머티스 관절염을 앓고 있는 대부분의 사람들은 오랫동안 복부 팽만, 부글거림, 속쓰림, 트림, 변비, 설사, 수족 냉증, 전신 피로, 식욕 부진, 체중 감소 등과 같은 장과 관련한 문제로 시달린다. 따라서 이와 같은 주요 소화기 장애는 류머티스 관절염과 연관이 있다고 보는 것이 타당할 듯하다.

나는 어린 시절에 소아 류머티스 관절염으로 고생했는데, 그때 방금 언급한 모든 증상을 경험했다. 또한 나는 위산 역류, 변비와 설사의 반복, 흡수 장애 등과 같은 수많은 소화 불량 문제로 괴로워했다. 하지만 소화 기능의 건강을 회복하자 얼마 지나지 않아 관절염 증상도 완벽하게 사라졌다.

나는 여러 건강 문제와 특정한 근본 원인이 결합하여 관절염이 생긴다고 생각한다. 따라서 이 중요한 문제에 대해서는 자가면역질환을 다룬 다음 꼭지에서 상세히 설명하도록 하겠다.

자가면역질환에 대한 오해

위장관은 많은 수의 바이러스나 세균, 기생충에 끊임없이 노출된다. 소화 기관은 이런 미생물과, 채소나 육류에 포함된 많은 천연 항원(외부에서 침입한 물질) 외에도, 수많은 가공식품에 들어 있는 살충제, 농약, 호르몬, 잔류 항생제, 보존제, 색소 등과도 싸워야 한다. 게다가 플라스틱 병이나 음식물 포장재에 산화 방지제로 사용되는 비스페놀A로 이루어진 유기 플라스틱이 있는데, 그 내용물인 음식물이나 음료에도 이 비스페놀A가 스며든다. 이 해로운 재료는 통조림 캔이나 음료수 캔의 내부에도 사용된다.

미국을 비롯한 다른 나라에서는 아직도 많은 이들이 수돗물에 첨가한, 매우 독성이 강한 화학 물질인 불소에 노출되어 있다. 페니실린과 같이 큰 분자로 만들어진 일부 의약품도 역시 독성 물질처럼 작용한다. 자연에서도 항원이 만들어지는데, 가령 꽃가루, 효소 저해제, 균류, 곰팡이 등에서 그러하다.

면역 체계가 해야 할 일은 이와 같이 잠재적으로 해로운 침입자로부터 우리를 보호하는 것이다. 면역 체계의 대부분은 장의 안쪽에 있다. 소화 기관과 림프 기관은 날마다 이러한 임무를 완수하기 위해 반드시 어떤 것으로부터도 방해받지 않으면서 최대한의 효율성을 유지해야 한다. 하지만 간에 담석이 생기면 소화 과정에 심각한 지장이 초래된다. 이것은 내장과 혈액과 림프액에 엄청난 양의 독성 물질이 남아 있도록 만든다.

대부분의 의사들은 관절염이 윤활관절의 관절막에 영향을 미치는 자가면역질환이라고 여긴다. 자가면역이란 면역 체계가 자신의 세포에 대해 면역을 일으키는 것을 말한다. 혈액에 항원-항체 복합체(류머티스 인자)가 만들어지면 자가면역이 생긴다.

장 내벽에 있는 B림프구(면역세포)가 이러한 항원과 만나면 자극을 받아 자연스럽게 항체(면역글로불린)를 생성한다. 하지만 정상적인 면역 체계가 작동하려면 B세포가 많은 수의 항체를 생성하기 전에 그것이 T세포(세포 면역의 중추적인 역할을 하는 특별한 림프구)에 의해 활성화되어야 한다.

장이나 몸의 어떤 부위에서든 면역 체계가 염증 반응을 일으키기 위해서는 T세포가 먼저 작동해야 한다는 사실을 반드시 명심해야 한다. 이처럼 명확한 의학적 사실이 있는데도 불구하고 아직도 현대 의학에서는 몸이 실수로 자신의 세포를 공격하는 것이 이와 같은 형태의 염증 반응이라는 가설을 내세운다. 하지만 몸이 어처구니없는 실수를 할 수 있다고 주장하는 그들의 이론에는 중대한 오류가 있다. 몸이 이런 식으로 작용하는 이유를 알지 못한다고 해서 그것이 잘못된 작용을 한다고 결론을 내려서는 안 된다.

몸으로부터 배우기

자가면역 반응을 보일 때 몸이 취하는 활동을 보면 잘못 계산된 것 혹은 우연히 일어난 것과는 아주 거리가 멀다. 실제로 그 활동은 몸의 타고난 지혜에서 나온 의도된 것이다.

T세포에 의해 활성화된 면역세포는 혈액을 통해 순환하다가 림프절, 비장, 침샘의 점막, 기관지의 림프계, 여성의 질이나 자궁, 유방의 젖샘, 관절낭 조직 등에 정착한다.

내장 안에서 같은 형태의 독성 항원 물질에 반복적으로 노출되면 항체 형성 속도가 급격하게 증가한다. 특히 그곳이 해로운 외부 침입자로 인해 이미 면역세포가 정착해 있던 곳이라면 항체 형성 속도는 더 도드라지게 증가할 것이다. 그 결과 몸은 이제 염증 모드로 진입한다.

현재 자가면역질환으로 분류되는 질병으로는 101가지가 있다. 그중 대표적인 것으로는 알츠하이머병, 다발성 경화증, 궤양성 대장염, 크론병(만성 염증성 장 질환), 루푸스, 뇌척수염, 탈모, 제1형 당뇨, 뇌전증(간질), 만성 피로 증후군, 그레이브병(갑상선 기능 항진증), 길랭바레 증후군(급성 염증성 다발신경증), 파킨슨병(신경계의 만성 퇴행성 질환), 건선(만성 염증성 피부병), 갑상선염, 심근염, 관절염 등이 있다. 여기서 관절염은 관절에 영향을 미치는 100여 가지의 질병을 총칭하는 것이다.

이를 자가면역질환의 핵심적인 메커니즘이 모두 똑같음에도 불구하고 대증 요법을 쓰는 현대 의학에서는 이러한 질환을 면역글로불린(IVIG), 스테로이드, 혈장 교환술, 그 밖의 세포 독성 약물, 면역 억제제 등을 이용하여 천편일률적으로 다룬다. 이러한 치료법은 종종 신부전, 체액 저류, 간암, 심장마비, 뇌졸중, 사망과 같은 심각한 부작용을 낳는다.

표준적인 의학적 치료법은 자가면역질환이 실제로는 바이러스, 세균, 음식물, 그 밖의 다른 물질의 표면에 있는 단백질에 의해 촉발된다는 사실을 무시한다. T세포는 이미 감염이 발생한 이후에, 혹은 섭취한 음식물에서 해로운 화학 물질이나 단백질을 만났을 때, B세포가 행동을 개시하도록 활성화하는 역할만을 한다. 항원-항체 복합체를 유발하는 음식이나 물질을 피하는 것만으로도 자가면역 반응은 약해진다. 요령은 어떤 단백질이 자가면역 반응을 촉발하는 역할을 할 수 있는지 알아내는 것이다.

익힌 육류를 섭취하면 몸에서 과도한 요산과 암모니아가 만들어진다. 이 두 가지 모두 몸에서 독성을 나타낸다. 단백질에 열을 가하면 서로 뭉치고 변성이 일어난다. 또 다른 예로는 달걀을 삶는 경우다. 달걀을 물에 넣고 삶으면 안에 있는 액체 성분이 단단하게 굳는다. 그 결과 단백질의 폴리펩티드 결합이 끊어져 아미노산으로 바뀌는 것이 불가능해진다. 면역 체계는 이렇게 손상을 입은 폴리펩티드를 해로운 침입자로 인식한다. 그리고 T세포를 이용하여 첫 번째 반응을 일으킨 다음, 염증으로 발전할 항원-항체 복합체를 만들어 낸다.

우유나 치즈, 요구르트 같은 유제품을 저온 살균하더라도 폴리펩티드 구조에 손상을 입히기 때문에 몸에서 자가면역 반응을 일으킬 수 있다. 나는 심신을 쇠약하게 하고 때로는 생명을 앗아 가는 자가면역질환인 크론병을 앓고 있던 환자들에게 유제품(혹은 땅콩. 이것은 해마다 수없이 많은 심각한 알레르기 반응을 일으킨다) 섭취를 중단하라고 조언했는데, 이후 그들의 건강이 저절로 회복되는 것을 여러 차례 목격했다. 그것 말고 다른 치료는 필요하지도 않았다.

햇볕을 잘 쬐지 못하거나 자외선 차단제를 사용하여 비타민 D 수치가 낮은 사람들이 자가면역질환에 잘 걸린다. 또 다른 이유로는 세균성, 바이러스성, 진균성 감염을 불러일으키는 강한 독성을 들 수 있다. 이것은 면역 체계가 외부의 독소나 음식물에 대하여 과민 반응을 보이도록 한다. 셋째 이유로는 심각한 면역 결핍을 들 수 있다. 이것은 꼭 나이 든 사람에게서만 나타나는 증상이 아니다. 젊은 사람들이나 심지어 어린이들에게서도 점점 많이 나타나고 있다.

영리한 생존 본능

면역 체계를 과도하게 사용하는 것은 몸의 자멸을 초래한다. 예를 들어 지질로 이루어진 신경 조직의 미엘린 절연층에서 이러한 형태의 자멸이 일어나는 것을 '다발성 경화증'이라고 부른다. 하지만 우리는 지방 조직이 많은 양의 독성 물질과 해로운 중금속을 흡수하여 그것으로 인해 직접적인 피해가 발생하지 않도록 한다는 사실을 잘 안다.

독성 물질은 자연스럽게 지방 조직 쪽으로 움직인다. 지방간은 간내 담관의 만성적인 폐색으로 인하여 간이 더 이상 분해하여 제거할 수 없는 많은 독성 물질을 처리함으로써 단지 생존을 유지하려는 몸의 시도일 뿐이다. 몸이 자기 파괴를 하는 것처럼 보이는 활동도 좀 더 깊이 들여다보면 실제로는 자기 보호를 위한 최후의 시도임을 알 수 있다. 몸은 독성 물질이 너무 많아져서 자가면역 반응으로 처리하는 것보다 더 큰 손상을 가져올 수 있다고 판단될 경우에만 스스로 '공격'한다.

'자가면역질환'이라는 단어 속에 그런 뜻이 들어 있기는 하지만, 몸은 절대로 자살을 감행할 의도를 가지고 있지 않다. 몸의 세포막이 외부에서 들어온 해로운 화학 물질이나 단백질 파편, 트랜스지방산과 같은 독성 입자 등으로 인하여 막힌다면 면역 체계가 이러한 오염 물질을 공격하는 것은 지극히 정상적인 반응이다. 뒤따르는 염증은 최소한 독성 물질의 일부분이라도 쓸어 담아 제거할 수 있는 기회를 제공한다. 이와 같은 생존 반응을 '질병'이라는 이름으로 부르는 것은 전혀 말도 안 되는 비과학적인 소리다. 이는 몸의 진정한 본성에 대한 인식이 부족함을 보여 준다.

담석은 몸이 적절한 영양 상태를 유지하고 정화하는 능력을 방해한다. 이 때문에 담석은 몸에 독성 물질이 쌓이게 하는 가장 큰 요인이다. 담석으로 인해 간은 혈류에서 충분한 양의 독성 물질을 가져오지 못한다. 만일 간이 혈액에 있는 독성 물질을 걸러 주지 못하면 이 독성 물질은 결국 세포외액에 버려진다. 세포외액에 많은 독성 물질이 쌓일수록 세포막은 해로운 물질로 인해 더 심하게 막히게 된다. 대부분의 오염된 세포들을 없애고 그렇게 함으로써 최소한 얼마 동안이라도 몸의 나머지 부분이 생존하려면 어쩔 수 없이 자가면역 반응이 필요할 수 있다. 간과 담낭에서 모든 담석을 제거한다면 면역 체계가 세포 수준에서 몸을 보호하기 위해 그렇게 극단적인 수단에 의지할 필요가 없어진다.

물론 건강하고 균형 잡힌 식습관도 몸이 균형 잡힌 면역 체계를 유지하는 데 큰 도움이 된다. 캠브리지대학교에서 수행하여 2011년 10월 『세포 저널*Journal Cell*』에 발표한 연구 결과를 보면 브로콜리, 케일, 청경채 같은 십자화과 채소와, 다양한 잎줄기 채소류에 들어 있는 화합물이 면역 체계가 완벽하게 기능하는 데 필요한 화학적 신호기 역할을 한다고 한다.

골관절염은 퇴행성이자 비염증성 질환이다. 이것은 관절연골(뼈와 뼈가 만나는 부위를 덮고 있는 부드럽고 강한 표피층)의 재생 속도가 그것이 제거되는 속도를 따라잡지 못할 때 발생한다. 이때 관절연골은 점진적으로 얇아지다가 결국에는 관절뼈끼리 접촉하는 지경에 이른다. 이때부터 뼈의 퇴행이 시작된다. 이후에는 뼈가 제대로 재생되지 않고 만성 염증이 뒤따른다.

대부분의 질병과 마찬가지로 이 증상 역시 오랫동안 지속된 소화 장애에서 비롯된다. 영양분이 제대로 흡수되지 않고 조직을 만드는 곳으로 분배되지 않기 때문에 건강한 뼈와 관절연골 유지가 점점 어려워진다. 간에 생긴 담석은 기본적인 소화 과정에 지장을 준다. 그 결과 그것은 골관절염의 진행에 아마도 가장 중요한 역할을 하게 되는 것이다.

간 기능이 약해지면서 생기는 또 다른 관절 질환으로는 통풍이 있다. 이것은 관절과 힘줄에 요산염 결정이 침착되어 생기는 것이다. 통풍은 혈중 요산 수치가 비정상적으로 높은 사람들에게 발생한다. 간의 담석이 신장의 혈액 순환에 영향을 미치기 시작하면 요산이 효과적으로 배출되지 않는다. 이것은 간과 신장뿐만 아니라 몸의 다른 부분에서도 세포 손상과 파괴가 증가하는 원인이 된다.

요산은 세포핵 속에 있는 퓨린이 분해되면서 나오는 천연 노폐물이다. 세포 파괴가 늘어날수록 요산의 생성량은 극단적으로 증가한다. 퓨린은 사람의 모든 조직에 들어 있는 구성 요소로, 여러 음식물에서 많이 발견된다. 요산 수치의 과도한 증가는 몸에서 요산이 많이 만들어지기 때문일 수도 있고, 신장에서 요산을 잘 제거하지 못하기 때문일 수도 있다. 담배를 피우거나, 술을 많이 마시거나, 각성제를 사용하는 것 등이 세포 파괴의 원인이 될 수 있다. 이로 인해 많은 양의 퓨린이 배출되고 세포 단백질이 혈류 속으로 침투한다. 혈중 알코올 농도가 높거나, 간이 효과적으로 알코올을 분해하지 못하여 그것이 오랫동안 혈액 속에 머문다거나, 너무 많은 술을 마시게 되면 요산이 전부 용해되지 않는다. 그 결과 이 요산은 결정화되어 관절에 침착한다.

게다가 육류나 해산물, 달걀노른자를 많이 먹으면 요산 생성량이 증가한다. 육류나 해산물을 많이 먹는 것은 통풍의 위험성 증가와 연관성이 있다. 반면 퓨린이 많이 함유된 채소를 적당량 섭취하는 것은 그것과 별 연관성이 없다. 시중에서 살 수 있는 설탕 제품이나 과일에 들어 있는 당분이면서, 수천 가지 가공식품과 음료에 액상 과당의 형태로 첨가되는 과당 역시 몸에 많은 요산이 쌓이게 하는 주범이다(적당량의 과일을 섭취하는 것은 몸에 문제를 일으키지 않는 반면, 농축된 과당이 들어 있는 과일 주스를 마시면 혈중 요산 수치가 비정상적인 수준까지 쉽게 올라간다).

플로리다대학교에서 수행된 연구의 보고서 초록인 「요산, 대사증후군, 신장 질환」에 따르면 "과당이나 퓨린은 모두 요산 수치를 증가시키는 공통점이 있다. 이것이 많이 들어 있는 식품을 섭취하는 것은 전 세계적으로 나타나고 있는 대사증후군과 신장 질환의 확산에 큰 영향을 준다."

요산 수치가 높으면 당뇨, 고혈압, 심혈관 질환, 통풍, 신장 질환, 비만 등이 발생할 위험을 증가시킬 뿐만 아니라, 거의 대부분의 다른 질병 상태도 악화시킬 수 있다.

생식 기관에 생기는 질병

여성과 남성 모두 생식 기관의 건강은 간의 원활한 작용에 크게 좌우된다. 간에 담석이 생기면 담즙이 담관을 통해 잘 흐르지 못하게 된다. 그로 인해 소화 기능에 문제가 생기고, 간소엽의 구조가 뒤틀리는데, 이것은 간에서 만들어지는 혈청 알부민과 혈액 응고 인자의 양을 감소시킨다. 혈청 알부민은 혈액 속에서 가장 많은 양을 차지하는 단백질이며, 혈장의 삼투압이 정상 범위인 25mmHg를 유지하게 하는 역할을 한다. 혈액 응고 인자는 혈액 응고에 핵심적인 역할을 한다. 삼투압이 낮으면 세포로 영양이 공급되는 것이 차단되는데, 생식 기관을 이루는 세포도 예외는 아니다.

세포로 영양 공급이 제대로 되지 않으면 세포의 신진대사에 영향을 미치며, 림프액의 효율적인 배출이 가로막힌다. 생식 기관에서 림프액 배출이 불충분하면 체액 저류와 림프부종이 생길 수 있다. 림프부종은 신진대사 노폐물과 세포 잔해물 등이 과잉 존재하는 상태를 의미한다. 이 모든 증상은 점진적인 성 기능 장애가 발생하는 원인이 된다.

생식 기관에서 발생하는 대부분의 질병은 대개 림프액 배출이 원활하지 않은 데서 기인한다. 간, 비장, 췌장, 위장, 장을 포함한 모든 소화 기관의 림프액은 가슴림프관으로 흘러들어 간다. 간에 생긴 담석이 음식물을 적절하게 소화하고 흡수하는 데 지장을 주면 이 커다란 림프관에 종종 심각한 폐색이 일어난다. 주류 의학에서는 이것을 잘 인식하지 못하고 있지만, 가슴림프관의 폐색이 생식 기관을 이루는 장기에 영향을 미치는 것은 분명한 사실이다. 몸을 이루는 대부분의 다른 장기와 마찬가지로 생식 기관을 이루는 장기도 정상적인 기능을 수행하기 위해서는 수백만 개의 세포 잔해물과 신진대사 노폐물을 반드시 가슴림프관에 내다 버릴 수 있어야 한다.

여성의 골반 부위에서 림프액의 배출이 원활하지 못하면 면역력 저하, 호르몬 불균형, 생리 불순, 생리 전 증후군, 갱년기 장애, 골반염, 자궁경부염, 자궁 질환, 섬유상 조직의 성장을 동반한 외음부 위축증, 난소 낭포, 난소종양, 세포 파괴, 성욕 감퇴, 불임, 암 발생을 유발하는 유전적 돌연변이의 원인이 된다.

가슴림프관 폐색은 또한 왼쪽 가슴의 림프관 폐색을 불러일으킨다. 그로 인해 남겨진 독성 물질과 노폐물이 감염, 부종, 유방종괴(유방에 생긴 덩어리), 유관 폐색, 악성 종양을 발생시킬 수 있다. 흉곽의 오른쪽, 머리, 목, 오른팔로부터 림프액이 흘러들어 가는 오른림프관에 폐색이 발생하면 오른쪽 가슴에 노폐물이 축적되어 똑같은 문제가 발생한다.

남성의 골반 부위에서 림프액 배출이 지속적으로 제약을 받으면 고환, 음경, 요도에 염증이 나타날 수 있을 뿐만 아니라, 양성이나 악성의 전립선 비대증이 발병한다. 결국 발기 부전에 이르기도 한다.

간 담석의 발생이 지속적으로 늘어나는 것은 풍요로운 사회에 사는 중년 남성들에게 공통적으로 나타나는 증상이다. 이것은 이처럼 중요한 부위에 있는 림프관에서 폐색을 일으키는 주요 원인 중 하나다.

간에 있는 모든 담석을 제거하고 건강한 식습관과 생활 습관을 유지하면 림프계의 활동이 정상으로 돌아올 수 있다. 생식 기관의 조직은 영양 상태가 개선되고 저항력이 높아진다. 또한 감염이 가라앉고, 낭종, 섬유상 조직, 종양이 제거되며, 성 기능이 회복될 수 있다. 몇 년 동안 임신을 기다리고 있던 많은 여성들이 간 청소를 하고 난 이후 임신하게 되었다는 보고도 상당수 있다.

피부에 생기는 질병

습진, 여드름, 건선과 같은 거의 모든 종류의 피부 질환은 공통적으로 한 가지 원인을 공유한다. 그것은 바로 간에 생긴 담석이다. 피부 질환을 가지고 있는 대부분의 사람들은 소화기 장애를 동시에 겪고 있으며, 특히 피가 맑지 못하다. 과민한 면역 체계와 알레르기 역시 중요한 역할을 한다. 이러한 것은 주로 담석이 몸 전체에 미치는 해로운 영향 때문이다. 또한 불규칙적인 식습관과 생활 습관 역시 한몫을 한다.

담석은 몸 전체에 걸쳐, 특히 소화 기관과 순환 기관과 비뇨 기관에서 무엇을 보호하려는 여러 가지 일을 일으킨다. 기껏해야 짜증을 불러일으킬 뿐인, 흔히 피부 질환이라 부르는 것도 사실은 몸이 자신을 스스로 보호하려는 노력의 일부분이다. 대장과 신장, 간, 림프계에서 없애거나 해독하지 못한 것을 제거하려는 과정에서 피부 아래쪽은 산성 노폐물로 넘쳐나 과중한 부담을 안게 된다. 피부는 몸에서 가장 큰 배설 기관임에도 불구하고 몸 안에서부터 시작된 산성 물질의 공격에 결국은 굴복하게 된다.

독성 물질은 제일 먼저 진피 아래쪽에 있는 결합 조직에 쌓인다. 이 '노폐물 창고'가 가득 차면 피부 트러블이 생기면서 발진이 일어난다.

피부세포와 피부에 있는 면역 체계는 노출된 독성 물질이나 항원이 어떤 종류인지에 따라 각기 다른 방식으로 반응할 수 있다. 오늘날에는 백신 주사, 오염된 공기, 가공식품, 불소나 염소로 처리된 수돗물, 화장품, 보디케어 제품 등을 통해 수만 가지의 독성 화학 물질이 몸속으로 유입될 수 있다. 이 때문에 글자 그대로 수천 가지의 서로 다른 피부 상태가 있을 수 있다.

따라서 면역 체계는 맞닥뜨린 독성 물질이나 항원의 종류에 따라 매번 다른 방식으로 반응해야 한다. 이것은 어떤 사람에게 나타난 피부 문제가 다른 사람에게서 완전히 똑같이 나타나는 경우는 절대로 없음을 의미한다. 다시 말해서 어떤 사람이 습진, 여드름, 건선 등의 피부 질환으로 고통을 겪고 있다면 이것은 그에게서만 볼 수 있는 특별한 것이라는 말이다. 그렇기는 하지만 대부분의 피부 질환은 염증, 종창, 감염, 피부 변색 등을 동반한다.

서로 다른 여러 경로를 통해 들어온 과도한 양의 독성 물질, 산성 물질, 세포 잔해물, 미생물, 그리고 제대로 소화되지 않은 음식물에서 나온 여러 가지 항원 물질이 림프계에 폐색을 일으키고 피부의 여러 층에서 림프액이 적절하게 배출되는 것을 가로막는다. 손상을 입거나 파괴된 피부세포에서 나온 독성 물질과 부패 중인 단백질이 미생물을 끌어들이고, 피부에 끊임없는 자극과 감염을 일으킨다. 이제 피부세포는 영양 결핍으로 고통을 겪기 시작하며, 그로 인해 4주에서 6주에 한 번꼴로 일어나야 하는 세포 교체 속도가 급격하게 떨어진다. 이것은 다시 피부 신경의 광범위한 손상으로 이어진다.

그림 1-19는 신경피부염으로 고통을 겪다가 여섯 번의 간과 담낭 청소를 통해 완치된 젊은 독일 여성의 모습이다. 만성 피부염은 치료가 매우 어려운 질환으로서, 대증 요법으로는 단지 일시적으로만 증상을 완화할 수 있을 뿐이다. 그림 1-19의 여성은 처음 몇 차례의 간 청소에서 너무 많은 담석과 독성 물질이 배출되는 바람에 피부 상태가 일시적으로 악화되기도 했다는 말을 했다. 이것은 충분히 예상 가능한 것으로서, 대부분의 만성 질환이 치유되는 과정에서 겪을 수 있는 일이다.

내가 그녀의 사진을 이 책에서 사용해도 되는지 물었을 때 그녀는 다음과 같은 설명을 덧붙여 달라고 요청했다. "이 두 사진은 약 5개월의 간격을 두고 찍은 것이다. 왼쪽 사진은 내가 직접 찍은 것이고, 오른쪽 사진은 전문 사진가가 적절한 조명을 사용하여 찍은 것이다. 내가 하는 화장은 마스카라와 아이섀도, 립글로스가 전부다. 그 외에는 어떠한 화장도 하지 않았다. 이 두 사진에서 내가 아직 간 청소를 다 끝낸 것이 아님에도 얼굴에 있던 발진이 아무런 흉터도 남기지 않고 깨끗하게 치유된

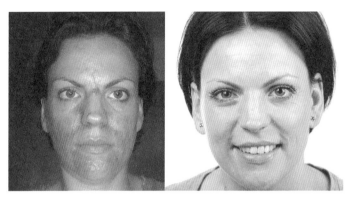

[그림 1-19] 여섯 차례의 간과 담낭 청소 전과 후의 모습.

것을 볼 수 있을 것이다."

모공에 분비물과 피지를 분비하는 피부기름샘(피지샘)이 영양 결핍 상태가 되면 털이 제대로 자라지 않고, 특히 머리카락이 빠진다. 또한 멜라닌 공급이 부족해지면 머리가 일찍 세고, 피지가 부족하면 모발이 건강을 잃으면서 칙칙하고 윤기가 없어진다. 피부에서 피지는 자연스럽게 미생물의 침입을 막는 살균제와 항진균제 역할을 한다. 특히 햇볕이나 고온 건조한 공기에 노출되었을 때 피부가 건조해지거나 갈라지는 것을 막는다.

유전적 성향이 대머리가 되거나 여러 가지 피부 질환이 발생하는 데 일조할 수는 있다. 하지만 그것이 흔히 생각하는 것처럼 머리카락이 빠지는 절대적인 원인은 아니다. 간과 담낭에서 모든 담석을 제거하고 대장과 신장과 방광이 깨끗해진다면 건강한 피부 기능이 종종 완벽하게 회복된다. 특히 여성들의 경우 머리카락이 자라면서 두발이 정상으로 돌아온다.

담석은 몸에 질병이 생기게 하는 주요 원인이다. 그것은 몸에서 가장 복잡하고 활동적이며 영향력이 큰 장기인 간의 기능을 손상시킨다. 간은 너무나 복잡하기 때문에 지금까지 그 누구도 인공 간을 만들지 못했다. 우리 몸에서 간보다 복잡한 것은 오직 뇌밖에 없다. 간은 소화와 신진대사의 가장 복잡한 과정을 지휘하여 몸의 모든 세포의 생명과 건강에 영향을 미친다. 이번 장에서 설명한 질병은 담석과 직간접적으로 연관이 있는 불균형의 극히 일부분일 뿐이다.

세계보건기구의 웹사이트에는 최소한 6000개의 희귀 질병과 1만 2000개의 범주로 구분된 질병 목록이 등재되어 있다. 과학자들은 4만 4000개가 넘는 질병 증상을 구분한다. 실제로는 아주 적은 수의 질병만이 있을 뿐이며, 이 모든 질병이 '결핍'과 '독성' 두 가지가 원인이 되어 발생한다.

단순히 겉으로 나타나는 증상을 질병의 원인으로 생각해서는 안 된다. 예를 들어 고혈당이라는 증상은 당뇨의 원인이 아니라 결과다. 마찬가지로 골다공증은 칼슘이 부족해서, 심장병은 콜레스테롤 수치가 높아서 생기는 것이 아니다. 질병은 겉으로 드러나는 증상이 원인이 되어 생기는 것이 아니라, 몸의 가장 기본적인 처리 과정이 제대로 작동하지 못하는 데서 연유한다.

원인을 없애지 않은 채 질병의 증상만을 치료하려고 하면 종종 치명적인 결과가 초래된다. 『영국 의학 저널*British Medical Journal*』에 최근 발표된 연구 결과를 살펴보자. 여기에 참여한 연구원들은 칼슘 보충제를 복용하는 40세 이상의 남성과 여성이 그것을 복용하지 않는 그룹에 비해 심근경색이 발생할 위험이 무려 30퍼센트 증가한 사실을 발견했다 [“Effect of calcium supplements on risk of myocardial infarction and cardiovascular events: meta-analysis”, *British Medical Journal*(2010. 7.)].

잘못된 정보를 가지고 있는 의사들이 아직까지도 환자에게 골다공증을 예방하기 위해 칼슘 보충제를 복용하라고 조언한다. 의사의 조언을 맹목적으로 신뢰하는 환자들은 골절 위험은 예방하지도 못하면서 아무 생각 없이 스스로 심장마비의 위험을 키우고 있다. 칼슘 보충제는 골다공증 예방이라는 측면에서는 극히 미미한 효과밖에 없다. 그러면서 그것은 혈관 석회화, 신장결석, 담석, 유방암 같은 여러 질환을 일으키는 원인이 된다.

칼슘 보충제를 복용하면 인위적으로 골밀도를 높일 수 있다. 골밀도가 높을수록 실제로는 악성 유방암 발병 위험이 무려 300퍼센트 이상 증가한다는 것을 명확하게 보여 주는 연구 결과도 있다. 의사로 하여금 질병의 증상을, 혹은 그 자신이 질병이라고 간주하는 것을 치료하도록 하는 것은 문제의 해결책이 되는 경우보다는 오히려 상황을 악화시킬 때가 더 많다.

칼슘 보충제를 사용하여 골밀도를 높이는 데 몰두하는 임상 의사들의 뿌리 깊은 집착은 매우 부적절하다. 그뿐만 아니라 그것은 암과 심혈관계 질환의 발병 위험을 전체적으로 높인다. 열한 개의 임상 연구 결과에 의하면 석회암, 굴 껍데기, 골분(소, 돼지, 양 등의 뼛가루) 등의 원료에서 나온 칼슘이 심장마비의 위험을 증가시키는 가장 큰 요인이라고 한다.

증상에만 치우친 현대의 주류 의학은 질병의 근본적인 원인을 밝혀내거나 그것을 치유하는 데는 확실히 별다른 관심이 없다. 오히려 그와는 반대로 거대 제약 회사의 이익을 위해 일하는 과학자들은 날마다 말도 안 되는 새로운 질병의 이름을 생각해 내고 증상의 리스트를 만드는 데 일가견이 있다. 또한 제약 회사는 질병을 치유할 방법을 찾는 데는 전혀 관심이 없다. 그들의 사업 목표는 더 많은 새로운 질병을 고안해 내어 더 많은 백신을 만들어 내는 것이며, 자신들이 판매한 독성 물질로 인해 생긴 수많은 부작용을 치료하기 위해 또 다른 약을 선보이는 것이다.

오늘날 수많은 질병이 생겨난 유일하고 가장 공통적인 원인은 의사의 처방을 받아 복용하는 의약품에 있다. 개리 널Gary Null 박사 등의 통계 보고서에 의하면 미국에서만 해마다 거의 78만 4000명의 사람들이 의학적 치료로 인해 사망한다고 한다. 질병으로 인해 가장 큰 이익을 보는 이들은 과연 누구일까? 바로 의약품과 치료법을 만들어 내는 거대 의료 회사다. 그들은 그 의약품과 치료법이 질병의 증상을 효과적으로 억제하고, 따라서 그것을 사용하면 효과를 보는 것처럼 느끼게 만든다. 이러한 거대 제약 회사는 영리를 추구하는 집단이다. 심지어 자신들이 만든 제품이 실제로는 사람을 죽일 수도 있다는 것을 잘 알고 있는 경우에도 오직 주주들의 이익에만 관심을 둔다.

예를 들면 유방암을 치료하는 약인 아바스틴은 플라시보(약리적 효과가 전혀 없는 가짜 약)보다 더 효과가 있다고 입증된 적이 전혀 없다. 더군다나 그것은 수많은 부작용(고혈압, 출혈, 사망)을 불러일으켰다. 그럼에도 1년 치료비가 거의 9만 달러에 이르는 이 약이 여러 해 동안 많은 환자들에게 판매되어 왔다. 몇 년 전부터 이 약이 아무런 효과가 없다는 사실을 알고 있었던 미국식품의약국이 최근에서야 이 약을 유방암 치료

목적으로 사용하는 것을 금했다. 하지만 다른 종류의 암 치료용으로는 여전히 판매되고 있다.

몸이 스스로 치유하려고 노력 중이라는 것을 의미하는 질병의 일부 증상을 처방약이 성공적으로 억제할 수는 있다. 하지만 심한 경우에는 그 대가로 신부전이나 간부전, 혹은 치명적인 심장마비나 뇌졸중이 유발될 수 있다.

의사와 환자 모두 증상을 억제하는 약을 너무나 좋아하다 보니 질병의 근본적인 원인을 다스려야 한다는 생각은 시간과 에너지를 낭비하는 이상한 일로 여겨진다. 대부분의 사람들이 빨리 치료할 수 있는 방법이 있다면 그것을 선호하기 마련이다. 심지어 90퍼센트 이상의 환자가 자신이 받고 있는 치료로 인해 생길 수 있는 부작용이 무엇인지 묻지도 않는다. 그들의 관심사는 오로지 '빌어먹을' 질병을 빨리 없애는 것이다.

질병의 증상을 억제하는 것은 실제로는 치유를 방해한다. 하지만 자신이 왜 질병에 걸렸는지 아무것도 모르는 환자는 순간적인 편안함을 얻기 위해 미래의 건강을 저당 잡히는 어리석은 방법을 고집한다. 세상에는 돈에 눈먼 약탈자들이 많다. 그들은 원인을 다스려 질병을 치유하려는 의학에 대해 대중이 가지고 있는 거부감을 이용하여 이익을 취한다.

때때로 새롭게 고안한 질병의 증상 하나를 발견하는 것은, 제약 회사가 만든 새로운 화학적 약품을 특정 질병에 대한 특효약인 것처럼 판매하도록 허용하는 면죄부가 되기도 한다. 예를 들면 지난 수십 년 동안 '정상 범위'를 나타내는 콜레스테롤 기준 수치는 계속해서 낮아졌는데, 그때마다 실제로는 콜레스테롤 수치가 정상인 수백만 명의 건강한 사람들이 졸지에 심장마비나 뇌졸중의 위험에 노출된 잠재적인 환자로 바뀌었다. 콜레스테롤 수치가 높은 것이 심장 질환의 원인이라고 입증된 적이 전혀 없음에도 많은 이들이 어느 날 갑자기 고콜레스테롤 질환 환자가 되어 버린 것이다. 스타틴이라는 콜레스테롤 저하제를 만드는 제약회사가 자신들이 만든 제품이 실제로 심장 질환의 위험을 감소시킨다고 주장하지 못하는 이유가 바로 이것이다.

요컨대 미국인 성인 네 명 중 세 명 이상은 의료 기관으로부터 만성 질환을 갖고 있는 것처럼 진단받을 수도 있다. 제약 회사의 지원을 받는 '과학적'인 연구에 의해 새로운 질병이 발명되면서 정말로 건강한 수천 명의 사람들이 매주 환자로 바뀐다.

실제로 만성 질환의 주요 원인인 독성 물질과 결핍은 그 자체로 절대로 질병이 아니다. 단지 몸속을 깨끗하게 만들고, 건강한 영양 공급과 균형 잡힌 생활 습관에 대한 우리의 기본적인 욕구를 충족시킬 필요가 있을 뿐이다.

내가 간과 담낭을 청소하는 방법을 많은 이들에게 알리기 시작한 것은 1994년부터다. 나는 누구든지 간이 자신에게 부여된 수백 가지 임무를 효과적으로 수행하는 것을 방해하는 장애물을 제거하기만 한다면 몸이 변함없는 균형과 활력을 되찾게 된다는 사실을 발견했다.

참된 건강 관리를 위해서는 힘겹게 싸울 필요도, 많은 비용을 들일 필요도 없다. 현대 의학의 아버지인 히포크라테스는 다음과 같은 명언을 남겼다. "음식이 약이 되고, 약이 음식이 되게 하라." 이 책에서 소개하는 간단한 간 청소 과정에는, 막대한 비용이 들어가는 약으로도 얻을 수 없는 것을 얻기 위해 별로 비싸지 않은 식품 몇 가지가 사용된다. 이것은 몸이 자신을 스스로 치유하는 데 약간의 힘을 보태는 것이다.

제2장

담석의 존재 유무는
어떻게 아는가?

불치병을 포함하여 거의 모든 종류의 질병을 앓고 있는 수천 명의 환자들을 대상으로 연구하면서 나는 그들의 간에 많은 담석이 있다는 사실을 발견했다. 그리고 많은 경우 담낭에도 담석이 있었다. 간과 담낭을 청소하여 담석을 제거하고 건강을 유지하는 간단한 방법을 따르게 하자 많은 환자들이 질병에서 회복되었다. 그 질병은 주류 의학이나 대체 의학에서 사용하는 치료법으로는 잘 해결되지 않던 것이었다. 간과 담낭 청소에 어떤 특정 질병을 치료하는 기제가 있는 것은 아니다. 그것은 다만 몸이 자신을 스스로 치유할 수 있는 밑바탕을 만들어 준다.

본 장에서는 간과 담낭에 담석이 있음을 알려 주는 일반적인 증상에 관해 설명한다. 이 중 하나라도 해당하는 것이 있다면 간과 담낭 청소를 통해 큰 도움을 받게 될 것이다.

많은 사례에 비추어 보았을 때 앞으로 설명할 증상은 상당히 정확한 것이다. 담석이 있는지 없는지 확실하지 않은 경우라도 간을 청소하면 건강 상태가 상당히 개선되므로 시도해 볼 만하다.

"푸딩 맛은 먹어 보아야 안다"라는 오래된 격언이 있다. 우리 몸속에 담석이 있는지 없는지 알아내는 유일한 방법은 간과 담낭을 청소해 보는 것이다. 혹시 있을지 모를 담석을 모두 제거하고 나면 질병의 증상이 점진적으로 사라지고 건강이 회복되는 것을 느끼게 될 것이다.

하지만 여기서 반드시 짚고 넘어가야 할 것이 있다. 그것은 '간과 담낭 청소가 모든 병을 치료하는 만병통치약은 아니라는 점'이다. 건강이 나빠지는 데는 부족한 영양, 불규칙적인 수면 습관, 햇볕을 충분히 쬐지 못하여 비타민 D가 부족해진 것 등 여러 다른 원인이 있을 수 있다. 이것도 간에 담석이 생기게 하는 요인이기는 하지만, 간 청소와는 별개로 따로따로 개선해야 할 필요가 있는 것이다. 그렇게 하지 않으면 간 청소는 단지 미봉책으로 끝나며, 건강이 크게 개선되는 것을 기대하기는 어려워진다. 이와 관련한 내용은 제3장과 제5장에서 다룬다.

담석이 있음을 알려 주는 증상

피부에 나타나는 증상

피부의 주요 기능은 변화무쌍한 외부 환경의 변화에 대해 피부 안쪽에 있는 몸이 지속적으로 적응할 수 있도록 해 주는 것이다. 또한 외부의 미생물이나 유해한 물질에 대한 장벽 역할도 한다. 피부는 이렇게 외부의 영향에서 몸을 보호하는 역할 외에도, 몸 안쪽에서 일어나는 변화를 밖으로 표현해 주는 역할도 한다.

피부를 보면 몸 안의 장기와 체액(혈액과 림프액)의 상태를 알 수 있다. 몸의 어떤 부분이든 오랫동안 비정상적인 상태가 지속되면 필연적으로 혈액과 림프액의 건강에 영향을 미친다. 이것은 잡티나 변색, 피부 건조, 번들거림, 주름 등의 상태로 피부에 나타난다.

거의 모든 피부 질환은 간 기능에 이상이 생겼을 때 발생한다. 담석이 생기면 순환기 장애가 생긴다. 이로 인하여 피부에 영양을 공급하거나 피부에서 노폐물을 제거하는 것이 어려워지며, 오래된 피부세포를 건강한 것으로 교체하는 속도도 느려진다. 특히 아래에서 설명하는 피부의 변화는 간과 담낭에 담석이 있음을 알려 주는 중요한 신호다.

■ 검은 반점과 크고 작은 갈색 반점

이것의 색깔은 주근깨나 점과 비슷하다. 이것은 이마의 양 옆, 눈썹 사이, 눈 밑에 주로 나타난다. 또한 오른쪽 어깨 바로 위나 어깨뼈 사이에 나타나기도 한다. 가장 두드러지는 것은 중년과 노년의 사람에게서 흔히 생기는 손등이나 팔뚝의 '검버섯'이다.

간이나 담낭에서 자연스럽게 배출되는 담석이 대장에서 붙잡히면 엄지손가락과 집게손가락이 만나는 부위에 이와 같은 반점이 생긴다. 간과 담낭과 장에서 대부분의 담석이 제거되면 이러한 검버섯도 사라지기 시작한다.

검버섯이나 검은 잡티는 특히 피부가 매우 얇고 간내담관에 폐색이 있는 이들에게서 잘 나타난다. 간내담관에 폐색이 있으면 담즙이 혈액 속으로 들어가게 되고, 이것이 특정 부위의 피부 밑에 있는 결합 조직에 축적된다. 점점 양이 늘어 가던 담즙은 시간이 되면 피부의 표피층으로 나간다.

역류된 담즙에는 독성 물질이 들어 있다. 이를 중화하여 피부세포가 손상을 입는 것을 방지하기 위해 피부의 멜라닌 색소가 주변으로 몰려든다. 이렇게 독성 물질과 멜라닌 색소가 뒤섞인 혼합물이 검은 반점을 만든다. 담즙 색소 또한 피부의 변색에 일조한다. 심한 경우에는 얼굴 전체와 안구의 색이 노랗게 변하는 황달이 생기기도 한다. 만약 피부색이 어둡게 변한다면 혈액에서 독성 물질을 제거하는 간의 기능이 매우 저하된 상태임을 나타낸다.

대부분의 사람들은 햇볕에 많이 노출되거나 자연스러운 노화 현상으로 검버섯이 생긴다고 생각하는데, 이는 잘못된 믿음이다. 검버섯을 영어로는 'liver spot'이라고 한다. 이것은 글자 그대로 간 때문에 생기는 반점이라는 뜻이다. 햇볕은 단지 담즙 색소와 멜라닌과 섞여 있던 독성 노폐물을 피부의 표면으로 나오도록 이끄는 것일 뿐이다. 실제로 피부 밑의 결합 조직에 축적되어 있던 독성 노폐물을 피부의 표피층으로 옮기는 것은 몸의 건강에 이롭다. 이것을 가능하게 해 주는 것이 햇볕이다.

■ 눈썹 사이의 세로 주름

양 눈썹 사이에 한두 개에서 세 개의 깊은 세로 주름이 생길 수 있다. 이 부분에 깊은 주름이 생기는 것은 자연스러운 노화의 결과가 아니라, 간에 많은 담석이 축적되어 있음을 나타낸다. 또한 이 주름은 간이 비대해지고 딱딱해져 있다는 사실을 보여 준다. 주름이 더 깊고 길수록 간 기능의 퇴화가 많이 진행된 것이다. 60세가 넘어서 이 부위에 가는 주름이 생기는 것은 폐색된 간 문제 때문이라기보다는 피부의 탄력이 떨어졌기 때문이라고 보아야 한다.

또한 오른쪽 눈썹 가까이에 생긴 깊은 주름은 비장에 폐색이 생기고 비장이 확대되었음을 나타낸다. 아마도 그 비장은 혈액에 포함되어 있는 비정상적인 혈액세포와 자신의 신진대사 노폐물을 효과적으로 제거하는 데 어려움을 겪고 있을 것이다.

게다가 세로로 깊이 난 주름은 억압된 불만과 분노가 엄청나게 많다는 것을 나타낸다. 분노는 담석이 정상적인 담즙의 흐름을 방해할 때 생겨난다. 화를 잘 내는 성격은 독성 물질이 빠져 나가지 못하고 갇혀 있게 만든다. 간은 담즙을 통해 이 독성 물질을 제거하려고 애쓴다. 일부 독성 담즙은 혈액 속으로 역류하는데, 이것은 분노를 야기하는 감정적인 불안을 만들어 낸다. 또한 거꾸로 분노가 담석의 생성을 촉발하기도 한다.

만약 주름이 진 곳에 희거나 노란 반점이 같이 생겼다면 간에 낭종(물혹)이나 종양이 생기고 있을 수도 있다. 주름이 있건 없건 눈썹 사이에 뾰루지가 생기거나 털이 자라면 간, 담낭, 비장이 세포 잔해물과 노폐물을 제거하는 능력을 일부 상실했음을 나타낸다.

■ **콧대를 가로지르는 가로 주름**

이것은 간의 담석으로 인해 췌장 장애가 생겼음을 나타낸다. 주름이 깊고 뚜렷하다면 췌장염이나 당뇨가 있을 수 있다.

■ **관자놀이 부분의 변색(초록색이나 검은색)**

이것은 간과 담낭에 담석이 쌓여 간, 담낭, 췌장, 비장의 활력이 떨어졌음을 나타낸다. 콧대 양쪽이 함께 변색되기도 하는데, 특히 이것은 비장의 기능이 손상을 입었음을 의미한다.

■ **이마 부분의 번들거림**

이것은 담석 때문에 간 기능이 약화되었음을 나타낸다. 이마 부분에서 땀이 많이 나는 것도 같은 의미로 해석할 수 있다. 얼굴 피부가 노랗게 변하는 것은 간과 담낭에서 담즙의 기능에 장애가 생겼고, 췌장, 신장, 배출 기관이 약해졌음을 의미한다.

■ 머리 가운데 부분의 탈모

이것은 간, 심장, 작은창자, 췌장, 생식 기관의 폐색이 점점 심해지고 있고, 독성 물질을 처리하느라 혹사당하고 있음을 나타낸다. 또한 심혈관 질환, 만성 소화 불량이 있거나 낭종이나 종양이 형성되었을 가능성도 있다. 40세가 되기도 전에 흰머리가 많이 나는 것은 간과 담낭이 제 기능을 하지 못하고 있음을 의미한다.

코에 나타나는 증상

■ 코끝에 있는 조직이 단단하고 두꺼워짐

이것은 간 기능이 만성적으로 허약해져 동맥이 경화되고 심장, 간, 비장, 신장, 전립선에 지방이 축적되었음을 나타낸다. 정도가 심해지고 겉에서 혈관이 보일 정도가 되면 심장마비나 뇌졸중이 임박했음을 나타낸다.

■ 딸기코

코가 늘 빨간 것은 심장이 정상이 아니며 고혈압이 발생하기 쉬운 상태임을 나타낸다. 코의 색이 자줏빛을 띠는 것은 저혈압을 나타낸다. 두 경우 모두 대부분 간, 소화 기관, 신장의 기능이 정상이 아닌 것이 원인이다. 고단백 위주의 식사를 하는 것이 이런 증상이 나타나는 주원인이다.

■ 코끝 갈라짐

이것은 심장 박동이 불규칙함을 나타낸다. 갈라진 코끝의 한쪽이 다른 한쪽보다 크다면 심장의 두 부분 중 한쪽이 비정상적으로 커져 있음을 보여 준다. 이럴 경우에는 부정맥과 공황 발작이 함께 나타날 수도 있다. 변비, 대장염, 위궤양 등의 소화 장애로 인하여 림프계가 심하게 폐색되어 있을 수 있다. 많은 양의 담석이 간세포로 공급되는 혈액을 차단하면 간 기능이 약해지고 담즙의 분비량이 불충분하게 되는데, 그로 인해 이런 증상이 나타낼 수 있다. 나는 간 청소 이후 코의 갈라짐이 사라지는 것을 경험했다.

■ 코가 왼쪽으로 휘어짐

사고나 부상이 원인인 경우를 제외하고 코의 모양이 비대칭인 것은 몸의 오른쪽 부분에 있는 장기의 기능이 약해졌음을 의미한다. 몸의 오른쪽 부분에는 간, 담낭, 오른쪽 신장, 상행결장, 오른쪽 난소, 고환, 우뇌가 있다. 코가 비대칭인 주요인은 간과 담낭에 담석이 쌓여 있기 때문이다. 간 청소를 통해 담석을 제거하면 코의 모양도 제자리를 찾는다.

눈에 나타나는 증상

■ 눈 밑 노르스름한 피부색

이것은 간과 담낭의 활동량이 지나친 것을 의미한다. 소화 기관의 지속적인 장애로 인하여 신장, 방광, 생식 기관 등이 혹사를 당하면 눈 밑 피부색이 어둡게 변한다. 심한 경우에는 검게 변하기도 한다. 림프액이 잘 배출되지 않아서 장이 제대로 기능하지 못하거나 때때로 폐가 제 기능을 하지 못하면 눈 밑의 피부색이 희끄무레하거나 창백하게 된다. 또한 내분비 기관에 문제가 생겼을 때도 이와 같은 증상이 나타난다.

■ 아래 눈꺼풀 밑의 물집

이것은 소화 기관과 분비 기관에 폐색이 발생하여 머리 부분에서 림프액의 배출이 불충분할 때 생긴다. 만약 이것이 만성적인 데다가 여기에 지방이 차 있다면 방광, 난소, 나팔관, 자궁, 전립선에 감염이나 낭종이, 경우에 따라서는 종양이 있음을 나타낸다.

■ 눈동자에 끼는 백태

이것은 대부분 점액과 변성 단백질 조각으로 이루어져 있다. 눈동자에 백태가 끼는 것은 간 기능과 소화 능력이 오랫동안 부실하여 백내장이 진행되었음을 나타낸다.

■ 흰자위의 지속적인 충혈

이것은 모세혈관의 팽창에 의한 것으로, 순환 기관과 호흡 기능에 장애가 있음을 나타낸다. 눈의 흰자위에 희거나 노란 점액이 끼는 것은 간과 담낭에 많은 양의 담석이 쌓여서 몸에 비정상적으로 많은 지방질이 축적되어 있음을 나타낸다. 이런 증상이 나타나면 몸에 양성이나 악성 낭종이 생기는 경향이 있다.

■ 눈의 홍채 주변부, 특히 아래쪽이 하얗게 탈색되는 증상

하얀 부분이 홍채의 원래 색을 뒤덮고 있는 것은 순환 기관의 어느 부분에 많은 양의 콜레스테롤이 축적되어 있고, 림프 기관 또한 지방질에 의해 폐색되어 있음을 나타낸다.

■ 눈이 자연스러운 광채를 잃음

이것은 간과 신장이 모두 폐색되어 혈액을 정상적으로 걸러 내지 못하고 있음을 나타낸다. 독성 물질과 과다한 노폐물에 의하여 '오염된 혈액'은 깨끗한 것에 비해 무겁고 탁하다. 탁해진 혈액은 혈액 순환을 더디게 하고, 장기와 세포뿐만 아니라 눈에 공급되는 산소와 영양소를 감소시킨다. 이런 증상이 지속되면 많은 수의 세포가 퇴화하거나 노화하거나 사멸한다.

혈액은 중력을 거슬러 가며 공급되어야 하기 때문에 혈액 순환에 문제가 생겼을 때 가장 많은 영향을 받는 부위는 바로 눈과 두뇌다. 대부분의 시력 장애는 간과 신장이 혈액을 깨끗하게 만드는 능력이 떨어진 데서 직간접적으로 연유한다. 간이 건강하고 효율적이면 눈 조직에 깨끗하고 영양이 풍부한 혈액을 잘 순환시킬 수 있다. 이로부터 눈과 관련한 대부분의 장애가 개선될 수 있다.

혀, 구강, 입술, 치아에 나타나는 증상

■ 혓바닥에 설태가 생김

이것은 담즙 분비가 비정상적임을 나타내는데, 담즙 분비의 불균형은 소화 불량을 일으키는 주요 원인이다. 소화되지 않고 발효되거나 부패된 음식물의 독성 잔해물은 장 속에 오랫동안 머문다. 이것은 가슴림프관에서 림프액의 흐름을 가로막고, 목과 구강 주변의 독성 물질과 미생물을 분해하여 제거하는 것을 어렵게 만든다. 특히 칸디다 알비칸스 Candida albicans와 같은 발효 세균은 혀의 표면에 있는 분비물 층에서 성장과 번식이 매우 활발하다.

■ 혓바늘

혓바늘이 생기는 것은 장내 세균총이 약화되었으며, 작은창자와 큰창자에 발효되거나 부패하고 있는 중인 음식물이 지나치게 많다는 것을 나타낸다.

■ 혓바닥 갈라짐

이것은 장에 오랫동안 문제가 있었음을 나타낸다. 음식물이 충분한 양의 담즙과 섞이지 못하면 부분적으로 소화되지 않은 상태로 남아 있게 된다. 이것은 세균에 의해 부패하고, 그로 인하여 독성 물질의 근원이 된다. 장 내벽이 이러한 세균이 만들어 내는 독성 물질에 지속적으로 노출되면 자극을 받고 손상을 입는다. 그로 인해 장 내벽에 병변이나 흉터나 경화된 부위가 생겨나고, 혓바닥 갈라짐까지 나타난다. 혀에 점액 배출이 매우 적거나 전혀 없을 수도 있다.

■ 목과 구강으로 점액이 반복적으로 배출

장 폐색은 담즙과 독성 물질과 세균이 위장으로 역류하여 위 점막을 자극하고 지나치게 많은 양의 점액이 분비되게 한다. 이 중 일부가 구강 주변까지 올라온다. 그러면 입 안에서 쓴맛이 느껴지고, 목을 깨끗이 하려고 자주 기침을 하게 된다. 음식물이 정상적으로 소화되지 않고 독성 물질이 만들어지면 이러한 쓴맛이 나지 않는 점액이 배출된다. 점액은 독성 물질을 붙잡아서 중화하는 역할도 하지만, 가슴, 목, 부비강, 귀 등에서의 폐색과 감염을 유발하는 부작용을 낳기도 한다.

■ 입 냄새와 잦은 트림

이 두 가지는 모두 소화되지 않고 발효 중이거나 부패되고 있는 음식물이 위장관에 남아 있음을 나타낸다. 노폐물을 먹고 사는 세균이 배출하는 가스는 매우 독성이 강하기 때문에 입에서 심한 악취가 난다. 기도의 윗부분에 생긴 만성적인 폐색과 충치 역시 같은 증상을 나타낸다.

■ 입 안 구석에 딱딱한 가피 생성

이것은 담즙이 위장으로 역류하거나, 앞서 말한 여러 가지 원인으로 인하여 십이지장궤양이 있음을 나타낸다. 입 안의 부위나 혀에 생긴 궤양은 해당 부위와 연계된 위장관에 감염이나 궤양이 진행되고 있음을 보여 준다. 예를 들어 아랫입술의 바깥쪽이 헌 것은 큰창자에 궤양성 병변이 있음을, 입술에 구순포진이 생기는 것은 작은창자 내벽에 좀 더 심각한 감염과 궤양이 있음을 나타낸다.

■ 입술에 검은 점이 생기거나 상처가 남

간, 담낭, 신장에 생긴 폐색이 몸 전체에서 혈액 순환과 림프액의 순환을 지연시킬 때 이런 증상이 나타난다. 모세혈관이 비정상적으로 수축되었을 수도 있다. 입술이 검붉은 색이나 보라색을 띠면 심장과 폐, 호흡기관의 기능이 약화되었음을 나타낸다.

■ 입술이 붓거나 부풀어 오름

이것은 소화기 장애가 있음을 나타낸다. 아랫입술이 붓는다면 변비나 설사가 반복적으로 발생하여 대장이 고통을 겪고 있는 것이다. 제대로 소화되지 않은 음식물에서 독성 가스가 만들어지면 뱃속이 부글거리고 복통이 생긴다. 윗입술이 붓거나 부풀어 오르는 것은 위장에 문제가 있음을 나타내는데, 이 경우 소화 불량이나 잦은 속쓰림이 함께 찾아온다.

굳게 다문 입술은 간과 담낭, 신장의 장애로 고통을 겪고 있다는 표시다. 아랫입술이 건조하고 쉽게 부르튼다면 만성 변비나 만성 설사가 있고, 대장에 많은 양의 산성 독성 물질이 있을 수 있다. 이러한 증상은 대장세포의 탈수증과 함께 나타난다.

■ 붓고 피가 나는 민감한 잇몸

장내 림프관의 폐색으로 인하여 입 주변에서 림프액의 배출이 불충분하면 누구나 이런 증상이 나타난다. 혈액은 간이 제거할 수 없는 많은 양의 산성 노폐물을 잇몸을 포함하여 세포 조직에 내다 버린다.

■ 목구멍 깊숙한 곳의 감염

편도(목 안쪽과 코 뒷부분에 위치한 림프 조직으로, 세균 등으로부터 몸을 방어한다)가 붓기도 하고 그렇지 않을 수도 있는데, 어떤 경우든 목구멍 깊숙한 곳에 감염이 발생하는 것은 모두 림프관 폐색이 그 원인이다. 어린이에게 자주 발생하는 편도염은 림프액과 위장관에서 역류한 노폐물에 들어 있는 독성 물질이 편도에 지속적으로 잔류하여 나타난다. 정제 설탕과 정크푸드는 편도염 발생 위험을 엄청나게 증가시킨다.

■ 치아 질환

이것은 주로 영양 불균형에 의해 발생한다. 소화 불량이나, 정제식품, 가공식품, 설탕, 초콜릿, 육류, 치즈, 커피, 탄산음료 같은 산성 식품을 과다하게 섭취하는 것은 몸에서 미네랄과 비타민의 결핍을 초래한다. 성인은 보통 서른두 개의 치아를 가지고 있다. 각각의 치아는 척추의 척추골과 대응하며, 척추골은 주요 장기나 분비선과 연결되어 있다. 예를 들어 네 개의 송곳니가 썩으면 간과 담낭에 담석이 있음을 나타낸다. 치아 중에서도 특히 송곳니가 누런색이면 복부 중앙에 위치한 장기인 간, 담낭, 위장, 췌장, 비장에 독성 물질이 축적되어 있는 것이다.

세균은 충치의 원인이 아니다. 세균은 단지 이미 산과 알칼리의 균형이 무너져 있고 많은 양의 독성 물질이 쌓여 있는 치아 조직을 공격할 뿐이다. 적절한 양의 침 분비는 치아 보호에 중요한 역할을 한다. 정말로 건강한 치아는 평생 동안 사용할 수 있다. 이것은 건강한 소화 기관과 균형 잡힌 채식을 통해 가능하다.

손, 손발톱, 발에 나타나는 증상

■ 손가락 끝 피부가 희고 지방이 많음

이것은 소화 기관과 림프계가 제대로 기능을 하지 않는 것을 나타낸다. 게다가 간과 신장에서 낭종과 종양이 자라고 있을 수 있다. 많은 양의 지방이 배출되면 특히 손가락 끝의 앞부분이 미끈거리기도 한다.

■ 검붉은 손톱

이것은 혈액 속에 콜레스테롤, 지방산, 미네랄이 과도하게 많이 들어 있음을 나타낸다. 또한 간, 담낭, 비장이 폐색되어 있고 활력이 떨어져 있으며, 모든 분비 기능이 노폐물에 의해 과중한 부담을 안고 있는 것이다.

■ 희끄무레한 손톱

이것은 심장, 간, 췌장, 전립선, 난소의 안과 주변에 지방과 점액이 축적되어 있음을 나타낸다. 혈액 순환이 잘 안 되고 헤모글로빈 수치가 낮은 상태인 빈혈증을 동반한다.

■ 손톱의 조갑종렬증 爪甲縱裂症

이것은 손톱에 세로로 밭고랑처럼 홈이 생기는 증상이다. 영양분 흡수가 잘 안 되고 소화 기관, 간, 신장의 중요한 기능이 붕괴된 상태임을 나타낸다. 엄지손톱에 홈이 깊으면서 끝이 갈라지는 것은 고환, 전립선, 난소의 기능이 정상이 아님을 말해 준다. 이것은 소화 기관과 순환 기관이 제 역할을 못하고 있는 것이 원인이다.

■ 조갑횡구증 爪甲橫溝症

이것은 손발톱의 가운데 부분에 가로줄 모양의 함몰이 생기는 것이다. 식습관에 특이한 변화나 급격한 변화가 있음을 보여 준다. 식습관의 불균형을 고친 경우이거나, 새로운 식습관 불균형이 생겨난 경우에 모두 이런 증상이 나타날 수 있다.

■ 손발톱의 백색 반점

이것은 설탕이나 설탕이 들어 있는 음료를 과하게 섭취했을 때, 이에 대한 반응으로 몸이 많은 양의 칼슘과 아연을 제거하면서 나타난다. 설탕은 산성화 성질이 강하고, 뼈와 치아에서 미네랄이 새어 나오도록 만든다. 과일이나 과일 주스를 너무 많이 먹으면 똑같은 증상이 나타날 수 있다.

■ 발바닥 앞쪽 볼록한 부분에 딱딱한 돌출부 생성

이 증상은 몸의 가운데 부분에 있는 장기인 간, 위장, 췌장, 비장에 점진적인 경화가 있음을 보여 준다. 또한 이것은 간과 담낭에 수많은 담석이 쌓여 있음을 나타낸다.

■ 발의 색이 노랗게 변함

이것은 간과 담낭에 많은 담석이 쌓여 있음을 나타낸다. 발의 어느 부위든 초록색으로 변하면 비장과 림프 기관의 기능이 심각하게 손상을 입은 것이며, 낭종과 양성이나 악성의 종양이 생겨날 수 있다.

■ 약지 발가락 끝이 딱딱해지거나 그 아랫부분에 굳은살이 생김

이것은 담낭의 기능이 약해졌음을 보여 준다. 일반적으로 약지 발가락이 단단해지고 굽어 있으며 통증이 있는 것은 담낭과 간에 오래전부터 담석이 있었음을 나타낸다.

■ 엄지발가락이 굽는 증상

엄지발가락이 안쪽으로 굽어 검지 발가락 쪽으로 향해 있으면 간내담관에 생긴 담석으로 인해 간 기능이 약해졌음을 나타낸다. 그와 동시에 제대로 소화되지 않은 음식물과 대사 노폐물, 세포 잔해물 등에서 나온 독성 잔해물이 축적되었기 때문에 비장과 림프 기관이 너무 많은 일을 하고 있는 것이다.

■ 약지와 새끼 발톱의 표면이 거칠고 하얗게 됨

이것은 간과 담낭이 제 기능을 하지 못하고 있으며, 신장과 방광 역시 기능이 약화되었음을 나타낸다.

대변으로 알 수 있는 증상

■ 대변에서 강한 악취가 남

이것은 음식물이 정상적으로 소화가 되지 않았거나, 섭취한 음식이 몸에 잘 맞지 않는다는 것을 나타낸다. 발효되거나 부패한 음식물과, 대변 속에 있는 엄청나게 많은 해로운 세균이 매우 불쾌한 냄새를 발생시키고 대변을 끈적끈적하게 만든다.

정상적인 대변은 얇은 점액층으로 덮여 있고, 이 점액층 덕분에 항문에 변이 묻어나지 않는다. 따라서 변을 보고 화장지로 항문을 닦아야 한다면 소화 기관이 정상적인 기능을 하지 못하고 있는 것이다. 야생에 있는 짐승들과 마찬가지로 건강한 사람이라면 변을 보고 나서 화장지로 항문을 닦아 낼 필요가 없다.

■ 물기가 없고 딱딱한 대변

이것은 대부분 간과 담낭에서 담즙 분비가 불충분하여 생기는 변비가 있음을 나타낸다. 끈적끈적한 대변이 나오는 것도 같은 원인에서 기인한다. 설사는 소화 기관과 특히 간의 기능이 약해졌음을 알려 주는 또 다른 신호다.

■ 창백한 회색이나 점토색인 대변

이것 또한 간 기능이 약화되고 담즙 분비가 불충분하다는 것을 보여주는 증상이다. 담즙 색소가 충분히 있어야 대변의 색이 정상적인 황갈색이 된다.

■ 물에 뜨는 대변

대변에 소화되지 않은 많은 양의 지방이 들어 있으면 그것은 물보다 가벼워진다. 담즙이 없으면 지방 함유 식품을 섭취했을 때 제대로 소화할 수 없다. 이 때문에 대변을 통해 배출하게 되는데, 이를 '지방변'이라고 한다.

지방변이 있으면 거품이 생기고 고약한 냄새가 난다. 이 증상이 있으면 몸에 꼭 필요한 지방산과 지용성 비타민을 제대로 흡수하지 못한다. 큰창자에 남아 있는 소화되지 않은 지방질이 산패하면 독성 물질이 생성되고, 장 내벽에 심각한 손상을 초래한다.

결론

간과 담낭에 담석이 있음을 나타내는 신호나 증상은 위에 열거한 것보다 훨씬 더 많이 있을 수 있다. 예를 들어 오른쪽 어깨의 통증, 테니스

엘보, 오십견, 손발 저림, 좌골신경통 등은 간에 생긴 담석과 확실한 연관성이 없을 수도 있지만, 담석을 제거하면 대개 이러한 증상도 사라진다는 점에서 전혀 연관성이 없다고 볼 수는 없을 것이다.

몸은 복잡한 정보망과 통신망으로 연결되어 있는 집합체다. 몸의 어느 부분이든지 그것은 나머지 모든 부분과 영향을 주고받으며 서로 통신한다. 피부나 눈, 발가락에 생겨 겉으로는 별것 아닌 것처럼 보이는 증상도 매우 심각한 건강상의 문제가 생길 것임을 알려 주는 징조일 수 있다. 여러분이 그러한 징조를 미리 알아차려서 간과 담낭을 청소하고, 동시에 건강한 식습관과 생활 습관을 갖게 된다면 건강과 활력을 되찾게 될 것이다. 질병을 예방하고 건강을 되찾고 싶다면 먼저 담석이 생기는 원인이 무엇인지를 아는 것이 중요하다.

제3장

담석과 질병이
생기는 원인

담즙은 수분, 점액, 빌리루빈 같은 담즙 색소, 담즙염, 지방과 콜레스테롤, 효소와 유익한 세균으로 구성되어 있다. 간세포는 암녹색에서 황갈색을 띠는 이 액체를 모세담관이라는 가느다란 관으로 분비한다. 모세담관이 합쳐지면서 생기는 더 큰 관이 다시 합쳐지면 좌우 간관과 연결된다. 이 두 개의 간관이 합쳐져서 총간관이 된다. 총간관은 간에서 담즙을 배출시켜 원활하고 효율적인 소화 과정에 필요한 적정량의 담즙을 담낭에 공급하는 역할을 한다.

　담즙은 지방 소화를 돕는 것 말고도, 강한 염기성을 띠기 때문에 위산이 작은창자의 끝부분인 돌창자(회장)에 도달하기 전에 이를 중화하는 역할도 한다. 또한 담즙염은 섭취한 음식물에 있는 해로운 미생물을 파괴하는 천연 살균제 역할을 한다.

　담즙의 구성비가 비정상적으로 변하면 구성 성분의 용해도에 영향을 미친다. 이로 인하여 담석이 생긴다. 설명을 간단하게 하기 위하여 담석을 다음과 같이 두 가지 기본적인 유형으로 구분한다. 즉 '콜레스테롤 담석'과 '색소성 담석'이 그것이다. 물론 담즙의 여러 성분을 모두 가지고 있는 혼합형 담석도 있다.

　콜레스테롤 담석은 중량비로 계산하여 최소한 80퍼센트 이상의 콜레스테롤을 함유하고 있는 타원형이다. 그 크기는 2∼3센티미터이고, 종종 가운데에 작은 검은색 점이 있다. 색깔은 담황색이나 암녹색, 갈색을 띠며, 대개 돌처럼 단단하고 콜레스테롤 함량이 낮으면 색깔이 밝고 부드럽다.

색소성 담석은 빌리루빈이라는 색소의 함량이 높기 때문에 갈색, 빨간색, 검은색을 띤다. 칼슘염의 함량이 얼마나 되는지에 따라 담석의 경도가 결정되며, 콜레스테롤의 함량은 20퍼센트 미만이다.

부드럽고 석회화되지 않은 콜레스테롤 담석과 달리, 석회화된 콜레스테롤 담석과 색소성 담석은 방사선이나 초음파 검사를 통해 존재 유무를 알 수 있다. 이것은 대개 담낭 안에서만 만들어지는 경향이 있다.

담즙의 구성 성분이 비정상적으로 변하는 방식은 여러 가지가 있다. 담즙염이 용해되거나 많은 양의 물이 있으면 콜레스테롤이 정상적인 액체 상태로 남아 있을 수 있다. 담즙 내에서 콜레스테롤의 양이 겨우 0.3퍼센트 정도만 늘어나도 담즙염의 용해도를 크게 넘어서 과포화 상태에 이르게 되고 이로 인하여 콜레스테롤 담석의 생성이 촉진된다. 마찬가지로 간에서 생산되는 담즙염의 양이 줄어들어도 콜레스테롤 담석이 생긴다. 게다가 물을 충분히 마시지 않으면 담즙의 유동성이 감소하고, 상당량의 콜레스테롤이 정상적으로 용해되지 않고 작은 콜레스테롤 알갱이를 형성한다. 시간이 지나면 이러한 작은 콜레스테롤 알갱이가 자라서 큰 덩어리가 된다.

담즙 색소인 빌리루빈은 적혈구가 파괴되면서 나오는 노폐물에서 만들어진다. 담즙 내에 색소의 양이 늘어나면 색소성 담석이 만들어진다. 간에 부드러운 콜레스테롤 담석의 양이 과도하게 많으면 간경변증이나 겸상적혈구빈혈증이나 다른 혈액 질병에 걸릴 가능성이 높다. 이러한 합병증 중 어느 것이라도 담즙 내에서 빌리루빈 색소의 농도를 증가시킬 수 있다. 빌리루빈 수치가 비정상적으로 높아지면 간과 담낭에 색소성 담석이 생긴다.

간 속 담즙의 구성 성분이 균형을 이루지 못하면 작은 콜레스테롤 결정이 담즙의 다른 성분과 뭉쳐 간내담관에서 미세한 덩어리를 형성한다. 이 미세한 담즙 덩어리는 가장 가느다란 모세담관까지도 쉽게 막히게 할 수 있다. 그러면 담즙의 흐름이 더욱 느려지고, 점점 많은 담즙이 이미 만들어진 담즙 덩어리에 달라붙는다. 결국에는 작은 담즙 덩어리가 커져서 담석이라고 부르는 정도의 크기로 자라게 된다.

이렇게 생긴 담석 중 일부는 크기가 더 큰 담관으로 흘러들어간 다른 담석과 덩어리를 이루어 더 커진다. 그렇게 되면 크기가 큰 담관에서도 담즙의 흐름이 점점 느려진다. 여러 개의 커다란 담관이 막히면 수백 개의 작은 담관이 다시 그 영향을 받는 악순환이 반복된다.

결국 간내담관 중 가장 큰 간관이 간내결석에 의해 심각한 폐색에 이르고, 소화 과정에 사용될 수 있는 담즙의 양은 급격하게 감소한다. 그렇더라도 간은 계속해서 담즙을 생산하기 때문에 점점 더 많은 양의 담즙이 담석으로 바뀌고, 일부는 혈액으로 들어간다. 담즙이 혈액에 한 번 스며들면 독성 물질에 의해 피부가 노란색이나 잿빛으로 바뀐다. 또한 피부에 검버섯 같은 잡티가 생겨나기도 한다.

간 내에서 담즙의 흐름이 느려지면 담즙의 구성 성분이 더 많이 변한다. 이것은 다시 담낭에 영향을 미친다. 담낭에 있는 작은 담즙 덩어리가 인지할 수 있을 정도로 자라서 건강상 심각한 문제를 일으키는 데는 8년 가까운 시간이 걸릴 수도 있다. 미국인 열 명 중 한 명은 담낭에 담석이 있는 것으로 알려져 있다. 즉 약 3100만 명의 미국인이 담낭에 담석을 가지고 있는 것이다. 이들 중 해마다 50만 명이 담낭 제거 수술을 선택한다. 하지만 건강상 지속적인 문제를 안고 있는 이들 중 거의 대부분이 간에 담석을 가지고 있다. 그 사실을 아는 의사나 환자는 극소수에 불과하다. 내가 계산해 본 결과로는 산업화된 국가에 사는 성인의 95퍼센트 정도가 간내담관에 담석을 가지고 있다.

담낭보다는 간에 생긴 담석이 훨씬 더 많은 질병의 원인이 된다. 질병을 예방하고 이해하고 치료하는 데 지속적이고도 진정한 해결책을 마련하려면 담즙에서 수분을 없애는 것이 무엇인지, 담즙 안의 정상적인 세균총에 변화를 일으키는 것이 무엇인지, 담즙의 효소를 파괴하는 것이 무엇인지, 콜레스테롤 수치와 빌리루빈 농도를 증가시키는 것이 무엇인지에 대해 명확하게 이해하는 것이 우선이다. 이제부터 설명하는 네 가지 분야는 담석이 생성되는 가장 흔한 원인이 무엇인지를 명확하게 밝혀 줄 것이다.

식습관

과식하는 습관

잘못된 식습관은 담즙 구성 성분의 불균형을 야기한다. 결과적으로 이것은 담석 생성의 가장 중요한 요인이다. 모든 잘못된 식습관 중에서 건강에 가장 심각한 영향을 미치는 것은 과식이다. 습관적으로 너무 많은 음식을 먹는다거나, 영양 공급과 건강 유지에 필요한 것 이상으로 자주 식사를 하면 담즙이나 위산과 같은 소화액이 점점 부족해진다. 식사 때마다 몸이 만들어 분비할 수 있는 소화액의 양에는 한계가 있다. 이 때문에 과식을 하면 섭취한 음식물 중 상당 부분이 제대로 소화되지 않은 채로 남는다.

소화되지 않은 음식물은 부패되거나 발효되어 해로운 미생물이 활동할 수 있는 원천이 된다. 이렇게 비정상적인 방법으로 음식물을 분해하면 장 내의 산성도에 변화가 생겨 장은 효모나 기생충이 좋아하는 환경으로 바뀐다. 분해 세균과 기생충이 만들어 내는 강한 독성 물질은 소화 기능과 면역 체계의 건강에 지장을 초래한다.

간과 대장을 깨끗하게 청소하고, 신선한 알칼리성 식품으로 균형 잡힌 식사를 하는 것이 세균과 기생충의 만연을 방지하는 가장 효과적인 방법이다. 세균과 기생충을 죽여 없애는 것은 근본적인 원인을 바로잡는 길이 아니다. 설령 효과가 있다고 하더라도 제한적인 것일 뿐이다.

장 내에 점점 더 많은 독성 물질이 쌓이거나 스며들기 시작하면 림프액과 혈액이 이 해로운 물질의 일부를 흡수하기 시작한다. 그렇게 되면 림프 기관에 점진적인 폐색이 진행되고, 혈액이 탁해지기 시작한다. 이 모든 것은 간과 배설 기능에 과도한 부담을 준다.

소화기 장애가 있으면 작은창자의 아랫부분에서 담즙염이 제대로 재흡수되지 않기 때문에 몸에서 담즙염을 급격하게 감소시킨다. 담즙염 수치가 낮아지면 담석이 생기고, 이 담석은 다시 담즙 내의 담즙염 수치를 떨어뜨린다. 크론병(소화관의 어느 부위에서나 발생하는 만성 염증성 질병)이나 다른 형태의 과민성 대장 증후군을 앓고 있는 환자들에게서는 담석 생성의 위험이 현저하게 증가한다. 반대로 담석이 있는 사람들에게서는 소화기 장애가 함께 발생할 위험이 증가한다. 이것을 보면 담석과 소화기 장애 간의 상호 연관성을 명확하게 알 수 있다.

과식은 세균성 독성 물질이 혈액과 림프액에 침투하게 만드는 주요 원인이다. 혈액과 림프액이 균형을 잃으면 간소엽 안으로 흐르는 혈액의 속도가 느려진다. 그로 인하여 담즙 구성 성분의 정상적인 균형이 무너지고 담석이 생성된다. 간에 담석이 생기면 혈액과 림프액의 흐름을 더 가로막게 되고, 이로 인하여 몸의 기본적인 대사 균형이 흐트러진다.

과식의 정도가 심해질수록 몸의 세포가 사용할 수 있는 영양분은 점점 더 감소한다. 실제로 지속적으로 과식을 하면 세포는 굶주리게 된다. 이로 인하여 폐색이나 독성 물질을 증가시키지 않으면서 몸이 처리할 수 있는 양보다도 훨씬 더 많은 양의 음식에 대한 강한 갈망이 생겨난다. 이렇게 되면 식간에도 간식을 자주 먹는다. 이것은 심각한 영양 결핍과 신진대사 불균형이 있음을 의미한다. 게다가 이것은 간의 활동이 균형을 잃고 있으며, 간에 담석이 존재한다는 사실을 말해 준다. 건강한 사람들은 진짜 배가 고픈 경우가 아니면 간식에 대한 욕망이 없다. 몸이 정상적으로 소화하고 활용할 수 있는 만큼만 먹고 싶어 한다.

포만감을 느껴 더는 먹을 수 없을 때까지 음식을 먹는 것은 위장이 한계에 이르렀음을 나타낸다. 위장에서 분비되는 소화액은 적어도 위장의 1/4 이상이 비어 있을 때만 섭취한 음식물과 섞일 수 있다. 자신의 손으로 두 주먹 정도 되는 양이 위장의 3/4 정도와 비슷하다고 보면 된다. 이 정도 양의 음식이 위장이 한 번에 처리할 수 있는 최대량이다. 따라서 조금 더 먹을 수 있겠다고 느끼는 정도에서 식사를 중단하는 것이 가장 좋다. 약간 배가 덜 찬 상태에서 저녁 식사를 마치면 소화 기능을 크게 개선할 수 있고, 담석과 질병의 발생을 예방할 수 있다.

간식을 먹는 습관

가장 오래된 고대 인도의 전통 의학인 아유르베다 의학에서는 직전 식사에서 먹은 음식이 소화되기 전에 또 먹는 것이야말로 질병을 일으키는 주요 원인이라고 본다. 아래에 열거한 것은 사람들이 간식을 먹게 되는 가장 흔한 이유다.

— 스트레스가 많고 바쁜 삶의 방식
— 주변에 넘쳐나는 여러 가지 가공식품과 정제식품. 그리고 먹음직스럽게 포장되어 언제나 손에 닿을 거리에 있는 식품의 유혹
— 밤이나 낮이나 언제라도 사 먹을 수 있는 패스트푸드의 편리함
— 음식을 먹어도 만족감과 영양소가 부족하기 때문에 생기는 음식에 대한 갈망
— 영화를 볼 때 빠질 수 없는 팝콘과 정크푸드
— 만족감을 느끼기 위해
— 두려움이나 불안감을 해소하기 위해

현대인의 대다수가 불규칙한 식사 습관을 갖게 된 데는 이러한 것이 영향을 끼쳤다. 대개 가공식품과 유전자 변형 식품이 많아질수록 영양소와 생명력은 줄어든다. 이런 식품은 영양가가 너무 적기 때문에 하루에 필요한 영양소를 충족하기 위해서는 더 많은 음식을 먹어야만 한다.

간식과 야식을 포함한 불규칙적인 식사 습관은 정교하게 세팅된 우리 몸의 생체 리듬을 엄청나게 교란시킨다. 몸에서 중요한 대부분의 호르몬 분비는 규칙적인 식사와 수면과 활동을 해야만 정상 상태를 유지할 수 있다. 예를 들어 음식물을 분해하여 기본적인 영양 성분으로 만드는 데 필요한 담즙, 위액, 그 밖의 소화액의 분비는 하루 중 한낮에 가장 활발한 것이 정상이다. 그러므로 가장 든든한 식사는 점심 무렵에 하는 것이 가장 좋다.

반면 아침과 저녁 시간에는 소화 능력이 상당히 떨어진다. 만약 날마다 점심 식사를 가볍게 한다면 담낭에 들어 있는 내용물을 모두 짜내어 장으로 보낼 수 없다. 이 때문에 담석이 형성될 수 있을 정도로 많은 양의 담즙이 담낭에 그대로 남아 있게 된다. 담낭은 낮 동안에 최대한의 담즙을 배출하도록 설계되어 있다는 사실을 명심해야 한다. 만약에 몸이 자연스럽게 만들어 낸 것을 사용하지 않으면 그것이 스스로를 공격할 수도 있다.

게다가 점심에 충분한 식사를 하지 않으면 영양 결핍이 초래된다. 그리하여 에너지를 빨리 회복시켜 줄 것처럼 보이는 음식이나 음료를 충동적으로 자주 찾게 된다. 그런 먹을거리로는 사탕, 과자류, 빵, 면류, 초콜릿, 커피, 홍차, 탄산음료, 에너지드링크, 과일 주스 등이 있다. 담낭은 이와 같은 간단한 음식을 먹을 때마다 소량의 담즙을 배출한다. 하지만 이렇게 조금씩 담즙을 배출하는 것으로는 담낭을 완전히 비우기에 충분하지 않다. 이 때문에 담석이 생길 위험이 그만큼 커진다.

식간에 무언가를 먹고 싶은 충동이 지속적으로 생기는 것은 소화 기관과 대사 기능에 중대한 불균형이 있음을 암시한다. 예를 들어 식사를 마친 지 한 시간이나 두 시간 만에 다른 음식을 또 먹기로 결심한다면, 여러분의 위장은 바로 직전에 섭취하여 반 정도밖에 소화가 안 된 음식물을 밀어내고 대신에 새로 섭취하게 될 음식물을 기다리게 된다. 그러면 이전에 먹은 음식물은 정상적으로 소화가 되는 대신에 발효되거나 부패되어 소화관 내에서 독성 물질을 발생시키는 원천이 된다. 식간에 간식을 먹으면 위장을 비우는 시간이 그만큼 늘어날 뿐만 아니라, 대장의 자연스러운 배변 스케줄이 지체되도록 만들어 변비의 원인이 된다.

반면 새로 섭취한 음식물은 공급되는 소화액의 양이 불충분하기 때문에 마찬가지로 반쯤만 소화된 상태로 위장을 떠난다. 몸이 이전에 섭취한 음식물을 소화하느라 너무 바쁘면 또 다른 음식물을 감당할 수 있을 만큼 충분한 양의 담즙과 소화액을 동시에 생산할 수 없다. 이렇게 멈추었다가 다시 가는 과정이 자주 반복되면 독성 물질의 생산량은 점점 더 늘어난다. 몸의 세포에 공급되는 영양소의 양은 점점 줄어들 수밖에 없다.

이렇게 스트레스가 많은 상황은 담즙염의 수치를 떨어뜨린다(음식물을 제대로 소화하지 못함으로써 담즙염 재흡수율도 떨어진다). 또한 지방을 제대로 소화하지 못함으로써 간에서 생산되는 콜레스테롤의 양이 증가한다.

이러한 악순환에서 벗어나려면 음식에 대한 갈망이 생기는 초기 단계에서부터 세심한 주의를 기울여야 한다. 불편하다는 신호가 올 때 몸이 말하려는 것이 무엇인지를 느껴야 한다. 몸이 정말로 원하는 것이 무엇인지 스스로 물어보라. 만약 달콤한 것이 너무 먹고 싶다면 초콜릿이나 케이크 대신 약간의 과일을 먹는 것이 좋다.

많은 경우 음식을 먹고 싶은 욕구가 생기는 것은 실제로는 탈수증이 있다는 신호다. 몸이 정말로 원하는 것은 다른 것이 아니라 바로 물이다. 배고픔과 목마름의 신호는 서로 같기 때문에 한두 잔의 물을 마시면 곧 진정될 것이다. 그와 동시에 점심에 영양가 있는 충분한 양의 식사를 했는지 확인해 보아야 한다.

간을 깨끗하게 청소하고 나면 몸은 하루에 필요한 영양분을 점심 식사를 통해서 충분히 흡수할 수 있게 된다. 그렇게 되면 음식에 대한 갈망이나 간식 충동이 사라질 것이다.

저녁에 과식하는 습관

하루의 주요 식사를 저녁에 할 때도 비슷한 식이 장애가 발생한다. 일반적으로 오후 늦은 시간, 특히 오후 6시 이후로는 담즙과 소화 효소의 분비량이 감소한다. 저녁 동안의 소화 능력은 낮의 그것에 비하여 겨우 20퍼센트 정도밖에 안 된다. 이와 같은 이유로 늦은 저녁 시간에 육류, 닭고기, 치즈, 달걀 등으로 된 든든한 식사를 하면 소화가 잘 되지 않는다. 기름기가 있거나 버터나 기름에 튀긴 음식 역시 저녁에 소화하기에는 매우 어렵다. 늦은 시간에 그런 음식을 먹으면 오히려 장 내에서 독성 노폐물이 될 뿐이다.

제대로 소화되지 않은 음식물은 항상 몸의 어느 곳에 폐색을 유발한다. 제일 먼저 폐색이 오는 곳은 장이고, 그 다음은 림프계와 혈관이다. 그렇게 되면 낮 동안에 먹은 음식물을 소화하는 능력에도 심각한 악영향을 미친다. 위액, 담즙, 소화 효소의 분비가 균형을 이루어야 제 기능을 발휘할 수 있는 소화 능력은 서서히 떨어진다. 과식을 했을 때와 비슷한 부작용이 나타나기 시작한다. 다시 말해서 저녁에 과식하는 습관이야말로 간에 담석이 생기게 하는 가장 주된 요인이라고 할 수 있다.

비슷한 이유로 잠자리에 들기 전에 음식을 먹는 것 또한 소화 기능에 매우 좋지 않은 영향을 미친다. 하루의 마지막 식사와 잠자리에 드는 시간 사이에 최소한 세 시간 정도의 간격이 있는 것이 이상적이다. 이상적인 저녁 식사 시간은 저녁 6시 전후이고, 밤 10시가 되면 잠자리에 드는 것이 좋다.

단백질 과잉 섭취

앞에서 언급한 것처럼 단백질을 과다 섭취하면 간의 동양혈관을 비롯한 혈관(모세혈관과 동맥)의 기저막이 두꺼워지고 폐색이 발생한다. 동양혈관에 쌓인 단백질은 혈청콜레스테롤이 혈류를 빠져나가지 못하도록 가로막는다. 이 때문에 간세포는 몸에 콜레스테롤이 부족하다고 여기게 된다. 이렇게 잘못 감지된 '부족'은 콜레스테롤 수치가 비정상적으로 높아질 때까지 간세포가 콜레스테롤을 생산하도록 자극한다. 물론 대부분의 콜레스테롤은 동맥의 상처 난 부위를 수리하고 치료하거나 보호하는 역할을 하지만, 이렇게 과잉 생산된 콜레스테롤은 작은창자로 보내져 흡수되도록 하기 위해 간내담관으로 들어간다. 하지만 동양혈관의 기저막과 입구는 축적된 단백질 섬유소(콜라겐)에 의해 막혀 있다. 이 때문에 대부분의 과잉 콜레스테롤은 절대로 목적지에 도착하지 못하고 간내담관 안에 갇힌다. 담즙염과 결합하지 못한 모든 과잉 콜레스테롤은 간과 담낭에 있는 담즙의 다른 성분과 합쳐지면서 작은 결정 덩어리를 형성한다. 이것이 바로 콜레스테롤 담석이 만들어지는 과정이다.

재미있게도 아시아인들은 일반적으로 저단백 고지방 식품을 섭취하는데도 담낭에 콜레스테롤 담석이 생기는 경우는 매우 드물다. 이와 반대로 육류와 우유를 통해 많은 단백질을 섭취하는 미국인들 사이에서는 담낭에 콜레스테롤 담석이 생기는 것이 아주 일반적인 현상이다.

음식물의 지방은 혈중 콜레스테롤 수치를 높이는 데 거의 영향이 없는 부수적인 역할을 할 뿐이다. 간세포는 하루치 대사 과정을 위해 몸에 필요한 콜레스테롤의 대부분을 만들어 낸다. 우리가 섭취하는 음식물에 지방이 포함되어야 하는 가장 주된 이유는 몸에 필요한 콜레스테롤을 충족하기 위해서가 아니라, 다른 음식물의 소화와 흡수를 돕고 지용성 비타민을 흡수하기 위해서다. 간이 비정상적인 수준까지 콜레스테롤의 생산량을 늘리는 것은 오직 동양혈관의 기저막에 단백질이 들러붙어 막혀 있을 때뿐이다.

혈액 내에 과도한 양의 단백질이 쌓이게 하는 다른 요인으로는 스트레스, 흡연, 과음, 카페인 음료 등이 있다. 예를 들어 담배를 피우면 일산화탄소를 들이마시게 되어 적혈구를 파괴하는데, 그로 인하여 많은 양의 단백질 입자가 혈액 속으로 들어간다. 많은 변성 단백질이 혈관벽에 쌓이면 몸의 세포에 더 이상 적절한 양의 콜레스테롤이 공급되지 못한다. 따라서 간은 더 많은 콜레스테롤 요구량을 충족하기 위해 자동적으로 콜레스테롤 생산량을 증가시킨다. 이와 같은 반응의 부작용으로 나타나는 것이 담석의 형성이다. 담배를 피우는 사람들은 담석이 생길 위험이 매우 높다.

여러분이 채식주의자가 아니라면 우선 붉은 고기나 달걀, 치즈 섭취를 중단하고 가금류나 생선 같은 다른 종류의 동물성 단백질을 섭취하되 그 양을 최소한으로 해야 한다. 여성들에게 발생하는 주요 만성 질환의 위험 요소에 대한 가장 광범위한 전망 조사인 간호사 건강 연구_{Nurses'} Health study가 2006년 11월에 발표한 연구 결과에 따르면, 하루에 1.5인분 이상의 소고기나 양고기, 돼지고기를 먹는 여성은 호르몬 수용체 양성 유방암에 걸릴 위험이 두 배 이상 높아지는 것으로 나타났다. 1인분은 대략 작은 햄버거나 핫도그 하나 정도에 해당한다. 이 정도로 적은 양의 육류가 암을 유발할 수 있다면 담석의 생성을 비롯한 다른 여러 건강상의 문제를 일으킬 수 있는 것은 너무나도 당연하다.

모든 동물성 단백질이 담석이 생성되는 데 영향을 준다. 그러나 자유롭게 방목해서 기른 닭고기나 칠면조, 토끼 같은 흰 살 고기를 일주일에 한 번에서 두 번 이하로 섭취하는 것은 간에 손상을 주는 정도가 약간 덜하다. 하지만 가금류에는 육류 중에서 기생충과 기생충 알이 제일 많다는 사실을 꼭 명심해야 한다. 가령 미국에서 유통되는 모든 가금류의 80퍼센트 이상에서 살모넬라균이 우글거린다. 육류, 가금류, 생선 같은 죽은 동물의 사체는 기본적으로 기생충의 감염에서 자유로울 수가 없다.

간을 깨끗하게 청소하고 나면 육류나 다른 동물성 단백질을 섭취하고 싶은 욕구가 감소한다. 그렇게 되면 점진적으로 채식주의자 같은 균형 잡힌 식습관에 익숙해지게 될 것이다.

감자튀김처럼 기름에 튀긴 음식은 간과 담낭을 악화시키므로 절대로 먹지 않는 것이 좋다. 또한 튀긴 음식에는 암의 주요 원인으로 여겨지는 트랜스지방산이 들어 있다. 트랜스지방은 인간의 건강을 너무나도 위협하는 것이라서 뉴욕에서는 최근 레스토랑 등에서 이를 사용하는 것을 법률로 금하기까지 했다.

전 세계적으로 보면 아직도 많은 이들이 약간의 유제품 외에 육류를 거의 섭취하지 않는 채식주의자다. 이러한 식습관을 가지고 있는 이들은 거의 대부분 소화기 질환은 물론이고 심장 질환, 암, 골다공증, 관절염, 당뇨, 비만, 다발성 경화증 같은 질병에서 자유롭다.

몸은 단백질 공장

실제로 몸에 필요한 단백질의 양은 매우 소량으로, 식품 산업과 의학 산업에서 말하는 것처럼 그렇게 높은 수치는 절대로 아니다. 우선, 우리 몸 안의 단백질 중 95퍼센트는 재활용된다. 게다가 간에서 아미노산을 이용해 새로운 단백질을 합성하기 때문에 반드시 우리가 먹는 음식을 통해서만 단백질을 얻을 수 있는 것은 아니다. 실제로 몸의 모든 세포는 단백질을 스스로 만든다.

모든 세포의 핵은 항상 단백질 생산에 관여한다. 뇌세포는 모든 생각과 느낌에 반응하여 신경펩티드라는 단백질을 생산한다. 신경 전달 물질이라고도 불리는 신경펩티드는 마음과 몸, 감정이 소통할 수 있도록 해 주는 분자 단위의 언어다. 몸은 수천 가지의 서로 다른 효소를 만드는데, 모든 효소는 단백질로 구성되어 있다. 충분한 양의 단백질을 섭취하지 않더라도 몸이 단백질을 만드는 능력을 감소시키지는 않는다. 이와 반대로 너무 많은 단백질을 섭취하면 혈관과 림프관이 심각하게 폐색되고, 세포들은 질식된다. 그 결과 단백질을 만드는 세포들의 능력이 떨어진다. 실제로 대부분의 단백질 결핍은 너무 많은 단백질을 섭취한 데서 연유한다.

모든 단백질은 아미노산이 여러 형태로 결합하여 만들어진다. 아미노산은 질소, 탄소, 수소, 산소 분자가 결합한 것이다. 이 원소들은 우리가 공기를 들이마실 때, 물을 마실 때, 음식을 먹을 때 몸으로 들어온다. 탄소와 산소, 수소 원자가 서로 결합하면 이른바 탄수화물이 만들어진다. 여기에 질소가 추가되면 단백질이 만들어진다. 이 원소들로 이루어진 분자는 혈액 속으로 쉽게 들어갈 수 있기 때문에 몸에 있는 모든 세포에서 거의 즉각적으로 이용할 수 있다.

우리 몸은 65퍼센트의 산소, 18퍼센트의 탄소, 10퍼센트의 수소, 3퍼센트의 질소로 구성되어 있다. 나머지 약 4퍼센트의 질량은 37가지의 미량 원소로 채워지는데, 이 원소들은 모두 바다에서 나오는 소금이나 여러 가지 식품에 들어 있다.

육류 식품의 위험성

동물성 단백질 섭취는 담석의 원인이 되는 것 외에도 더 심각한 결과를 초래할 수 있다. 육류(죽은 동물의 사체)에서 나온 변성 단백질을 몸에 유익한 것으로 바꾸는 일은 너무 복잡하고 비효율적이며 많은 노력이 필요하다. 생선, 달걀, 육류, 가금류 등을 가열하면 단백질이 거의 완벽하게 파괴(응고와 변성)되어 인간의 세포가 그것을 이용하기 어려워진다. 이렇게 만들어진 해로운 단백질 조각이 하나라도 혈액 속으로 들어가면 혈관을 자극하여 심장, 뇌, 신장 등을 비롯하여 몸의 모든 부분에 심각한 결과를 초래한다. 사실 이것은 매우 가능성이 높다.

고양이나 개, 늑대와 같은 육식 동물과 달리 인간은 아무런 해를 입지 않으면서 육류 식품을 몸에 이용하는 데 필요한 적절한 생리적인 체질을 가지고 있지 못하다. 어린 아이의 위장에서 만들어지는 염산의 농도는 170그램 정도 되는 작은 스테이크의 20퍼센트만 소화할 수 있는 정도다. 섭취한 고깃덩어리 중 최소 80퍼센트가 장에서 부패할 수밖에 없는 독성 물질의 원천이 된다. 위장에 있는 아질산염은 음식물의 단백질과 반응하여 N-니트로소화합물(발암성 니트로사민)을 만들 수 있다. 육류에 들어 있는 아질산염이나 질산염이 가열될 때도 이와 같이 독성이 강한 화합물이 만들어진다.

위액의 농도는 생물 종에서 섭취할 수 있는 것을 구분하는 확실한 결정 요인이다. 어떤 야생 동물도 자신이 소화할 수 없는 음식물을 먹지는 않는다. 야생 고양이가 아무런 문제 없이 고기를 먹을 수 있는 유일한 이유는, 그들의 위장에서 분비되는 염산과 단백질 분해 효소인 펩시노겐의 농도가 인간의 위장에서 분비되는 것보다 열한 배 이상 높아서 단단한 뼈도 녹일 수 있을 정도이기 때문이다. 이처럼 엄청나게 강한 산성 덕분에 섭취한 고기가 소화되는 과정에서 부패가 일어나지 않는다. 이와 달리 인간의 위장에서는 상대적으로 적은 양과 농도의 위산이 분비된다. 이 때문에 육류를 완전하게 소화할 수도 없고, 세균이 육류를 부패시키는 것을 막지도 못한다.

육식 동물에게 육류가 해가 되지 않으려면 위장에서 그것이 아주 빨리 배출되어야 한다. 하지만 인간의 위장은 모양이 길쭉하고 많은 주름이 있어서 음식물이 너무 오랫동안 머문다.

일반적으로 위장에서 1차로 소화된 음식물은 위장의 말단에 존재하는 G세포에서 가스트린이 분비되도록 자극한다. 가스트린은 펩티드 호르몬으로, 위장세포에서 염산이 분비되도록 자극하고 위 운동을 돕는다. 하지만 육류, 가금류, 생선은 섭취한 뒤 몇 시간 동안 염산과 섞이는 것조차도 안 될 수 있다. 어떤 경우에는 장으로 보내지기 전에 6~8시간 동안이나 머물러 있기도 한다. 결과적으로 이러한 동물성 음식물은 위장에 남아 있을 때부터 썩기 시작한다. 반면 채식 식단에 속하는 음식물은 3시간 안에 위장을 빠져나가며, 대부분의 과일은 20분 안에 위장을 통과한다.

인간이 육류를 섭취할 때 발생하는 문제는 이것만 있는 것이 아니다. 육식 동물이 섭취한 고기는 상대적으로 짧은 소화관을 통해 빠르게 이동하여 신속하게 배설된다. 하지만 그보다 훨씬 더 긴 인간의 장에서 육류, 가금류, 달걀, 생선, 유제품 등과 같이 섬유질 함량이 낮은 음식물은 매우 느리게 움직인다. 따라서 이러한 동물성 음식물은 필연적으로 인간의 장 운동성을 떨어뜨리며, 그 안에서 부패하여 니트로사민, 푸트레신, 카다베린과 같은 강력한 발암성 독성 물질을 배출한다. 이것은 육식을 하는 사람들에게 대장암이 발병할 위험이 왜 그렇게 높은지를 잘 설명해 준다.

동물성 단백질을 즐겨 먹는 것은 신장과 간에도 손상을 입힐 수 있다. 육식 동물의 간과 신장은 인간과 비교했을 때 상대적으로 매우 크다. 예를 들어 사자의 신장은 코끼리의 신장과 비교해 보아도 그리 작지 않다. 사자는 고기를 소화하면서 나오는 많은 양의 질소 노폐물을 처리해야 하기 때문에 그렇게 큰 신장이 필요한 것이다.

상대적으로 크기가 작은 인간의 신장은 고기를 소화하면서 나오는 모든 질소 노폐물을 처리할 수 있도록 설계되어 있지 않다. 예를 들어 질소 노폐물 중 강한 독성 물질인 암모니아를 씻어 내리려면 매우 많은 수분이 있어야 한다. 이러한 노폐물 중 요산은 상대적으로 독성이 약하지만, 이 역시 몸 밖으로 배출하기 위해서는 많은 수분이 있어야 한다. 그렇지 않을 경우 신장결석이 생긴다. 하지만 육류를 즐겨 먹는 사람이 신장과 혈액과 세포 조직에 이러한 노폐물이 축적되는 것을 방지하는 데 필요한 하루 2~3리터의 물을 마시는 경우는 매우 드물다.

수많은 연구를 통해 고단백식이 신장 비대증, 뼈 손실, 신장결석, 당뇨병성 신장 질환, 고칼슘뇨증, 칼슘 신장결석 등의 질환을 초래하거나 악화시키고, 크레아티닌 청소율(신장 기능을 평가하는 기준 중 하나)을 떨어뜨린다는 사실이 입증되었다. 크레아티닌 수치가 비정상적으로 높으면 신장이 제 기능을 못하거나 고장이 났다고 볼 수 있다.

육류를 즐겨 먹으면 신장이 비대해지고 손상을 입는 것 외에도, 상대적으로 작은 인간의 간과 담낭에 과중한 부담을 주고 이 기관들의 기능을 약화시킨다. 사자의 간은 매우 크기 때문에 엄청나게 많은 양의 단백질을 분해하고, 혈액에서 많은 양의 질소 노폐물을 제거할 수 있다. 그뿐만 아니라 사자의 담낭은 사람의 그것에 비해 세 배나 많은 담즙을 보관할 수 있다. 이것은 육류에 포함되어 있는 모든 단백질과 지방을 소화하기에 충분한 양이다.

인간의 간은 육식 동물의 그것과 같은 일을 하도록 설계되어 있지 않다. 따라서 동물성 식품에 들어 있는 암모니아와 요산 같은 독성 물질을 완벽하게 해독할 수 있는 능력이 없다. 혈중 요산 농도가 과도하게 높은 것 하나만으로도 몸 전체에서 혈관에 상처를 입힐 수 있다. 이것은 퇴행성 질환의 대표적인 요인이다.

인간의 몸이 고단백 음식을 정기적으로 먹어야 하도록 만들어졌다면 육류를 즐겨 먹지 않는 개발도상국 사람들은 치명적인 질병에 걸리거나 지금 당장 죽음을 면하기 어려울 것이다. 하지만 그런 일은 일어나지 않는다. 이와 반대로 아프리카 동쪽의 섬나라인 모리셔스에서는 국민들의 생활 수준이 올라가면서 식습관도 전통적인 채식 위주에서 육식 위주로 바뀌고 있는데, 심장과 관련하여 국민들의 건강 상태가 매우 빠르게 나빠지고 있다. 세계보건기구에서 발표한 통계 자료에 의하면 모리셔스에서는 1940년대만 해도 전 국민의 2퍼센트 정도만이 심장 질환으로 사망했지만, 1980년대가 되면서 그 비율이 45퍼센트라는 믿을 수 없는 수준으로 올라갔다.

세계보건기구는 수많은 과학적 연구 결과를 바탕으로 한 1991년 보고서에서 동물성 식품의 비중이 높은 식단이 심장 질환과 암을 비롯한 여러 질환의 발병을 촉진한다고 발표했다. 보고서에서는 설탕, 육류와 동물성 식품, 포화지방, 식이성 콜레스테롤이 만성 질환의 증가와 연관이 있다고 결론지으면서 다음과 같은 어두운 전망을 내놓았다. "이런 추세가 계속된다면 이번 세기(20세기)의 마지막에 이르러서는 심혈관 질환과 암이 전 세계 모든 국가에서 가장 중요한 건강상의 이슈가 될 것이다." 지금 우리 모두가 알고 있듯이 세계보건기구의 전망은 현실이 되었다.

미국에서 존경받는 의사 5000여 명으로 구성된 '책임 있는 의료를 위한 의사회PCRM'에서는 1995년에 채식주의자들이 질병 발생 비율이 낮다는 사실을 확인하면서 정부가 시민들에게 채식 식단을 권고해야 한다고 강력하게 요구했다. 이러한 요구가 있기 전까지 '미국인을 위한 식단 가이드라인'에 채식이 국민들의 건강을 증진하는 데 매우 중요한 역할을 한다는 사실이 언급된 경우는 전혀 없었다. 하지만 1996년에 이 의사회는 다음과 같은 이슈를 제기했다. "채식주의자들의 건강 상태는 매우 훌륭하다. 그들의 식단은 식단 가이드라인에 부합하며, 일일 영양소 권장량을 충족시킨다. 그들의 식단에서 단백질은 부족하지 않다."

책임 있는 의료를 위한 의사회에서는 이전에 발표된 100편 이상의 연구 보고서를 검토했다. 그 결과를 토대로 우리가 무엇을 먹어야 하는지에 대해 다음과 같이 명확하게 권고했다. "과학적인 연구 결과는 채소, 과일, 콩류(완두콩, 대두, 이집트콩), 곡물 등이 주식이 되어야 함을 뒷받침한다. 육류, 유제품, 식물성 기름 등은 선택적으로 섭취해야 한다." 과학적인 연구 결과는 균형 잡힌 채식 식단을 압도적으로 지지하는 반면, 동물성 단백질은 인간에게 그리 중요하지 않은 것으로 여긴다.

만성적으로 탈수 증세를 보이거나 기근에 의한 영양 결핍으로 고통을 겪지 않는 한 개발도상국 국민들 중 단백질 결핍 증세를 보이는 이를 찾기란 쉽지 않다. 반면 지구상에서 가장 건강하지 못한 미국인과 서구 선진국 국민들은 단백질을 필수적인 것으로 생각한다.

단백질 과잉 섭취와 직접적으로 연관이 있는 질병으로는 위산 역류, 비만, 림프부종, 통풍, 관절염, 뼈에서 칼슘이 빠져나가는 증상, 골다공증, 동맥에 플라크가 침착하는 증상, 고혈압, 신장 손상, 신장결석, 당뇨, 입 냄새, 암(특히 대장암) 등이 있으며, 여러 가지 질환의 원인이 되는 담석은 말할 것도 없다.

날마다 고단백 식품을 먹어야 한다는 일반적인 추정은 진실을 호도하는 것이다. 그뿐만 아니라 그것은 매우 비과학적이고 잠재적으로 위험하기까지 하다. 균형 잡힌 완전한 채식을 하는 사람들 중에는 만성 질환으로 고통을 겪는 경우가 매우 드물다. 최근의 연구 결과에 의하면 완전한 채식이 당뇨를 호전시키기도 한다고 판명되었다. 이와는 반대로 정기적으로 육류를 섭취하는 것은 당뇨, 심장 질환, 암, 골다공증을 비롯한 여러 가지 질병으로 인해 사망할 가능성을 높이는 일이다.

미국 국립암연구소NCI에서는 50세에서 71세 사이의 남성과 여성 50만 명을 대상으로 10년 동안 그들의 식단과 함께 건강과 관련한 열 가지 습관에 대해서 추적 조사를 했다. 연구가 진행된 1995년부터 2005년 사이에 4만 7976명의 남성과 2만 3276명의 여성이 사망했다. 이 연구 결과는 미국 『내과학지 Archives of Internal Medicine』에 특집으로 실렸다.

연구원들은 조사에 참여한 사람들을 다섯 개 그룹으로 나누었다. 그리고 모든 주요 요인을 고려했는데, 이를테면 신선한 채소와 과일을 먹는지, 담배를 피우는지, 운동을 하는지, 비만 정도가 얼마인지 등이다. 육류 소비가 가장 많은 그룹은 하루에 약 160그램의 붉은 고기나 가공 육류를 섭취했다. 이는 스테이크 한 장 정도에 해당한다.

많은 양의 육류를 섭취하는 여성은 적은 양을 섭취하는 여성에 비해 암으로 사망할 위험이 20퍼센트 높았고, 심장 질환으로 사망할 위험은 50퍼센트 높았다. 육류를 많이 섭취하는 남성은 암으로 사망할 위험이 22퍼센트 높았고, 심장 질환으로 사망할 확률은 27퍼센트 높았다. 이것은 일주일에 140그램이나 하루에 25그램 정도의 붉은 고기를 먹는 사람들과 비교한 것이다. 이는 얇게 저민 베이컨 한 조각 정도 된다. 육류 소비가 이렇게 많은 사람의 생명을 빼앗을 수 있다면 그것이 훨씬 더 많은 사람들에게 질병을 유발할 수 있다고 가정해도 그리 틀리지 않을 것이다.

예를 들면 아시아 여성들에 비해 미국인 여성들의 유방암 발병 비율이 훨씬 더 높다는 것을 보여 주는 수많은 역학 조사 결과가 있다. 미국으로 이주한 아시아 여성들의 경우 유방암 발병 비율이 급격하게 증가했다. 실제로 과학적인 연구 결과에 의하면 붉은 고기를 많이 섭취하는 여성들 사이에서 유방암 발병 위험이 400퍼센트 이상 증가하는 것으로 나왔다. 심지어 일본에서도 날마다 육류를 섭취하는 부유한 여성들이 육류를 거의 섭취하지 않는 가난한 여성들에 비해 유방암 발병 위험이 무려 850퍼센트 이상 높다는 조사 결과가 있다.

게다가 영국과 독일에서 수행된 대규모 연구에서는 채식주의자들이 육류를 섭취하는 사람들에 비해 유방암 발병 위험이 40퍼센트 낮다는 사실이 밝혀졌다.

하버드대학에서 26세에서 46세 사이의 폐경 전 여성 9만 655명을 대상으로 수행한 전향적 연구(현 시점에서부터 대상자를 추적 관찰하는 연구)에서는 폐경 전 기간에 동물성 지방을, 특히 붉은 고기와 고지방 유제품에서 지방을 섭취하는 것이 유방암 발병 위험의 증가와 연관성이 있다는 사실을 밝혀냈다. 식물성 지방은 유방암 발병 위험을 증가시키지 않았다.

미국 국립보건원에서 수행한 '식습관과 건강에 관한 연구'에서 미국 국립암연구소의 젠킹거Genkinger와 쿠시크Koushik는 참가자 49만 4000명의 건강 관련 자료를 조사했다. 8년간에 걸친 이 연구에서 연구원들은 대부분의 붉은 고기와 가공육을 즐겨 먹는 상위 20퍼센트 참가자들과, 그것을 최소한으로만 먹는 하위 20퍼센트 참가자들의 암 발병 비율을 비교했다.

이 연구 결과는 매우 인상적이었다. 붉은 고기를 즐겨 먹는 참가자들의 대장암 발병 비율이 그렇지 않은 참가자들에 비해 25퍼센트 정도 높게 나타났다. 폐암 발병 비율은 20퍼센트 정도 높게 나타났다. 식도암과 간암의 발병 비율은 20~60퍼센트 정도로 증가했다. 또한 육류를 많이 섭취하는 것은 남성들 사이에서의 췌장암 발병 위험 증가와 연관이 있었다. 2005년까지 발표된 연구가 포함된, 대장암에 대한 최근의 메타 분석(동일하거나 유사한 주제로 연구한 결과를 종합적으로 고찰하는 방법)에 의하면 붉은 고기 섭취는 대장암 발병 위험을 28~35퍼센트, 가공육 섭취는 20~49퍼센트 증가시키는 것으로 나타났다.

연구원들은 붉은 고기 섭취를 제한함으로써 열 명 중 한 명꼴로 폐암이나 대장암의 발병 위험을 피할 수 있다고 했다. 차이나 스터디China Study(콜린 캠벨T. Colin Campbell 박사가 코넬대학에서 진행한 식단과 질병에 대한 연구)를 비롯하여 지난 60년간 진행된 암 관련 연구에 의하면 모든 사람이 동물성 단백질 섭취를 피한다면 실제로 암은 희귀한 질병이 될 수도 있다.

다른 연구에서도 방광암, 유방암, 자궁경부암, 자궁내막암, 식도암, 신경교종암, 신장암, 간암, 폐암, 구강암, 난소암, 췌장암, 전립선암 등의 발병 위험과 육류 섭취가 밀접한 연관이 있다는 사실이 밝혀졌다. 반면 과일이나 채소를 섭취하는 식습관은 암 예방 효과가 있음을 수많은 연구가 보여 주었다.

미국암학회American Cancer Society에서는 "우리는 무엇이 암을 유발하는지 모른다"라고 주장했다. 이제 그것은 아무 의심 없는 대중을 상대로 뻔뻔스럽게 행한 거짓말임이 분명해졌다. 여러 가지 암의 원인을 지적하는 과학적인 연구 결과와 참고 자료가 말 그대로 수두룩하기 때문이다.

이런 점을 종합해 본다면 평생 완전한 채식을 한다면 암 발병 위험뿐만 아니라, 담석이 생기거나 심장 질환에 걸릴 가능성이 가장 낮아진다.

오염된 고기를 섭취하면 암 발병 위험뿐만 아니라 그 밖의 다른 위험도 있다. 미국 농무부 식품안전검사국 자료에 의하면 2011년 한 해 동안 무려 6000만 파운드에 이르는 소고기, 돼지고기, 닭고기, 칠면조고기 제품이 리스테리아균, 대장균, 살모넬라균에 의해 오염되어 리콜 조치를 받았다.

오염된 육류를 섭취하여 생기는 식중독은 심신을 쇠약하게 만드는 질병의 주요 원인이다. 죽은 동물의 사체인 육류는 기본적으로 세균에 감염되기 쉽고, 아무리 강력한 예방 수단을 사용할지라도 안전성을 완전히 보장할 수가 없다. 미국 질병통제예방센터에 의하면 미국에서는 해마다 네 명 중 한 명꼴로 오염된 음식을 먹고 병에 걸린다고 한다. 즉 해마다 7600만 명이 음식으로 인한 질병에 걸리는 것이다.

저단백 식이에 맞게 설계된 인간의 몸

자주 언급되는 '과학적 사실' 중 완전한 단백질을 얻기 위해서는 콩과 쌀처럼 특정 음식을 함께 먹어야 한다는 것이 있다. 이것은 잘못 알려진 사실이다. 몸은 건강 유지를 위해 필요한 단백질을 생산할 때 식품 단백질에 의존하지 않는다.

코끼리나 야생마, 오랑우탄, 황소와 같이 튼튼한 동물은 동물성 단백질도 섭취할 필요가 없다. 인간과 마찬가지로 이러한 동물은 완전 채식 식단, 호흡하는 공기, 늘 쬐는 햇볕, 마시는 물 등을 통해 단백질과 강한 근육을 만드는 데 필요한 분자를 얻는다. 이런 동물에게 동물성 단백질로 된 먹이를 준다면 많은 인간과 마찬가지로 병이 나거나 죽게 될 것이다.

어떤 이들은 인간과 유전자 구성이 거의 유사한 침팬지가 죽은 동물의 살을 먹기 때문에 우리 인간의 유전자 역시 반드시 육류를 섭취하도록 설계되었을 것이라고 주장한다. 하지만 침팬지들은 다른 동물의 고기를 먹지 않는다. 설령 그들이 동물성 단백질을 섭취한다고 하더라도 그 양은 하루에 완두콩 반쪽 정도에 불과하며, 그것도 작은 곤충이지 다른 동물의 살이 아니다. 침팬지의 손과 손발톱, 치아, 소화관을 보면 완전 채식을 하거나 과일만 먹는 동물의 것과 거의 유사하다. 그것은 다른 동물을 사냥하여 갈기갈기 찢은 다음 집어삼키는 육식 동물의 것과는 전혀 다르다.

　어떤 동물이 단백질이 풍부한 음식을 먹어야 하는지 아닌지를 궁극적으로 결정하는 것은 그 동물의 어미에게서 나오는 젖의 성분이다. 인간을 포함한 영장류에게서 나오는 젖에는 단백질이 아주 조금만 들어 있다. 인간의 모유에 포함된 단백질의 함량은 0.8∼0.9퍼센트로, 모든 영장류의 젖 중에서 가장 낮다. 인간의 모유에는 그 밖에도 4.5퍼센트의 지방, 7.1퍼센트의 탄수화물, 0.2퍼센트의 미네랄이 들어 있다. 우유에는 100밀리리터당 3.5그램의 단백질이 들어 있는 반면, 인간의 모유 100밀리리터에는 1그램도 채 안 되는 단백질이 들어 있다. 침팬지, 개코원숭이, 붉은털원숭이, 고릴라 같은 영장류의 모유에 들어 있는 단백질의 함량은 겨우 0.85∼1.2퍼센트에 불과하다.

　인간을 비롯한 영장류의 모유에 들어 있는 소량의 단백질과, 치타 같은 육식 동물의 모유에 들어 있는 다량의 단백질을 비교해 보자. 치타의 모유 1킬로그램에는 99.6그램의 단백질, 64.8그램의 지방, 40.21그램의 락토오스(젖당)가 들어 있다. 비율로 환산하면 9.96퍼센트의 단백질이 들어 있는 것으로, 이는 인간의 모유에 비해 10배가 넘는 양이다. 과연 누가 인간에게 필요한 단백질의 함량이 유아기에는 겨우 1퍼센트 미만이던 것이 성인이 되면서 10~20퍼센트로 급격하게 증가하는 이유를 설명할 수 있을까?

인간의 모유는 갓 태어난 아기에게 필요한 가장 중요하고 균형 잡힌 음식이다. 신생아의 세포가 분열하여 증식하고 몸이 성장하려면 많은 양의 단백질이 필요할 것이다. 혹은 그런 것처럼 보인다. 하지만 바로 그와 같은 인생의 출발점에서 다량의 단백질이 성장하는 아기에게 공급되는 길이 자연스럽게 차단된다. 바로 여기가 인간의 신체가 작동하는 진정한 메커니즘에 대해서 과학이 설명하지 못하는 지점이다.

실제로 아기는 고단백 음식을 따로 섭취해야 할 필요성이 전혀 없다. 왜냐하면 모유와 공기와 햇볕에서 필요한 것을 공급받는 아기는 세포에 의한 단백질 합성을 활성화하고 자신의 인생에서 첫 16개월 안에 체중을 세 배까지 증가시키는 데 필요한 모든 것을 가지고 있기 때문이다. 심지어 아기의 인생에서 가장 왕성한 성장 시기가 지나고 나면 첫 16개월 때만큼 농축된 단백질 식품이 더는 필요하지도 않다. 실제로 1년 정도 모유 수유를 하고 나면 모유에서 단백질의 함량이 더 떨어진다. 이처럼 단순한 사실이 '영양학의 기본 원칙'으로는 설명되지 않는다. 영양학의 기본 원칙에서는 우리가 생존하기 위해서는 날마다 많은 양의 단백질을 섭취해야만 한다고 주장한다.

성인이 되어 몸의 성장이 완전히 멈추면 단백질이 많은 음식을 먹을 필요도 없다. 먹는다면 실제로는 몸의 중요한 기능에 악영향을 미친다. 우리가 가장 왕성하게 성장하는 시기에는 1퍼센트도 채 안 되는 단백질이 필요하다. 그런데 성장이 완전히 멈춘 시기에 영양학자가 권고하는

10~20퍼센트의 단백질이 필요하다고 하는 것은 도무지 이치에 맞지 않는다.

모유에 탄수화물과 지방이 많이 들어 있다는 사실은 우리가 성인이 되었을 때 자연스러운 영양소의 균형이 어떤 것인지에 대한 단서를 제공한다. 과일, 채소, 곡물 등에는 탄수화물이 풍부하다. 우리는 몸에 기본적으로 필요한 지방을 충족하기 위해 올리브, 견과류, 씨앗, 아보카도 등을 먹는 것 외에도 올리브오일이나 코코넛오일 등을 손쉽게 이용할 수 있다.

간과 담낭을 깨끗이 청소하는 것 외에도 나는 여러분의 식단에 고단백 식품이 너무 많은 것은 아닌지 체크해 보기를 권하고 싶다. 때로는 단지 며칠만 그런 음식을 피해도 몸에 유익한 변화가 일어나는 것을 느낄 수 있다.

담석 통증을 유발하는 음식과 음료

달걀, 돼지고기, 기름진 음식, 양파, 가금류, 저온 살균 우유, 아이스크림, 커피, 초콜릿, 감귤류, 옥수수, 콩, 견과류 등은 그 순서대로 담석증으로 고통을 겪고 있는 환자들에게 담낭 통증을 유발하기 쉬운 식품이다.

1968년에 수행된 한 연구 결과에 의하면 담낭 질환을 앓고 있는 모든 환자들의 식단에서 방금 언급한 식품을 모두 제거하자 증상이 사라졌다. 식단에 달걀을 추가하자 93퍼센트의 환자들에게서 담낭 통증 증세가 다시 나타났다. 다음과 같은 증상이 나타나면 담낭 통증을 의심할 수 있다.

— 대개 흉곽 아래쪽에서 발생하는 오른쪽 가슴 통증

— 메스꺼움

— 구토, 가스, 설사

— 트림 지속

— 간과 담낭이 있는 부위를 만지면 매우 따끔거림

— 몸을 구부리지 않고는 걸을 수 없음

— 찌르는 듯한 통증으로 숨을 쉬기가 어려움

— 오른쪽 어깨뼈의 통증

— 어깨뼈 사이 부분의 통증

통증은 찌르는 듯한 것일 수도 있고, 둔하고 무지근한 것일 수도 있다. 밤이 되면 통증은 가장 심해지고, 어떤 자세를 취하더라도 편안하게 잠을 이룰 수가 없을 것이다. 나도 간과 담낭을 청소하기 전에 약 40차례 극심한 통증을 느꼈는데, 3일 밤낮 계속되거나 그보다 더 긴 경우도 있었다.

대부분의 통증은 담석이 담낭관을 통과하거나 총담관을 통해 아래로 내려갈 때 발생한다. 담낭에 감염에 의한 염증이 생기는 것(담낭염)도 강한 통증의 원인이 된다. 하지만 담즙이 담낭으로 역류할 때도 통증이 생길 수 있다. 담즙의 역류에 의하여 담낭이 비정상적으로 팽창하기 때문이다.

무거운 물건을 들어 올리거나 큰 힘을 쓸 때마다 통증이 생기기도 한다. 통증을 유발할 수 있는 식품을 피하는 것은 매우 좋은 생각이다. 담낭 통증을 유발하는 식품은 애초에 그러한 통증의 원인이 되는 담석 생성에 기여하기도 한다.

이 밖에 가공식품이나 저장 식품, 음료수 등도 간 기능을 방해한다. 사우디아라비아의 리야드대학병원에서 수행한 연구 결과에 의하면 사람들의 생활이 유목적인 것에서 정착적인 것으로 바뀌고, 전통적인 식단 대신 서구인들이 즐겨 먹는 패스트푸드나 정크푸드를 먹게 되면서 담낭 수술 횟수가 여섯 배 이상으로 증가했다고 한다.

인공감미료

아스파탐, 네오탐, 스플렌다, 사카린과 같은 인공감미료가 포함된 식품은 간과 담낭, 췌장의 기능을 망가뜨리고 뇌졸중이나 심장마비의 가능성을 급격하게 증가시킨다.

2011년 초에 미국 뇌졸중학회의 세계 뇌졸중 학술회의에서 발표된 연구 결과에 의하면 날마다 다이어트 탄산음료를 마시는 사람들은 전혀 마시지 않는 이들에 비해 심혈관계 질환에 걸릴 위험이 61퍼센트 증가한다고 한다. 흡연, 운동, 음주량, 하루 섭취 칼로리 등을 모두 고려하더라도 말이다.

미국 뇌졸중학회의 국제 담당 대변인인 듀크대학교 뇌졸중센터의 래리 골드스타인Larry Goldstein 박사에 의하면 이전에도 다이어트 탄산음료 섭취와 대사증후군이나 당뇨 사이에 연관성이 있다는 주장이 제기되었다고 한다. 새로운 연구의 저자가 내린 결론은 다음과 같다. "이번 연구를 통해 다이어트 탄산음료가 설탕으로 단맛을 낸 음료를 대체할 수 있는 최적의 제품이 아니라는 주장이 설득력을 얻게 되었다. 다이어트 탄산음료는 뇌졸중, 심근경색증, 혈관 질환으로 사망에 이를 위험이 일반

탄산음료에 비해 더 높은 것으로 보인다."

게다가 다이어트 탄산음료와 가공식품에 들어있는 인공감미료와 식용 색소는 뇌세포 손상과도 연관성이 있다. 미국의 다국적 농업 생물 공학 기업인 몬산토에서 가장 최근 개발한 인공감미료인 네오탐은 잠재적으로 뇌 손상을 일으킬 위험이 아스파탐보다 더 크다. 몬산토는 아스파탐에 대한 자신들의 특허 기간이 만료되었기 때문에 다른 종류의 합성 감미료를 새로 만들 수밖에 없었다.

아스파탐과 마찬가지로 네오탐은 대사 작용을 통해 독성 포름알데히드와 기타 독성 물질로 바뀐다. 이 때문에 그것은 심각한 신경 독성 손상, 면역 독성 손상과 연관이 있다. 미국 식품의약국은 네오탐을 인간이 섭취했을 때의 안전성을 입증할 만한 단 하나의 독립적인 연구 결과도 없는 상태에서 그것을 사용하는 것을 승인했다. 설상가상으로 네오탐 사용에 아무런 제한도 없다. 식품 제조업자들은 어떤 식품이나 음료에도 네오탐을 사용할 수 있다. 그리고 소비자에게는 그가 먹고 마시는 식품에 네오탐이 들어 있는지 아닌지 알 수 있는 어떠한 단서도 제공되지 않는다. 자신과 가족의 건강은 스스로 지켜야 하는 것임을 명심하기 바란다. 나는 만일의 경우를 대비하여 껌, 식탁용 감미료, 향이 첨가된 물, 무가당 식품과 음료수, 다이어트 탄산음료, 요리용 소스, 어린이용으로 제조된 약, 요구르트, 시리얼 등을 사용하거나 먹지 말 것을 강력하게 권고한다.

덴마크에서 수행된 최근 연구에서는 다이어트 탄산음료가 장기에 지방을 축적시켜 그 기능을 상실하게 한다는 사실을 발견했다. 연구원들은 이 달콤한 음료수가 간이나 심지어 뼛속에 숨어 있는 더 위험한 지방을 증가시킨다는 사실을 밝혀냈다. 보통의 탄산음료를 즐겨 마시는 사람도 그렇지 않은 사람에 비해 콜레스테롤 수치가 11퍼센트 증가한다.

임신 중인 여성이 인공감미료를 섭취하면 태아의 발달에 지장을 주어 아기가 유산되거나 기형아를 낳을 수 있다. 인공감미료는 DNA를 심각하게 손상하여 아기가 태어난 이후에도 건강에 문제가 발생할 수 있다. 지금까지 수행된 많은 연구 결과에서 아스파탐 한 가지 만으로도 자폐 스펙트럼 장애, 신경 장애, 선천성 결함, 위장 장애, 비만 같은 심각한 문제를 일으키는 원인이 된다는 사실을 확인했다.

지나친 알코올 섭취는 담즙과 혈액 모두에 장기간 탈수 증세를 일으키고 간에 지방이 축적되게 한다. 많은 양의 설탕을 섭취하는 것도 이와 똑같은 효과가 있다. 특히 탄산음료와 가공 주스에는 많은 양의 설탕이 들어 있다.

1700년에 사람들이 평균적으로 소비하던 설탕의 양은 1년에 4파운드(약 1.8킬로그램) 정도였다. 2009년에는 미국인의 절반 이상이 1년에 무려 180파운드(약 82킬로그램)의 설탕을 소비했다. 대부분의 설탕은 청량음료, 과일 주스, 스포츠 드링크, 거의 대부분의 가공식품, 아침 식사 대용으로 먹는 시리얼, 아이스크림, 푸딩, 빵, 소시지, 통조림 등에 숨어 있다. 심지어 대부분의 유아용 조제 분유에도 탄산음료 한 캔과 맞먹는 양의 설탕이 들어 있다. 아기들이 먹는 식품에 설탕을 넣는 것은 그들로 하여금 설탕에 중독되어 성인이 되어서도 평생 정크푸드와 탄산음료를 찾게 하기 위해서다.

심장 질환은 아직까지도 가장 중요한 사망 원인이다. 미국 심장협회지인 『혈액 순환 저널 *The Journal Circulation*』에 최근 발표된 연구 결과에 의하면 탄산음료 한 캔을 날마다 마시는 것은 심장마비를 일으키는 원인이 될 수 있다고 했다. 340밀리리터짜리 탄산음료 한 캔에는 최소한 10티스푼만큼의 설탕이 들어 있다. 하버드 공중보건대학의 영양 역학 교수이면서 연구 논문의 주요 필자인 프랭크 후 Frank Hu 박사에 의하면 설탕의 농도가 그 정도로 높으면 심장 질환의 독립적인 위험 인자가 될 수 있다고 했다. 이 연구에서는 4만 2833명의 남성을 22년 동안 추적 관찰했는데, 하루에 340밀리리터짜리 탄산음료 한 캔씩을 마시는 남성의 경우 심장마비를 일으킬 위험이 무려 20퍼센트나 증가했다. 또한 하루에 탄산음료를 두 캔씩 마시면 그 위험은 42퍼센트나, 세 캔씩 마시면 69퍼센트나 증가했다.

연구 논문의 공동 집필자인 월터 윌렛 Walter Willett 박사는 CBS 뉴스와 나눈 대담에서 다음과 같이 말했다. "우리 몸이 당분에 지속적으로 노출되면 혈당 수치가 높아져서 많은 양의 인슐린이 분비된다. 이것이 오래 지속되면 심장마비와 당뇨의 위험이 매우 높아진다."

인공감미료를 제외하면 설탕만큼 수많은 질병의 원인이 되는 가공식품은 아마 없을 것이다. 사탕무나 사탕수수 등을 원료로 만들어져 수천 가지의 여러 식품에 들어가는 설탕은 자연을 거스르는 비정상적인 식품이다. 따라서 그것은 몸의 생화학적 특성과 신진대사에 많은 변화를 가져온다.

설탕이 원인인 질병은 중요한 것만 꼽아도 수십 가지가 있다. 그중 하나가 담석 생성이다. 오늘날의 어린이들은 실로 엄청난 양의 설탕을 섭취한다. 이것은 왜 그렇게 많은 이들이 아직 젊은 나이임에도 불구하고 간에 담석이 생기는지를 설명해 준다. 정상적인 경우라면 그렇게 어린 나이일 때부터 담석이 생성되지는 않는다. 나는 간 청소를 통해 수백 개의 담석을 배출하고 건강을 되찾은 어린 환자들을 많이 만났다. 채소와 과일, 복합 탄수화물로 구성된 균형 잡힌 채식 위주의 식사를 한다면 어린이들에게는 담석이 잘 생기지 않는 것이 정상이다.

우리가 모르는 정제 소금의 위험

천일염이나 암염은 최고의 미네랄 공급원이다. 천일염에는 최소한 72가지 이상의 미네랄이 들어 있는 반면, 정제염에는 오직 나트륨과 염소라는 두 가지 원소만 들어 있다.

인간의 몸을 구성하는 84가지의 원소 중에서 72가지의 원소는 천연 식품을 통해 보충해야 한다. 정제되지 않은 소금에는 이 72가지의 원소가 완벽한 비율로 이온 상태로 들어 있다. 이온 상태의 미네랄은 쉽게 소화되거나 흡수되어 몸에서 일어나는 수백 가지의 필수적인 대사 과정에 이용된다.

미량 원소의 결핍이 발생하면 세포는 그런 무기물 이온을 다루는 능력을 상실한다. 이것은 우리 몸에 끔찍한 결과를 초래한다. 몸의 세포는 단지 1분간만 이온 평형이 무너져도 터져 버린다. 이것은 신경 장애, 뇌 손상, 근육 경련을 일으키고, 세포의 재생 시스템을 붕괴시킨다.

바닷물을 증발시켜 만든 천일염이 몸속에 들어가면 체액이 세포막과 혈관벽, 신장의 사구체 등을 자유롭게 통과할 수 있게 된다. 혈액에서 천연 소금의 농도가 증가할 때마다 소금은 주변의 조직에 있는 체액과 자연스럽게 결합한다. 이것은 다시 세포가 비옥한 세포내액으로부터 더 많은 영양소를 얻을 수 있도록 해 준다. 게다가 건강한 신장은 이렇게 염분이 함유된 체액을 아무런 문제 없이 제거할 수 있다. 이와 같은 활동은 몸속 체액의 농도가 균형을 유지하는 데 필수적이다.

반면에 정제 소금은 이렇게 체액과 미네랄이 자유롭게 이동하는 것을 방해하여 관절, 림프관, 림프절, 신장 등에 체액이 축적되어 고이도록 만든다. 따라서 정제 소금은 몸에서 쉽게 제거되지 않으며, 그로 인해 부종과 셀룰라이트(부분 비만)의 원인이 된다. 정제 소금이 30그램만 축적되어도 3리터 정도의 물이나 체액을 붙잡아 둔다. 몸에 체액이 고이면 폐색이 일어나고 장기와 조직에 탈수증이 생긴다.

정제 소금의 탈수 효과는 담석 생성, 신장 결석, 체중 증가, 고혈압 등을 비롯한 여러 질환을 일으킬 수 있다. 이를 근거로 대부분의 의사들은 고혈압 환자나 비만 환자에게 나트륨 섭취를 줄이라는 조언을 한다. 하지만 지금까지 염화나트륨이 고혈압의 직접적인 원인임을 보여 주는 과학적인 연구 결과는 전혀 없다. 따라서 이와 같은 의사들의 조언이 오히려 심각한 문제를 일으킬 수도 있다.

실제로 음식물을 통해 충분한 양의 나트륨을 공급받지 못하면 몸은 반드시 그것을 지키기 위한 노력을 한다. 우리 몸은 혈액 속에 정상적인 양의 나트륨이 유지되도록 하기 위해 혈액 내 수분 함량을 증가시킨다. 이 때문에 혈압이 올라가고, 이는 고혈압의 원인이 된다. 다시 말해서 나트륨 섭취를 줄이라는 의사의 조언을 곧이곧대로 믿어서는 안 된다는 것이다.

몸은 또한 탄수화물을 제대로 소화하려면 소금이 필요하다. 침과 위액이 탄수화물 식품의 섬유소 부분을 분해하려면 천연 소금이 있어야 한다. 용해되어 이온 상태로 존재하는 소금은 소화 과정이 원활히 진행되도록 돕고 위장관을 살균하는 기능을 한다.

공장에서 만들어지는 정제 소금은 이와는 반대되는 기능만 한다. 정제 소금 제조업자들은 소금이 수분을 재흡수하는 것을 막기 위해 건조제 같은 화학 물질과 표백제를 첨가한다. 정제 소금에 들어가는 첨가 물질로는 수산화알루미늄, 페로시안화나트륨, 인산칼슘, 스테아르산 등여러 가지가 있다. 화학 물질에 대한 개개인의 민감도에 따라 이것의 일부는 몸에서 독성 물질의 역할을 하거나 그렇지 않을 수도 있다. 또한 대부분의 정제 소금에는 아이오딘(요오드)이 첨가되어 있다. 이것은 해독되지 않을 경우 갑상선에 손상을 줄 수 있다.

이렇게 여러 가지 화학 물질을 첨가하는 과정을 거치더라도 정제 소금은 더 이상 몸속 체액과 적절하게 섞이거나 결합할 수 없다. 따라서 정제 소금은 몸에서 일어나는 대부분의 기본적인 화학 작용과 대사 작용을 약화시키는 역할을 변함없이 하게 된다. 심지어 염화나트륨과 결합한 화학 첨가물이 세포가 충분한 양의 나트륨을 사용할 수 없도록 방해할 수도 있다.

정제 소금은 아직까지도 수천 가지의 가공식품에 들어간다. 미국인의거의 절반 정도가 체액 저류에 의해 고통을 겪고 있는데, 많은 양의 정제소금 섭취가 영향을 주었다고 볼 수 있다.

소금이 공업적으로 생산되기 전에는, 즉 자연적으로 채취한 것만 있을 때는 지구상에서 가장 귀한 것이었다. 심지어 그것은 금보다도 더 귀한 대접을 받았다. 고대의 켈트족은 신체의 주요 장애, 정신 장애, 심한 화상, 그 밖의 질병을 치료하기 위해 소금을 사용했다. 연구 결과에 의하면 바닷물에는 면역 반응을 잃게 하는 '수분-전해질 불균형'뿐만 아니라 수많은 건강상의 문제를 제거하는 효과가 있다고 한다. 제5장에 더 자세한 설명이 있다.

최근에 와서 소금은 매우 나쁜 평판을 얻었다. 이제 그것은 콜레스테롤이나 햇볕처럼 우리가 두려워해야 할 대상으로 여겨진다. 많은 의사들이 환자에게 나트륨 섭취를 줄이고 소금이 많이 들어간 음식을 피하라고 경고한다. 이 조언이 정제 소금에 대한 것이라면 실제로 매우 적절하다. 하지만 나트륨 함량이 적은 식품이나 무염식을 먹으면 무기물 결핍이나 미량 원소 결핍 위험이 증가한다. 무기물 결핍은 심장마비나 뇌졸중 발생 위험을 증가시키는 등 많은 건강 문제를 일으킬 수 있다. 따라서 충분한 양의 나트륨을 섭취하지 않으면 훨씬 더 위험한 문제에 직면하게 된다.

미국 온타리오주 해밀턴의 맥마스터대학교에서 수행된 연구에서는 이미 심장 질환이나 당뇨를 앓고 있는 3만 명의 환자들을 상대로 나트륨 섭취량에 대한 조사를 했다. 연구원들은 소금을 너무 적게 먹으면 좋은 점보다는 나쁜 점이 많다는 사실을 발견했다. 하루 권장 섭취량의 두 배 이상인 4000~6000밀리그램 정도의 나트륨을 섭취하는 환자들은 뇌졸중이나 심장마비에 걸릴 위험이 가장 적었다.

2011년 『미국 의학협회지』에는 그간의 연구 결과를 분석한 자료가 실렸는데, 이에 따르면 안전한 소금 섭취량에 대한 미국 보건 당국의 가이드라인이 매우 위험하며, 질병과 사망 위험을 심각하게 높인다는 사실이 밝혀졌다. 보건 당국에서는 하루 섭취 나트륨이 2300밀리그램보다 적어야 하고, 고혈압이나 심장 질환의 위험이 있는 이들은 1500밀리그램을 넘지 않아야 한다고 권고한다. 그러나 나트륨을 적게 섭취하면(하루 2000~3000밀리그램) 심혈관계 질환이나 심부전에 의한 사망 위험이 20퍼센트나 증가한다.

코크란 리뷰 ─ 6250가지의 유사한 연구 결과를 이용한 메타 분석으로, 2011년 미국 심장협회가 발간하는 『고혈압Hypertension』에 발표되었다 ─ 에서도 소금 섭취량을 줄이는 것이 심장 질환이나 뇌졸중 등에 의한 사망을 감소시킨다는 사실을 밝혀 내지 못했다. 다음 해에 발표된 연구에서는 소금 소비량을 줄이는 것이 실제로는 심장 질환에 의한 사망 위험을 증가시킨다고 밝혀냈다.

너무 많은 양의 소금(하루에 8000밀리그램 이상)을 섭취하는 것은 너무 적게 섭취하는 것과 비슷하게 위험하다. 어느 정도의 소금을 섭취해야 하는지는 몸이 알아서 판단하도록 내버려 두어야 한다. 고농도 가공식품(인공감미료에 의해 짠맛이 가려진 식품)이 포함된 비정상적 식단이 아닌 한 토할 것 같은 느낌 없이 나트륨을 과다 복용하는 것은 실제로 거의 불가능하다. 특히 정제 소금에 비해 나트륨 함량이 최소한 50퍼센트 이상 적게 들어 있는 천연 소금일 경우 더욱 그러하다.

천연 소금을 먹으면 수분-전해질 균형을 깨뜨리지 않으면서 몸에서 필요한 염화나트륨과 다른 무기물을 충족할 수 있다. 자연적인 형태의 칼륨이 식단에 적절하게 포함되어 있다면 천연 소금에 들어 있는 소량의 나트륨으로 인해 해를 입지 않을까 하는 걱정은 할 필요가 전혀 없다.

칼륨이 특히 많이 들어 있는 식품으로는 바나나, 살구, 아보카도, 근대, 코코넛, 코코넛워터, 호박씨, 리마콩, 감자, 늙은 호박, 시금치 등이 있다. 하지만 몸의 칼륨 수치가 정상 수준 이하로 떨어지면 천연 소금을 섭취하더라도 수분-전해질 불균형을 초래할 수 있다.

안전하고 건강한 칼륨 수치를 유지하려면 그것의 결핍을 초래하는 것은 피하거나 섭취를 최소화해야 한다. 그러한 것으로는 설탕, 고과당 시럽, 감자튀김, 야채튀김, 짠맛 나는 치즈 스낵, 프레첼 과자, 통조림, MSG가 들어간 식품, 탄산음료, 하루 한 잔 이상의 커피나 녹차(카페인은 잦은 소변을 유도하여 칼륨 수치를 떨어뜨릴 수 있다), 지나친 알코올 섭취(강력한 이뇨 작용) 등이 있다.

천일염은 햇볕에 자연 건조를 하여 만든 것으로서, 유용한 성분을 많이 가지고 있다. 그러나 바닷물 자체가 오염되었을 수 있으므로 독성 중금속과 화학 물질이 없는 것인지 확인해야 한다.

수분 부족

많은 이들이 스스로 그런 상태임을 잘 모른 채 수분 부족(탈수증)으로 고통을 겪는다. 수분 부족이란 몸을 구성하는 세포가 기본적인 대사 과정에 필요한 충분한 양의 수분을 공급받지 못하는 상태를 말한다. 다음과 같은 것이 수분 부족을 야기한다.

— 수분 섭취량 부족. 하루에 여섯 잔 이상의 깨끗한 물을 마셔야 한다
— 커피, 홍차, 탄산음료, 맥주, 와인 등과 같이 이뇨 작용이 있는 음료를 많이 마시는 경우. 녹차나 페퍼민트 같은 허브차는 이뇨 작용을 하지 않지만, 카페인이 제거된 커피나 차는 매우 산성이 강하고 카페인이 들어 있는 것보다도 더 위험하다
— 육류, 매운 양념, 향신료, 매우 짠 음식, 초콜릿, 설탕, 니코틴, 마약, 탄산음료, 에너지 드링크, 인공감미료 등을 반복적으로 소비

— 스트레스

— 대부분의 의약품

— 과도한 운동

— 과식과 지나친 체중 증가

— 장시간 텔레비전 시청

— 똑같은 자세로 같은 장소에 몇 시간씩 앉아 있는 경우

위에서 열거한 것은 모두 혈액을 탁하게 하는 효과가 있으며, 따라서 세포가 수분을 포기하도록 강제한다. 세포에서 빠져나온 수분은 혈액을 맑게 하는 데 이용된다. 하지만 세포는 곧 자멸을 피하기 위하여 세포막의 두께를 증가시키는 방법으로 다시 수분을 끌어당기기 시작한다.

진흙처럼 찐득한 물질인 콜레스테롤은 스스로 세포벽에 달라붙어 세포가 수분을 잃어버리는 것을 방지한다. 이러한 긴급 조치로 당분간 세포의 생명을 유지시킬 수는 있지만, 세포가 수분과 영양소를 새로 흡수하는 능력은 떨어진다.

흡수되지 못한 수분과 영양소의 일부는 세포를 둘러싸고 있는 결합조직에 축적된다. 이로써 몸이 붓고, 발, 넓적다리, 복부, 신장, 얼굴, 턱, 눈가, 팔 등에 물이 차며, 체중이 심각하게 증가할 수 있다. 이와 함께 혈장과 림프액이 탁해지면서 림프관과 림프절에 폐색이 시작된다. 또한 수분 부족은 담즙의 자연스러운 흐름에도 악영향을 미쳐 담석 생성을 촉진한다.

홍차나 커피를 비롯한 대부분의 음료에는 모두 신경을 자극하는 물질인 카페인이 들어 있다. 카페인은 혈액 속에 쉽게 침투할 수 있다. 이 때

문에 지나치게 섭취하면 강력한 면역 반응이 일어날 수 있고, 몸은 이에 대응하여 자극적인 이 물질을 제거하려고 한다. 카페인은 부신을 자극하여 스트레스 호르몬인 아드레날린과 코르티솔을 혈액 속으로 분비하도록 유도한다.

그 결과 갑자기 에너지가 넘치는데, 이것을 보통 '투쟁-도피 반응'이라고 부른다. 이러한 이름이 붙은 것은 이 반응이 위협적인 상황에 맞서 싸우거나 도망가려는 것이기 때문이다. 하지만 이렇게 몸을 각성시키는 자극제를 정기적으로 섭취하면 자연스러운 몸의 방어 반응이나 생존 반응이 남용되어 그 효과는 점점 떨어진다. 스트레스 호르몬은 그것 자체로 독성이 강한 화합물이기 때문에 이것이 거의 지속적으로 분비되면 혈액의 화학 조성을 변화시키고 면역 체계, 내분비계, 신경계에 심각한 손상을 줄 수 있다. 따라서 몸의 방어 반응이 점점 약해지면서 감염이나 기타 질병에 취약해진다.

진한 커피 한 잔을 마시고 나서 갑자기 힘이 넘친다고 느끼는 것은 카페인 때문이 아니라 면역 체계가 카페인을 제거하려고 시도하기 때문이다. 하지만 그것이 많이 반복되어 지나치게 흥분하거나 억제된 면역 체계는 산성 신경독소인 카페인을 몸에서 제거하는 데 필요한 아드레날린과 코르티솔을 더 이상 공급하지 못하게 된다. 상황이 이 정도가 되면 이제 커피를 한두 잔 마셔도 아무런 효과가 없다고 말하면서 더 강한 자극을 받기 위해 섭취량을 늘린다. 그들은 보통 "커피가 너무 마시고 싶어 미치겠다"라고 하는데, 카페인의 진정한 위험을 잘 나타내는 말이다.

신경독소인 카페인을 제거하려면 세포가 자신이 가지고 있는 수분의 일부를 희생시켜야 한다. 이 때문에 커피, 홍차, 콜라 등을 자주 마시면 세포에 탈수증이 생긴다. 우리가 한 잔의 홍차나 커피를 마시면 몸은 그 안에 있는 자극제를 제거하는 데만 두세 잔 정도의 수분을 동원해야 한다. 그리스, 터키, 키프로스 등의 지중해 연안 국가에서는 커피를 주문하면 카페인에 의한 탈수증을 예방할 수 있도록 물을 한 잔 같이 가져다준다. 나는 좋은 커피 한 잔을 즐기고 싶다면 그것을 마시기 전이나 후에 충분한 양의 물을 함께 마시기를 권한다.

청량음료, 의약품 등 무엇이든 자극제가 될 만한 것을 섭취할 때도 똑같이 충분한 양의 물을 함께 마셔야 한다. 일반적으로 자극제가 되는 것은 담즙, 혈액, 소화액 등에 탈수 현상을 일으킨다.

그렇다고는 해도 카페인이 정말로 독성을 나타내는 것은 간에서 적절한 해독을 하지 못했을 때뿐이다. 이런 일은 보통 간에 폐색이 있거나 너무 많은 양의 카페인을 한꺼번에 섭취했을 때 일어난다. 나는 다른 곳에서도 종종 녹차의 장점에 대해서 많이 이야기한다. 녹차의 찻잎에는 많은 섬유질이 함유되어 있다. 이 섬유질은 6~8시간 동안 천천히 카페인을 배출한다. 반면 찻잎을 발효해서 만드는 홍차는 카페인을 한 번에 배출하여 몸을 지나치게 자극하고, 혈압과 혈당 수치를 높이며, 앞서 말한 스트레스 호르몬의 분비량을 증가시킨다. 짧은 시간 안에 너무 많은 양의 녹차나 커피를 마시는 것도 이와 유사한 부작용을 일으킨다.

마지막으로 피곤할 때 카페인에 의존하는 것은 해로울 수 있음을 덧붙인다. 그러나 몸에 이미 활력이 넘치고 에너지가 충만할 때는 카페인으로 인한 피해가 매우 적거나 전혀 없다. 예컨대 피곤한 사람이 기운을 차리려고 커피를 마시면 몸을 지나치게 자극하여 이미 부족한 상태인 에너지를 바닥낸다. 반면 활력이 넘치고 컨디션이 좋은 상태에서 한 잔의 커피를 마시면 카페인이 에너지를 고갈시키는 효과가 거의 없다. 이 것은 깨끗하고 활력이 넘치는 간에서 카페인을 잘 처리할 수 있기 때문 이다.

저지방 식품을 '가장 좋은 건강식품'인 양 광고하는 것은 서구 선진국 사람들 사이에서 간과 담낭의 질병이 지속적으로 증가하는 데 대한 책 임을 일정 부분 져야 한다. 오늘날에는 단백질 함량이 높은 식품이 체력 과 활력을 증진시키는 데 결정적인 기여를 하는 것처럼 광고하는 반면, 지방에 대해서는 관상동맥성 심장 질환을 비롯한 수많은 만성 질병을 일으키는 장본인인 것처럼 낙인을 찍어 왔다.

20세기 초반만 해도 심장마비는 전 세계 어디에서나 매우 희귀한 질 병이었다. 그 이후로도 1인당 지방 섭취량은 거의 제자리걸음이었다. 하 지만 단백질 섭취량은 제2차 세계대전 이후로 부유한 국가의 사람들 사 이에서 가장 급격하게 증가했다.

선진국 사람들의 단백질 과잉 섭취는 전례 없이 많은 순환계 질병을 비롯하여 심장마비에 의한 사망률을 급증시켰다. 이와 비교하여 서구 문화의 영향을 받지 않아 대부분 채식 위주의 식생활을 하는 소수 민족 사이에서는 이러한 질병의 발생 빈도가 매우 낮다. 실제로 『미국 의학협 회지』에 발표된 보고서를 보면, 채식 위주의 식생활을 하면 심장마비의 원인이 되는 모든 혈전의 생성을 97퍼센트까지 방지할 수 있다고 한다.

채식 위주의 균형 잡힌 식단에는 많은 양의 지방이 포함될 수 있다. 하 지만 그것이 해로운 트랜스지방산에 의해 오염되어 있지 않는 한 혈액과 림프액의 순환계에 해로운 영향을 미치지는 않는다. 이와는 대조적으로 동물성 단백질을 과잉 섭취하면 간 속의 혈관(동양혈관)이 폐색되고, 이것은 간내담관에서 담석이 생기는 원인이 된다.

간내담관에 담석이 있으면 간에서 생산되는 담즙의 양이 감소한다. 이렇게 되면 몸에서 지방을 소화하는 능력이 떨어진다. 그 결과 소화 장애와 체중 증가를 비롯한 신체적 불편이 뒤따른다. 의사는 이와 같은 증상이 있는 환자에게 지방 섭취를 줄이라고 조언한다. 하지만 좋은 의도에서 한 조언으로 인해 담낭 속 담즙을 비워 내는 것이 더욱 어려워진다. 그로 인해 담낭에서 담석이 만들어지고, 지방을 소화하는 것이 더욱 힘들어지며, 결국에는 유용한 필수 지방과 지용성 비타민이 결핍되는 상태에 이른다. 또한 이것은 간에서 콜레스테롤을 더욱 증가시키고, 그로 인해 더 많은 담석이 생겨난다.

음식물을 통해 흡수하는 지방의 양이 줄어들수록 상황은 더욱 악화된다. 하지만 더 이상 지방을 정상적으로 소화할 수 없기 때문에 몸의 기본적인 기능은 악순환에 빠져든다. 대부분의 경우 이러한 악순환을 멈출 수 있는 유일한 방법은 간과 담낭에서 모든 담석을 제거하고 지방 섭취량을 정상적인 수준까지 서서히 증가시키는 것뿐이다.

유지방에 대한 오해

저지방 우유는 이러한 악순환이 시작되게 하는 주범 중 하나다. 자연적인 상태에서 지방을 제거하지 않은 우유에는 우유 단백질을 소화하는 데 필요한 적절한 양의 지방이 포함되어 있다. 우유에서 많은 양의 지방을 제거하고 나면 우유 단백질과 남아 있는 유지방을 소화하는 데 필요한, 적절한 양의 담즙을 분비하는 담낭이 충분한 자극을 받지 못한다. 따라서 우유 단백질과 남아 있는 유지방이 적절하게 소화되지 않은 상태로 위장관을 통과한다. 이 과정에서 많은 양의 단백질이 부패하고 지방은 산패한다.

이 모든 것이 심각한 림프관 폐색을 유발한다. 조제분유를 먹는 아기들의 배가 종종 불룩하게 솟아오르는 것도 이와 같은 폐색이 있음을 보여 준다. 이런 아기들은 배앓이로 고통을 겪는 경우가 많으며, 얼굴이 갸름한 대신 달덩이처럼 동그랗고, 팔다리와 위장이 부풀어 있다. 또한 감기 같은 감염에 취약하고, 수면 장애가 있으며, 자주 운다. 소화되지 않은 우유나 조제분유로 인해 아주 어린 아이들의 간에 담석이 생기기도 한다. 심지어 우리가 흔히 구입하는, 지방을 제거하지 않은 우유에도 자연 상태의 것에 비해 지방 함량이 적기 때문에 대부분의 사람들이 우유를 제대로 소화하지 못한다.

우유를 계속 먹어야 하는지 심사숙고할 필요가 있다! 아직도 우유를 건강식품이라고 여긴다면 반드시 짚고 넘어가야 할 문제가 많이 있다. 2007년 6월 『하버드 매거진 *Harvard Magazine*』에 실린 조너선 쇼우 Jonathan Shaw 의 기사에 의하면 오늘날 우리가 먹는 우유는 더 이상 자연이 제공하는 완전식품이 아닐 수 있단다. "현대의 우유"라는 제목의 이 기사에서는 의사이면서 과학자인 간마아 Davaasambuu Ganmaa 박사와 그의 동료들이 하버드 공중보건대학에서 수행한 연구 결과를 다루었다. 쇼우는 다음과 같이 썼다. "간마아 박사와 그의 동료들은 42개 국가 사람들의 식생활과 암에 관한 2002년의 연구에서, 유제품을 가장 많이 소비하는 국가에서 전립선암과 고환암의 발병 비율이 가장 높다는 사실을 발견했다. 간마아 박사가 2005년에 진행한 유사한 연구에서는 유방암, 난소암, 자궁암 역시 마찬가지 연관성이 있다는 사실을 밝혀냈다."에스트로겐과 기타 성장 인자가 이와 같은 호르몬 의존적 암의 발병과 연루되어 있는 것으로 보인다.

간마아 박사는 상업적으로 생산된 우유에 함유되어 있는 호르몬 수치는 건강에 해로울 수 있는 반면, 자연적으로 생산된 우유에는 그와 같은 해를 입히기에는 호르몬 수치가 너무 낮다는 사실을 발견했다. 몽골과 일부 개발도상국에서는 계절과 시기를 가려 가면서 우유를 짜는 전통이 아직까지 남아 있다(1920년대까지는 서구 국가에서도 그러했다). 쇼우의 기사에 따르면 "소가 임신한 초기 3개월 동안, 즉 호르몬 수치가 낮을 때만 우유를 생산하게 했다"라고 한다. 몽골에서처럼 소를 이렇게 관리하며 생산한 원유에는 연구진들이 일본에서 상업적으로 생산된 우유에서 발견한 것에 비해 프로게스테론의 함량이 겨우 10분의 1 정도였다.

오늘날 사육되는 젖소들은 임신 기간이 끝나면 바로 새로운 임신을 하게 된다. 이것이 바로 젖소들이 생산하는 우유에 생물학적으로 활성화된 호르몬이 많아지게 하는 주된 원인이라고 간마아 박사는 설명했다. 오늘날의 낙농장에서는 가능한 한 많은 양의 우유를 오랫동안 생산하려고 부심한다. 이것이 소의 건강에 어떤 영향을 미치는지, 혹은 그렇게 생산된 제품을 아무 의심 없이 사 먹는 소비자의 건강에는 어떤 영향을 미치는지에 대해서는 크게 관심을 두지 않는다.

한 잔의 우유를 마시면서 각종 처방약의 혼합물을 함께 마시기를 원하지 않는다면 상업적으로 생산된 우유 제품을 멀리하는 것이 최선의 방책이다. 최근 『농업과 식품 화학 저널Journal of Agricultural and Food

Chemistry』에 발표된 연구 결과에 의하면 우리가 마시는 우유 한 잔에는 최대 20가지의 항생제, 베타 차단제, 항간질제, 진통제, 호르몬이 들어 있다고 한다. 여기에 참여한 연구원들에 의하면 젖소, 염소, 모유에서 이러한 잔류 약물이 검출되는데, 동물이나 사람의 질병을 치료하기 위해 사용한 수많은 약물이 이것의 근원이라고 한다.

의약품

가장 먼저 밝혀 두고 싶은 것은 합성 의약품 중에 안전한 것은 없다는 점이다. 모든 의약품은 몸의 자연스러운 기능이나 치유 과정을 억누르거나 자극하여 증상을 다루도록 고안되었다. 그렇기 때문에 단기적으로든 장기적으로든 부작용이 일어나게 되어 있다.

예를 들어 우리 몸은 특정한 독소나 병원체에 대항하기 위해 특별한 면역세포와 항체를 생산한다. 그러나 아세트아미노펜(타이레놀)이나 이부프로펜(에드빌) 같은 해열제는 이러한 몸의 자연스러운 치유 시스템을 교란한다.

몸의 자연스러운 치유 과정은 감염이나 염증, 더 많은 면역세포를 만들어 내기 위한 발열, 땀 흘리기, 에너지를 아껴서 치유에 전념하기 위한 식욕 부진이나 기력 상실 등 여러 증상으로 나타날 수 있다. 몸이 이러한 치유 과정을 완수하지 못하도록 중단시키면 간 손상과 같은 심각한 결과가 초래될 수 있다. 의약품은 수많은 제형과 강도로 투여할 수 있지만, 의사들이 특정 환자에게 어떻게 투여하는 것이 올바른지를 모두 정확히 알 수는 없다. 이 때문에 반드시 투약 오류가 발생할 수밖에 없다. 특정한 약의 유효 성분에 대하여 환자의 몸이 얼마나 빠르고 효과적으로 반응할지, 또는 얼마 만에 흡수되어 대사 작용을 일으킬지를 판단하는 것은 불가능한 일이다. 바로 이러한 점 때문에 투약 오류는 사망의 주요 원인이 된다.

그 다음으로 밝혀 두고 싶은 것은 거의 모든 의약품은 질병의 증상을 없애는 데 목적이 있지 질병 그 자체를 없애는 것은 아니라는 점이다. 의약품은 질병의 증상을 억누르거나 완화할 뿐이며, 근본적인 원인에 대해서는 전혀 손도 대지 않는다. 이 때문에 환자의 몸속에서는 만성 질환이 자라나고, 약물에 대한 의존성은 높아져 간다. 어떤 경우에는 처음에 복용한 약의 부작용을 다스리기 위해 다른 종류의 약을 복용해야 할 때도 있다.

이렇게 계속 커져 가는 악순환이 언제까지 계속될지는 아무도 예측할 수 없다. 모든 사람이 각자 다르게 반응하기 때문이다. 몸이 튼튼한 사람이라면 안에서부터 망가져 가는 것을 한동안 느끼지 못할 수도 있고, 몸이 약하거나 병력이 있는 사람이라면 불편함을 좀 더 빨리 느낄 수도 있다.

체력이 강하든 약하든 모든 합성 의약품은 반드시 간에서 분해되고 해독되어야 하는 것이다. 하지만 우리의 간은 인공적인 화학 물질을 다루도록 설계되어 있지 않다. 따라서 그러한 의약품에 주기적으로 노출되면 그것의 독성 효과로 인해 간은 고통을 겪는다. 간이 독성 물질과 해로운 물질을 제거할 수 있는 유일한 통로는 담즙이다. 약물의 독성은 담즙 구성 성분의 자연스러운 균형을 무너뜨린다. 바로 이 점 때문에 합성

의약품은 간내담관과 담낭에서 담석이 형성되는 주요 원인이 된다.

타이레놀이나 에드빌과 같은 특효약은 통증(실제로는 몸을 치유하는 과정에서 중요한 역할을 한다)을 잠재우는 데 탁월하다. 하지만 그런 특효약은 몸에서 가장 영향력이 큰 기관인 간을 파괴하는 데도 큰 역할을 한다. 이러한 약이 잠시 고통을 잊게 할지는 몰라도 그것에 계속 의존하다 보면 몸은 점점 쇠약해지고 질병이 잦아지면서 결국 죽음을 맞이하게 될 수도 있다.

무용지물인 '약물 안전성 규제'

의약품에는 또 다른 중요한 문제점이 있다. 미국 식품의약국은 엄격한 규제 덕분에 미국산 의약품이 전 세계에서 가장 안전하다고 거듭 장담한다. 그럼에도 실상은 정반대로 흘러간다. 미국 의약품의 80퍼센트가 해외에서 수입한 재료로 만들어지며, 그중 절반 정도는 식품의약국의 감시를 받지 않는 해외 설비를 통해 생산된다.

2009년에 "걱정스러운 의약품 해외 생산"이라는 제목의 기사가 「뉴욕 타임스」에 실렸다. 이 기사에 의하면 항생제, 알레르기 치료제, 당뇨병 약제, 고혈압 치료 약제 등의 주요 의약품 생산에 사용되는 대부분의 재료가 거의 모두 중국이나 인도에서 독점 생산되는 것이란다. 오하이오주의 셰로드 브라운Sherrod Brown 상원 의원은 "해외 위탁 생산의 경우 제대로 규제를 할 수 없기 때문에 공급 중단, 위조 의약품, 심지어 생화학 테러가 발생할 수 있는 여지를 남겨 놓는 맹점이 있다"라는 말을 남겼다.

「뉴욕 타임스」의 기사에 의하면 "미국 식품의약국에 보고된 1154개의 복제 의약품 생산 시설 가운데 단지 13퍼센트만 미국 안에 있고, 43퍼센트는 중국에, 39퍼센트는 인도에 있다"라고 한다. 전체 미국인의 절반이 날마다 처방된 약을 복용하고 있기 때문에 위조 의약품, 오염되거나 변형된 의약품에 의한 추가적 손상은 상상도 할 수 없을 정도다.

이러한 추세와 관련하여 가장 걱정스러운 것은 문제를 해결하기 위한 노력이 거의 없다는 점이다. 예를 들어 인도에서 생산된 더러운 헤파린(혈액 응고 저지 작용이 강한 물질) 약제로 인해 2008년에 미국에서만 최소한 81명이 목숨을 잃었다. 이것의 유효 성분 약제는 중국에서 만들어졌다. 현재는 약품 재료의 원산지를 추적하는 것마저 더욱 어려워졌다. 심지어 안전하게 생산된 헤파린 약제도 출혈에 의한 사망, 간 손상, 신경 장애, 골다공증 같은 심각한 부작용을 일으킬 수 있다.

「뉴욕 타임스」의 기사에 따르면 "식품의약국의 어떤 데이터베이스에는 미국으로 의약품을 수출하는 해외 생산 시설이 3000개 정도라고 하고, 또 다른 자료에는 그것이 6800여 개라고 한다. 둘 중 어느 것이 정확한 자료인지는 아무도 모른다. 그리고 제품 포장지에는 미국에서 생산된 것이라고 표시되어 있지만, 자세히 들여다보면 해외에서 생산된 약을 미국에서 알약으로 포장만 한 제품도 상당수 있다"라고 한다.

다시 말해서 의약품에 대한 안전 규제가 거의 무용지물이나 마찬가지라는 것이다. 따라서 약을 복용하고 있는 이들이라면 생명을 담보로 러시안룰렛 게임을 하고 있는 것이라 할 수 있다. 심지어 약을 먹고 부작용이 생겨도 그것이 약의 정상적인 독성 때문인지, 아니면 약 제조 과정에서 독성 물질이나 세균 등에 오염되었기 때문인지 원인을 파악하기도 어렵다.

위생 상태 개선, 건강에 대한 높아진 인식, 적당한 운동, 균형 잡힌 식사를 통해 예방 가능한 사망의 주요 원인은 날로 줄어드는 추세인 반면, 처방약 복용으로 인한 사망은 점차 기하급수적으로 늘어나고 있다. 이러한 사실은 미국 질병통제예방센터에서 공개한 자료를 분석한 「로스앤젤레스 타임스」의 기사를 통해 밝혀졌다.

「로스앤젤레스 타임스」가 분석한 2009년 통계에 의하면 현재 처방약에 의해 목숨을 잃는 사람이 불법적인 약물이나 교통사고로 죽는 사람보다 더 많다고 한다. 2009년 한 해만 해도 3만 7485명이 처방약에 의해 목숨을 잃었다고 한다. 같은 기간 교통사고로 인한 사망자는 3만 6284명이었다. 확실히 처방약 복용은 자동차 운전보다 더 위험해 보인다.

게다가 현재 자낙스, 바이코딘, 옥시콘틴, 소마 같은 유명 처방약을 남용하다가 사망한 사람이 헤로인이나 코카인으로 인한 사망자보다도 더 많다.

이 분석 기사에서 가장 걱정스러운 것은 40대 사망자 수가 가장 많다는 것뿐만 아니라, 10대 청소년이나 노년층 역시 이 새로운 위험에서 자유롭지 못하다는 점이다. 2010년 4월 21일 「볼티모어 선」에는 "조용한 전염병, 수백만 명의 생명을 위협하는 처방약 남용"이라는 제목의 기사가 실렸다. 낸시 로젠코엔 박사는 이 기사에서 다음과 같이 밝혔다. "처방약 남용의 위험이 기하급수적으로 증가하고 있다. 1992년에서 2002년 사이에 처방전 발행 건수는 61퍼센트 증가했다. 그러나 아편제 약물의 처방전 발행 건수는 400퍼센트나 증가했다. 아편제 약물은 모든 처방전 남용의 3/4을 차지한다. 지난 2008년 영화배우 히스 레저　　　　가 약물 과다 복용으로 사망했다. 검사 결과 그의 혈액에서 바이코딘(하이드로코돈), 옥시콘틴(옥시코돈), 바리움(디아제팜), 자낙스(알프라졸람) 등의 약물이 검출되었다. 이것은 모두 합법적인 아편제 약물이다.”

미국 질병통제예방센터의 자료를 보면 이처럼 불안한 추세가 사실임을 확인할 수 있다. 즉 1999년에서 2006년 사이에 아편제 약물의 독성에 중독되어 병원 치료를 받은 경우가 65퍼센트나 증가한 것이다. 이 자료에 의하면 중독 환자의 1/3이 해당 약물을 처음으로 사용한 것이 바로 처방약을 통해서였다.

우리는 의학적 치료가 이로운 점보다는 해로운 점이 많은 시대에 살고 있다. 따라서 자신의 건강을 스스로 책임져야 하는 상황에 놓여 있다. 질병에 대한 몸의 자연스러운 반응은 고려하지 않은 채 마법의 탄환(약물)을 이용하여 질병의 증상을 없애려고만 하는 치료는 의학적 재앙의 근본 원인이다. 주변의 친척이나 지인들을 둘러보면 반드시 한두 가지의 질병을 앓고 있으면서 그것 때문에 처방약을 복용하고 있는 사람이 있을 것이다. 누구든 지병 하나쯤 가지고 있는 것이 너무나 정상적으로 보이는 세상이다.

질병의 원인은 고려하지 않은 채 단지 그 증상만 없애는 것은 솔깃한 방법이기는 하다. 그러나 그런 임시방편의 위안은 돌이킬 수 없는 약물 중독의 근본 원인이 된다. 모든 약은 뇌를 비롯한 몸의 모든 부분의 생리적 특성을 바꾸어 놓는다. 이 때문에 실제로 우리는 태어나는 첫날부터 약물에 중독되는 셈이라 할 수 있다.

아기들에게 접종하는 백신에는 최대 63가지의 독성 물질과 방부제가 함께 들어 있다. 여기에는 발암성 포름알데히드, 항생 물질, 금속 성분 등이 포함되어 있다. 이러한 백신을 접종한 아이들이 청소년이 되면 상당수가 불안하고 혼란스러운 감정을 느낀다. 그들 뇌의 쾌락 중추가 더 이상 도파민, 세로토닌, 엔도르핀 같은 호르몬을 정상적으로 분비할 수 없는 상태에서 그들이 행복감과 마음의 평화를 갈망하기 때문이다. 이런 이유로 그들은 헤로인이나 코카인 같은 마약이나 이와 비슷한 성분을 가진 합성 의약품에 일시적으로 빠져들기도 한다.

모든 진통제, 항우울제, 항정신병약, 항불안제, 구토 방지제, 항편두통제는 마치 환각제처럼 뇌에서 조절 체계의 정상적인 균형을 무너뜨린다. 최근 『영국 의학 저널』에 발표된 한 연구에 의하면 미국 요양원에서 해마다 최소한 1800명의 치매 환자가 항정신병약으로 목숨을 잃는다고 한다. 일반적으로 치매 환자에게는 항정신병약을 투여하지 않는 것이 정상이다. 하지만 많은 의사와 요양원 관리자가 치매 환자들에게 이 약을 투여한다.

영국 알츠하이머 소사이어티의 연구 책임자인 앤 코벳 Anne Corbett 박사는 이 연구와 관련하여 다음과 같이 말했다. "치매 환자들 중에서 항정신병약을 투여해야 하는 경우는 매우 제한적이다. 투여를 하더라도 규정된 환경에서 해야 하며, 12주 이상은 안 된다. 이 약은 대부분의 치매 환자에게 좋은 점보다 해로운 점이 훨씬 더 많다." 물론 이 연구는 치매 환자들만을 대상으로 한 것이다. 하지만 수백만 명의 다른 사람들, 특히 정신분열증 환자들에게도 이례적인 항정신병약이 사용되고 있다. 이 약은 사회에서 '쓸모없는' 수천수만 명의 사람들을 제거하는 살상 무기 역할을 한다. 혹은 적어도 그들의 상태를 더 악화시키거나, 이 약이 초래하는 참혹한 부작용을 치료하기 위해 환자들로 하여금 더 많은 돈을 쓰게 하는 역할을 할 뿐이다. 스탠포드의과대학과 시카고대학교의 2011년 연구 결과에 의하면 많은 항정신병약이 기대하는 효과를 내지 못하고, 다른 질병을 일으키는 원인이 되며, 의료비를 증가시킨다고 강조했다. 연구원들은 2008년 한 해 동안 거의 1700만 명의 미국인들이 항정신병약 치료를 받으면서 총 100억 달러에 이르는 엄청난 비용을 지불했다는 사실을 밝혀냈다. 얼마나 많은 이들이 이런 식으로 학대를 당하면서 죽거나 심각한 고통을 겪었는지 상상하기란 쉽지 않다. 식품의약국의 허가 아래 심리적으로나 정신적으로 문제를 겪고 있는 사회 일원들을 대상으로 한 '집단 학살'은 마치 나치 독일이 저지른 유대인 박멸을 연상시키기에 충분하다.

아빌리파이, 자이프렉사 같은 항정신병약, 프로작 같은 항우울제처럼 정신에 변화를 주는 약물은 한 사람의 인생을 위험에 빠뜨릴 뿐만 아니라, 다른 사람도 위태롭게 만든다. 사람은 저마다 천차만별이다. 그렇기 때문에 어떤 사람의 뇌 화학 물질과 성격이 여러 독성 물질에 의해 어떻게 변할지는 누구도 예측할 수가 없다.

2010년 저명한 의학 저널인 『플로스 원』에 "타인에 대한 폭력과 처방약"이라는 제목의 한 연구 결과가 발표되었다. 이 연구에서는 타인에 대한 폭력적 행동이 세로토닌 촉진 효과가 있는 항우울제 사용과 연관 있는, 심각한 약물 부작용의 영향임을 밝혀냈다. 또한 도파민의 유용성을 증가시키는 다른 약물에서도 비슷한 부작용이 나타난다는 사실을 발견했다. 가장 위험한 일부 약물은 자살이나 살인 충동(가령 학생 총기 난사 사건을 일으키는 것과 같은 충동)과도 연관 있다.

일반적으로 환각 유발제나 처방약을 복용하는 이들은 더 좋은 기분을 느끼거나 우울함이나 스트레스에서 벗어나기를 원한다. 약물을 반복적으로 사용하다 보면 애초의 동기는 사라지고 그것을 복용하는 데만 온통 마음이 빼앗길 정도로 뇌 화학 물질에 변화가 찾아온다. 약물을 사용할 때 좋은 점은 도파민의 분비로 쾌감이 밀려온다는 것이다. 그는 그 쾌감을 기억해 둔다. 그리고 그것이 반복되기를 원한다. 머지않아 그는 약물에 모든 생각을 집중한다. 그 결과 그의 인생은 황폐해지고, 직업, 가족, 모든 사회적 관계에도 그 영향이 미친다.

이러한 약물 중 하나를 사용할 때 처음 몇 번은 도파민의 효과가 매우 크고 신속하게 전달된다. 하지만 사람의 뇌는 정상적인 도파민의 활동성을 감소시킴으로써 이러한 불균형에 반응한다. 따라서 약물에 의한 희열이 지나고 나면 다시 공허감과 우울감이 찾아온다.

어떤 약이든 반복적으로 사용하면 도파민의 활동성이 감소한다. 하지만 우리가 쾌감을 느끼는 것은 뇌가 도파민을 생산하고 분비하는 능력에 달려 있다. 따라서 뇌의 도파민 생산 시스템은 약물 복용량을 아무리 늘리고 자주 사용하더라도 약물에 중독된 사람이 쾌감을 느끼는 것을 더 이상 허용하지 않는다.

처방약과 관련한 딜레마는 그 범위가 매우 넓다. 로젠코엔 박사는 다음과 같이 말했다. "백악관 마약정책국에 의하면 처방약은 오늘날의 10대 청소년들이 대마초 다음으로 선택하는 마약이다. 실제로 미국의 12학년 학생들이 가장 많이 사용하는 10가지 마약류 중 7가지가 처방약이었다. 고등학교 고학년 학생의 40퍼센트 이상이 '정상적인 방법으로 매우 편리하게' 진통제를 손에 넣을 수 있다고 보고되었다. 또한 붙잡히게 되더라도 그들은 처방약 사용이 길거리에서 구한 마약 사용에 비해 덜 부끄러운 것이라고 여긴다고 한다. 이것은 마약의 대체품으로 처방약을 선택하는 것이 좀 더 안전하게 느껴진다고 말하는 부모들의 인식을 반영한다."

최근 하버드대학의 연구 결과에 의하면 플라시보가 항우울제에 비해 효과는 전혀 뒤떨어지지 않으면서 끔찍한 부작용도 없다고 한다. 이것이 알려지자 항우울제가 집중적인 비난을 받고 있다. 2012년 2월 19일에는 "우울증 치료: 플라시보 효과가 있는가?"라는 제목의 프로그램이 미국 CBS에서 방송되었다. 여기에서는 무해한 플라시보 알약의 효과에 비해 아무런 장점도 없는 위험한 항우울제 약물을 수많은 사람들로 하여금 사용하도록 하기 위해 거대 제약 회사와 미국 식품의약국이 종종 사용해 온 사기 수법이 밝혀졌다.

나는 자신이나 다른 어떤 사람이 항우울제를 복용하고 있다면 이 한 편의 동영상을 꼭 시청해 보라고 강력하게 권하고 싶다. 하버드대학의 연구 결과에 의하면 사람들의 기분을 좋아지게 한 것은 우울증 치료약이 아니라 플라시보 효과였다.

미국인들 중 대략 2000만 명이 치료 목적이 아닌 다른 이유로 처방약을 사용한 경험이 있다. 하지만 의약품을 광범위하게 사용함으로써 생긴 문제로는 중독성 약물 남용만 있는 것이 아니다. 2003년에 기존의 연구 자료를 분석한 결과에 따르면 미국 내 병원에서만 해마다 10만 6000명이 약물 부작용으로 목숨을 잃는다고 한다. 또한 병원에서 약물 부작용을 경험하는 사람은 연평균 2200만 명이 넘는다고 한다. 이 분석 결과를 통해 의료 사고에 의한 연 평균 사망자 수가 78만 3936명이라는 사실이 밝혀졌다. 약물 부작용에 의한 사회적 비용만 해도 1360억 달러가 넘는다. 이것은 심혈관 질환이나 당뇨 치료에 들어가는 비용보다도 훨씬 많은 것이다.

『미국 의학협회지』는 1998년에 자체 연구 결과를 발표하면서 결론을 다음과 같이 내렸다. "미국 내 병원에서 심각하고 치명적인 약물 부작용이 발생하는 빈도가 극도로 높은 것으로 판명되었다." 하지만 이처럼 엄청난 문제가 공식적으로 알려지고 조사를 진행한 이후에도 변한 것은 그리 많지 않다. 좀 더 최근인 2010년 『뉴잉글랜드 의학협회지New England Journal of Medicine』의 분석에서는 환자의 안전성을 개선하려는 지난 수년간의 노력에도 불구하고 건강 관리 시스템이 이전과 다름없이 여전히 위험하고 생명을 위태롭게 한다는 사실을 발견했다.

위에서 언급한 데이터에는 전문의가 아닌 일반 의사에 의해 보고된 약물 부작용과 그것에 따른 사망자 수는 전혀 포함되어 있지 않다. 게다가 식품의약국은 전문의들에게 모든 약물 부작용을 1퍼센트에서 10퍼센트 사이로만 보고하도록 허용한다. 따라서 의원성 질환(의료 행위로 발생한 건강상의 장애)과 정확한 사망자 수는 기록된 것보다 훨씬 더 많을 것이다.

2011년 2월 11일 미국 과학 전문 잡지인 『디스커버 매거진Discover Magazine』에는 의약품의 문제를 다룬 기사가 하나 실렸다. 이것을 쓴 진 렌저Jeanne Lenzer와 섀넌 브라운리Shannon Brownlee는 현대 의학의 기만행위를 다음과 같이 적절하게 묘사했다.

"캘리포니아에 있는 '효과적인 환자 간호를 위한 모임'이라는 비영리 단체에서는 최근에 여론 조사를 실시했다. 여기에 응한 800명 중 65퍼센트가 자신이 받는 의료 서비스의 대부분이 과학적 근거를 가지고 있다고 생각한다고 응답했다. 그들이 현실을 알게 된다면 아마 큰 충격을 받을 것이다. 2007년 저명한 비영리 비정부 조직인 '의학원Institute of Medicine'에서 소집한 전문가 위원회는 의사들이 수행하는 의료 행위와 수술, 투약, 검사 등에 대해 내리는 결정 중 적절하고 효율적이라고 여겨지는 것의 비율은 절반에도 훨씬 못 미친다고 평가했다. 나머지는 의사의 개인적인 추측, 이론, 관례에 근거해 있으며, 제약 회사나 의료 장비 회사의 이해가 상당히 많이 반영되어 있다. 의사들은 새로운 장비를 들여 놓거나 수술을 집도하거나 처방전을 쓸 때, 종종 환자들만큼이나 무지하다. 많은 의사들이 채택한 수술법, 의료 장비, 검사 방법, 의약품 역시 놀라울 정도로 빈약한 정보에 기대어 있다."

"보건 의료 연구와 질 관리 기구Agency for Healthcare Research and Quality가 2001년에 발표한 보고서에 의하면 해마다 77만 명 이상의 미국인이 예기치 못한 부작용을 비롯한 약물 문제로 고통을 겪거나 사망하는데, 그 중 일부는 적절한 연구가 수행되었다면 피할 수 있는 것이었다."

믿기 힘들겠지만 미국 보건복지부의 웹사이트에 가면 이 보고서를 발견할 수 있다. 모든 의료 당국이 현대 의학에서 기인한 중대한 위험을 은폐하려고만 하는 것은 아니다.

이 모든 것에서 얻을 수 있는 교훈은, 의사들이 의약품의 안전성을 장담하더라도 곧 복용할지도 모를 처방약이 내게 심각한 해를 입히거나 죽음으로 몰아가지는 않을 것이라고 보장할 만한 과학적 근거가 전혀 없을 수도 있다는 점이다. 수많은 이들이 아스피린 한 알, 항생제 한 알, 혈당약 한 알, 진통제 한 알을 먹고 응급실로 실려 온다면 제약 회사가 광고하는 약의 효과와 관련하여 실제로는 객관적이고 과학적인 근거가 전혀 없다는 사실이 명확해진다. 질병의 증세를 화학적으로 억제하는 것에 대해서 사람들은 제각기 예상할 수 없는 방식으로 반응한다. 모두 알다시피 몸의 자연스러운 치유 메커니즘을 거부하거나 가로막는 것은 매우 위험하다.

종양을 더욱 치명적으로 만드는 항암제

지난 20년 동안 나는 악성 종양의 크기를 줄이기 위해 사용하는 항암 화학 요법, 방사선 치료, 혈관 생성 억제제 같은 일반적인 암 치료법이 종양을 더욱 공격적으로 만들고 몸의 다른 부위에서도 암을 발생시킬 수 있다는 이른바 '터무니없는 주장'을 해 왔다. 그로 인해 나는 수년 간 상당한 조롱과 비웃음, 중상모략을 받아야만 했다. 이 주제와 관련하여 내 주장을 담은 책을 낼 때마다 노골적인 살해 협박을 받았다.

미국 국립암연구소의 웹사이트에는 다음과 같은 글이 있다. "혈관 생성 억제제는 종양 세포를 직접 공격하는 것이 아니라, 혈관의 성장을 억제하는 매우 특별한 암 치료제다. 혈관 생성 억제제는 보조적인 암 치료법인 항암 화학 요법과 병행하여 사용할 때 일부 암에 대하여 가장 효과적이다." 하지만 2012년 미국 국립보건원의 지원을 받은 연구 결과는 암과 싸우는 이 약의 효과가 실제로는 왜 그렇게 오래가지 못하고 치명적인 결과를 초래하는지 새로운 실마리를 제공했다. 이 연구에서는 상대적으로 작고 성장 속도도 느리며 피막으로 둘러싸여 해롭지 않은 종양까지도 제거하거나 그 크기를 줄이기 위해 사용하는 공격적인 치료법이 오히려 몸 전체에 걸쳐 더 공격적인 암을 만들어 낸다는 사실을 밝혀냈다. 이 연구는 2012년 1월 17일 자 『암세포*Cancer Cell*』에 발표되었다. 이에 따르면 처음 생긴 악성 종양을 둘러싸고 있는 일단의 작은 세포층이 암이 성장하고 전이되는 것에 대항하는 중요한 차단막 구실을 한단다. 상대적으로 새로운 항암 치료제인 혈관 생성 억제제는 종양으로 공급되는 혈액을 차단함으로써 주피세포라 불리는 이 세포들을 약화시키거나 파괴한다.

세계 각지에서 모인 과학자와 종양학자들은 종양세포에 영양을 공급하는 혈관의 생성을 차단함으로써 영구적으로 종양을 축소할 수 있을 것이라고 보았다. 그들은 이것이 판도라의 상자를 여는 결과를 초래하고 암을 무서운 존재로 만든다는 점을 잘 몰랐던 것이다.

암의 현명한 행동

전체론적 관점과 진정한 과학적 시각에서 볼 때, 앞서 말한 과학자들의 가정은 치명적인 오류를 안고 있다. 나는 몸이 균형 잡힌 상태로 돌아가려는, 즉 항상성을 되찾으려는 최후의 치유 시도가 바로 암이라는 점을 줄기차게 주장해 왔다. 이 새로운 연구는 암이 가장 진보적이고 정교한 몸의 방어 메커니즘이라는 사실을 명확하게 증명해 보였다.

이 연구에서는 종양에 공급되는 혈관의 생성을 차단함으로써 암을 축소하는 치료법이 종양을 더욱 공격적으로 만들고 온몸으로 퍼져 나가게 만든다는 사실을 발견했다. 다시 말해서 몸은 암이 통제 불능이 되어 몸의 다른 부분으로 쳐들어가는 것을 막기 위해 집요하게 일부러 새로운 혈관을 성장시키는 것이다. 독자들은 아마도 몸이 왜 이런 행동을 하는지 궁금해할 것이다.

모든 암세포는 정상세포가 혐기성세포(산소를 사용하지 않고도 생존하거나 성장할 수 있는 세포)로 변한 것이다. 다시 말해서 폐색으로 인해 정상세포로 공급되는 산소가 극히 빈약해지면 그 세포는 산소를 사용하지 않고도 에너지를 생산하면서 생존을 유지하기 위해 돌연변이를 일으킬 수밖에 없다는 것이다. 몸은 이렇게 폐색된 세포에 대한 산소 공급을 증가시키고 암이 진행되고 전이되는 것을 막는 주피세포를 지원하기 위해 반드시 새로운 혈관을 만들어야만 한다. 따라서 이러한 혈관을 파괴하도록 고안된 현대의 의학적 접근법은 역효과를 낳을 수밖에 없고, 매우 위험한 발상이다. 주류 의학의 일반적인 암 치료법은 몸이 사용하는 치유 수단(몸은 특정한 악성 종양을 고립시켜서 치유가 가능한 상태로 만들고, 그것이 통제 불능 상태가 되어 몸 전체로 퍼져 스스로 증식하는 것을 막는다)을 파괴한다.

항암제는 암세포뿐만 아니라 암이 퍼져 나가는 것을 차단하는 세포마저 파괴한다. 또한 암세포와 정상세포에 산소를 운반하는 혈관까지도 파괴한다. 방사선 치료와 항암제는 암을 치료하는 것이 아니라 명백하게 암을 유발하는 치료법이다. 이 때문에 그것은 암세포가 몸의 거의 모든 부위에서 성장하도록 만든다. 시중에는 약 450가지의 항암제가 출시되어 하나같이 날개 돋친 듯 팔려 나가고 있다. 모든 항암제는 우리 몸에 매우 강한 독성을 내뿜는다. 이것에서 기대할 수 있는 것이라고는 엄청난 수의 새로운 암이 몸의 이곳저곳에 발생한다는 것뿐이다.

　항암 화학 요법, 혈관 생성 억제제, 방사선 치료 등이 종양의 크기를 상당히 줄인다는 사실에는 의심의 여지가 없다. 하지만 그것은 엄청난 비용이 들어갈 뿐만 아니라, 여러 새로운 암을 만들어 내기도 한다. 이러한 치료법을 이용한 생물학적 집단 학살은 수십억 개의 죽은 암세포와 주피세포뿐만 아니라, 격앙되거나 손상된 세포와 혈관까지 남겨 놓는다. 그만큼 공격적이고 치명적인 새로운 암이 발생할 가능성이 엄청나게 증가한다.

　이렇게 해서 생긴 새로운 암은 검사 장비를 통해 바로 발견되기에는 그 크기가 너무 작다. 이 때문에 치료를 끝낸 의사들은 얼마간 자랑스럽게 "완치되었습니다!"라는 말을 하고 환자에게서 손을 뗀다. 그러나 1, 2년이 지나면 이 암세포가 검사 장비로 발견될 수 있을 정도로 자란다. 이제 의사는 환자에게 이렇게 말한다. "불행하게도 당신의 암이 재발했고, 이제는 다른 부위로도 전이되었습니다."

　앞의 연구를 통해 우리는 항암 화학 요법, 혈관 생성 억제제, 방사선 치료와 같은 현재의 접근법이 암을 공격적이고 치명적인 것으로 만들어 환자의 생존 확률을 심각하게 떨어뜨린다는 사실을 새로이 알게 되었다.

　이 연구 보고서의 선임 저자이자 미국 보스턴 소재 베스 이스라엘 디코니스 메디컬 센터Beth Israel Deaconess Medical Center의 기질생물학과장이며 하버드 의과대학 교수인 라그 칼루리Raghu Kalluri 박사는 새로운 연구에서 실제로는 주피세포를 목표물로 해서 종양의 성장을 막을 수 있는지를 알아내려고 했다. 이것은 혈관 생성 억제제로 종양의 성장을 막으려는 것과 같은 방법이다. 어쨌든 주피세포는 혈관을 감싸고 있으면서 그것의 성장을 돕는 맥관 구조의 중요한 부분이다. 칼루리 박사와 그의 연구 팀이 우연히 발견한 것은 아주 놀라우면서 정말로 충격적이었다.

베스 이스라엘 디코니스 메디컬 센터와 하버드 의과대학의 보니 프레스콧 은 「암의 확산을 막아 주는 종양: 주피세포가 암의 전이를 막는다는 역설적인 발견」이라는 논문을 통해 이 연구가 의미하는 엄청난 결과에 대해 좀 더 상세하게 설명했다. 프레스콧은 "이것을 유방암에 적용해 본 칼루리 박사와 그의 동료들은 주피세포의 수를 60퍼센트 감소시키자 유방암 종양의 부피가 25일 만에 30퍼센트 감소하는 것을 발견했다"라고 밝혔다.

이 정도로 눈에 띄게 종양이 작아진 것은 암의 성장을 저지하거나 늦추었음을 의미한다. 따라서 현대 의학의 관점에서 보면 이것은 매우 바람직한 결과이며, 종양학자들은 이러한 접근법을 암 치료의 돌파구로 묘사해 왔다. 하지만 연구원들은 주피세포의 60~70퍼센트를 파괴하자 2차 종양인 폐종양의 크기가 세 배 이상 커지는 것을 발견했다. 이것은 종양이 전이되었음을 의미한다.

칼루리 박사는 다음과 같이 말했다. "단지 종양의 크기가 줄어드는 데만 관심을 둔다면 결과는 대성공이다. 하지만 만약 전체적인 그림을 본다면 종양의 혈관 성장 억제가 암의 진행을 통제하지는 못한다는 것을 알 수 있다. 실제로 암은 제거된 것이 아니라 퍼져 나갔다."

신장암과 흑색종에 대해서도 같은 실험을 반복하여 여러 종류의 암에서 자신이 발견한 것을 재차 확인한 칼루리 박사는 다음과 같이 결론을 내렸다. "크기가 커도 주피세포에 의해 피막이 잘 형성된 종양은 전이될 가능성이 낮다. 반면 같은 종류의 크기가 작은 종양이라도 주피세포에 의한 피막이 부실하다면 오히려 전이될 가능성이 높다는 사실이 밝혀졌다."

이 모든 것은 종양을 축소하는 것이 과연 치료의 바람직한 목표가 될 수 있는지에 대해 의문을 제기한다. 이런 상상을 해 보자. 우리 몸에 악성 종양이 생겼다는 진단을 받았고, 의사에게서 자신이 권하는 치료를 받으면 종양의 크기를 30퍼센트 정도 줄일 수 있지만, 동시에 다른 부위에 2차 종양이 생겨날 가능성이 무려 300퍼센트나 높아진다는 상상 말이다!

전통적인 항암 치료를 들여다보면 질병 자체보다도 치료 행위가 훨씬 더 파괴적인 결과를 가져온 사례로 가득하다. 앞서의 연구에서 보았듯이 몸이 종양의 성장을 돕기 위해 새로운 혈관을 만들어 내는 것은 절대로 무모하거나 무책임한 것이 아님을 알 수 있다. 그와 반대로 몸은 어떤 환경에서도 생존할 수 있는 최고의 방법을 추구하기 위한 탁월한 지혜와 물리적 수단을 갖추고 있다.

몸이 만들어 낸 종양 세포를 공격하는 것은 몸을 공격하는 것과 마찬가지다. 의사와 환자가 암세포를 어떤 대가를 치러서라도 반드시 파괴해야만 하는 악마 같은 괴물로 간주한다면 상황은 더욱 나빠진다. 암을 진단받고 치료를 진행하는 것은 굉장한 스트레스를 유발하고, 몸의 모든 부분에 나쁜 영향을 미친다. 죽음에 대한 두려움은 스트레스 호르몬이 끊임없이 분비되도록 만든다. 이 호르몬은 소화 기능과 면역 체계를 무너뜨리며, 주피세포를 지원하는 혈관을 비롯한 그 밖의 중요한 혈관을 수축시킬 만큼 강력하다.

앞에서 언급한 새로운 연구에서는 주피세포를 파괴하는 것이 몸의 다른 부분에서 2차 종양이 급격하게 증가하는 것과 관련 있음을 증명했다. 몸은 기계가 아니라 살아 있는 생명체다. 따라서 그것은 우리가 생각하고 느끼고 드러내는 모든 감정과 생화학적 변화에 반응한다. 어느 정도이든 몸을 위협하는 것은 그것의 치유 능력을 위태롭게 한다.

암은 우리가 생각하는 것 이상으로 깊은 의미와 목적을 가지고 있다. 암의 진정한 목적을 무시함으로써 이와 같이 엉뚱한 방향에서 접근하는 항암 치료법이 나왔다. 몸은 암을 자신의 통제 아래에 두면서 그것으로 하여금 축적된 독성 물질과 노폐물을 소탕하는 임무를 완수하게 한다. 그리고 그것이 다른 곳으로 퍼져 나가지 않게 한다. 이를 위해 몸은 자신이 원래부터 가지고 있던 생존 메커니즘과 치유 체계를 사용한다.

과학자들은 약 130개의 다양한 유방암 종양 샘플을 검사하고, 주피세포의 상태와 질병의 예후를 비교해 본 후 다음과 같은 사실을 발견했다. 종양의 주피세포 수가 적은 샘플일수록 암이 다른 곳으로 더 빨리 퍼져 나갈 뿐만 아니라, 5~10년간 생존하는 비율이 20퍼센트 이하로 매우 낮다는 사실을 말이다.

항암제를 이용한 치료 이후에 암이 전이될 위험이 증가하는 정확한 메커니즘을 알고 싶다면 그들의 연구 결과를 따로 검토해 보기를 권한다. 나는 이들의 연구가 지금까지 수행된 어떤 연구보다도 중요하다고 생각한다. 이런 믿음을 가지고 있는 사람이 나 혼자만은 아닐 것이라고 확신한다.

나는 악성 종양을 단기간에 축소하기 위해 항암제를 사용하거나 방사선 치료를 받는 것이 아무런 의미가 없다고 생각한다. 이런 치료법은 이미 존재하고 있던 암을 몹시 공격적이고 치명적인 것으로 바꾸며, 몸의 다른 곳에 새로운 암이 생겨나도록 만들기 때문이다.

항암 화학 요법 치료를 받은 뒤 남게 된 죽은 암세포가 암의 전이를 촉발한다는 의심스러운 가능성에 대해 현재(2012년) 미국 버밍햄의 앨라배마대학교 종합암센터와 화학과의 과학자들이 조사를 하고 있다. 이 대학 혈액종양내과 조교수이면서 이 연구의 공동 수석 연구원인 캐트리 셀랜더Katri Selander 박사는 다음과 같이 말했다. "항암 화학 요법으로 암세포를 죽임으로써 살아남은 암세포를 더욱 공격적으로 만드는 DNA 구조를 우리가 의도하지 않게 만들어 내는 것은 아닐까? 이것은 받아들이기가 정말로 쉽지 않은 생각이다."

몇 년 전 미국의 유명한 종양학자가 말기 폐암으로 고통을 겪고 있는 부인에게 간 청소가 도움이 되는지 묻기 위해 내게 연락해 온 적이 있다. 그의 말에 의하면 부인은 지난 6년간 모든 종류의 최신 항암 화학 요법으로 치료를 받았지만 아무런 소용이 없었다고 한다. 항암 화학 치료를 받을 때마다 더 많은 악성 종양이 간과 뼈로 전이되었다고 한다. 독자들은 이미 그 이유를 알 것이다. 나는 그에게 암이 그렇게까지 진행되어 더는 잃을 것이 없는 상태일지라도 간과 혈액과 조직에 축적된 독소를 제거함으로써 상황을 반전시킬 수 있을 것이라고 말해 주었다. 독소를 제거하고 나면 더 이상 종양이 존재할 이유가 없기 때문이다.

그는 부인의 첫 번째 간 청소 과정을 직접 지켜보면서 결과를 기록했다. 그는 부인이 3일간 무려 2500개의 담석을 쏟아 냈다는 결과를 내게 알려 왔다. 그 정도는 나도 거의 들어보지 못한 것이었다.

4주가 지나자 그는 부인의 간과 뼈에 있던 종양이 완전히 사라졌으며, 왼쪽 폐에 아주 작은 종양 하나만 남았다고 알려 주었다. 나는 담석이 더 이상 나오지 않을 때까지 간 청소를 계속하도록 권했다. 그는 또한 부인이 새로운 사람이 된 것 같다고도 했다. 오랫동안 고생해 오던 변비가 사라졌고, 피부도 다시 젊어 보이며, 창백하고 핼쑥한 모습은 더 이상 찾아볼 수가 없다고 했다. 그는 그녀가 20년 전과 같은 활력을 되찾았을 뿐만 아니라, 암 진단을 받은 이후로 빠져 있던 심각한 우울증도 말끔히 사라졌다고 했다.

호르몬 대체 요법과 피임약

여성은 남성에 비해 담석이 생길 위험이 네 배 이상 높다. 특히 피임약을 사용한 적이 있거나 현재 사용하고 있는 여성, 그리고 호르몬 대체 요법을 쓰고 있는 여성의 경우에 더욱 그러하다. 『미국 산부인과 저널 *American Journal of obstetrics and gynecology*』에 발표된 연구 결과에 의하면 경구피임약이나 다른 에스트로겐 제제를 사용하는 여성은 담석이 생길 가능성이 두 배 이상 높다고 한다. 피임약과 호르몬 보충제에 들어 있는 여성 호르몬인 에스트로겐은 담즙 내 콜레스테롤을 증가시키고 담낭의 수축을 약화시킨다. 따라서 이러한 에스트로겐 효과는 간과 담낭에 담석이 생겨나게 하고, 두 장기의 기능을 약화시켜 다른 여러 질병을 일으키는 원인이 된다.

이 밖에도 여러 연구에서 호르몬 대체 요법이 담석의 생성이나 담낭 수술의 위험을 두세 배 증가시킨다는 결과가 나왔다. 2005년 『미국 의학협회지』에 실린 연구에서는 모든 호르몬 대체 요법이 이러한 위험을 증가시키지만, 에스트로겐과 프로게스테론을 함께 사용할 때보다 에스트로겐을 단독으로 사용할 때 더 위험하다는 사실이 발견되었다. 지나친 양의 에스트로겐은 간 기능을 손상하고, 중성지방의 양을 증가시킬 수 있다. 중성지방은 콜레스테롤 담석이 생성될 위험을 증가시킨다.

최근의 연구 결과를 살펴보아도 호르몬 대체 요법이 심장에 부정적인 영향을 미치고 유방암 발병 위험을 증가시킨다는 사실을 확인할 수 있다. 이런 점으로 미루어 보건대 호르몬 대체 요법이 대부분의 폐경기 여성에게 그리 매력적인 선택은 아닌 것으로 보인다. 초창기 연구에서도 호르몬 대체 요법 약품에 들어 있는 아세트산 메드록시프로게스테론과 같은 황체 호르몬제(월경을 조절하는 스테로이드 약제)가 담석 형성과 연관 있음을 보여 주었다.

드로스피레논 성분이 함유된 피임약은 잠재적으로 생명을 위태롭게 한다. 미국 식품의약국은 이런 피임약을 사용하는 여성에게는 혈전(정맥 혈전색전증) 생성의 위험이 있다고 평가한 두 건의 2011년 연구 결과를 검토한 뒤 웹사이트에 다음과 같은 경고 문구를 집어넣었다. "현재 드로스피레논이 함유된 피임약을 사용하는 여성에게는 혈전 생성의 위험성을 반드시 고지해야 한다."

일반적으로 처방받는 피임약을 사용할 경우 그것을 사용하지 않는 경우에 비해 치명적인 혈전 생성의 위험이 150퍼센트 이상 높아진다. 그럼에도 많은 의사들이 여전히 그런 피임약을 처방한다.

부패한 미국 식품의약국은 피임약 복용에 따르는 수많은 위험을 오래

전부터 알고 있었음에도 그것을 대중에게 알리지 않기로 결정했다. 너무나 안타깝게도 이런 피임약은 그것을 복용하는 수많은 여성의 생명을 빼앗아 왔다. 그도 그럴 것이 미국 식품의약국은 제약 회사와 유착 관계를 맺고 있을 뿐만 아니라, 그들로부터 재정적 지원까지 받고 있다. 따라서 내부 비리를 고발한 일부 과학자들이 없었다면 보건 당국이 위험한 의약품으로부터 사람들을 보호하리라고는 기대할 수 없었을 것이다.

미국 식품의약국 의약품 안전 부서 내에 있는 의학과 과학 담당 부책임자인 데이비드 그레이엄David Graham 박사는 2004년 11월 23일에 미국 공영 방송 PBS의 뉴스에 출연하여 다음과 같은 충격적인 고백을 했다. "나는 현재와 같은 체제의 식품의약국은 제2의 바이옥스(식품의약국의 승인을 받아 엄청나게 판매되었지만 심각한 부작용이 알려지면서 2004년 판매가 중단된 진통소염제)로부터 미국인을 안전하게 지켜 낼 능력이 없다고 감히 주장한다. 간단히 말해서 식품의약국과 약물평가연구센터는 이미 존재의 의미를 상실했다."

호르몬 대체 요법과 피임약을 포함한 모든 호르몬 제재는 담석을 생성시키고 간 기능을 손상한다. 어떤 것이든 과거에 사용한 적이 있다면 나는 간과 담낭 청소를 해 보라고 강력히 권하고 싶다. 덧붙이건대 갱년기 여성이라면 몇 차례의 간 청소를 통해 갱년기 증상을 상당히 완화할 수 있을 것이다. 또한 간 청소 이후 식생활과 생활 습관의 균형을 유지한다면 간 기능이 개선되고 담즙 생산이 증가하여 골다공증을 비롯한 뼈와 관절의 문제를 예방하거나 회복할 수 있을 것이다.

복용하지 말아야 할 의약품

세계적으로 가장 잘 팔리는 의약품 중 어떤 것은 반드시 피해야 할 가장 위험한 것이기도 하다. 이러한 의약품은 질병의 근본적인 원인에 대해서는 전혀 손도 대지 않으면서 별것 아닌 문제를 장차 생명을 위협할 수도 있는 큰 문제로 바꾸어 놓는다.

클로피브레이트(아트로미드-S)나 이와 유사한 콜레스테롤 저하제와 같이 혈중 지방 수치를 낮출 목적으로 사용하는 처방약은 실제로는 담즙 내의 콜레스테롤 농도를 증가시킨다. 그로 인하여 담석이 생성될 위험도 커진다. 이런 약은 원래 의도한 그대로 혈중 지방 수치를 성공적으로 떨어뜨린다. 하지만 애초에 혈중 지방 수치가 높다는 것은 실제로는 지방이 부족함을 의미한다. 지방이 모세혈관막을 통과하여 빠져나가지 못하면 그것은 혈액 속에 붙잡히며, 그로 인하여 세포에 필요한 지방이 부족해진다. 이때 약물을 사용하여 혈중 지방 수치를 떨어뜨리면 몸의 세포는 지방 결핍 상태에 처하고, 이것은 심각한 세포 변성을 초래한다.

스타틴 계열의 신약인 옥트레오타이드는 지방이 함유된 식품을 섭취한 뒤에도 담낭이 담즙을 모두 배출하지 못하도록 방해한다. 이 때문에 그것은 담낭 안에 많은 양의 담즙을 잔류시켜 담석이 생성되도록 한다. 이러한 약물을 이용한 의학적 처방에는 많은 위험이 수반된다. 혈중 지방 수치가 높은 것보다 이러한 의약품이 확실히 더 위험하다. 사람들이 흔히 생각하는 것과는 달리 혈중 지방 수치가 높은 것이 심장 질환의 원인임을 보여 주는 과학적 증거는 지금까지 전혀 발견되지 않았다.

글로벌 제약 회사인 베링거인겔하임의 지원을 받은 연구에서는 심방세동(부정맥의 일종)이 있는 환자에게 프라닥사라는 약을 사용했을 때 혈액 희석제인 와파린에 비해 뇌졸중 발병 위험이 35퍼센트 더 감소한다고 주장했다. 이것만 들으면 매우 좋은 소식인 것 같다. 하지만 같은 연구에서 이 '기적의 약'은 와파린과 비교했을 때 뇌졸중 위험을 감소시키는 것과 거의 같은 비율로 심장마비의 위험을 증가시킨다는 사실도 함께 발견되었다. 와파린은 쥐약으로도 사용되는 물질이다.

환자들의 사망률 감소에 실제로 아무런 효과가 없음에도 불구하고 이 약은 그동안 엄청난 의학적 성취인 것처럼 묘사되었다. 그러나 이 약이 실제로 하는 일이라고는 뇌졸중 발병 위험을 줄이기는커녕 심장마비를 일으키는 것뿐이었다. 물론 이 약이 실제로 아무런 이득이 없음에도 불구하고 이 연구를 수행한 이들은 어쨌든 이 약을 추천했다. 그것은 미국 식품의약국도 마찬가지였다.

미국 식품의약국에는 프라닥사를 복용한 뒤 출혈로 사망한 이들에 대한 기록이 이미 약 50건 존재한다. 하지만 의약품과 관련한 사망 사고의 경우 1~10퍼센트만이 식품의약국에 보고된다는 점을 고려하면 실제로는 사망자 수가 500~5000명에 이를 것으로 추정된다. 심장마비의 위험을 증가시키는 약의 부작용은 수없이 많다. 몇 가지만 살펴보더라도 잇몸 출혈, 잦은 코피, 심한 생리혈이나 질 출혈, 멈추지 않는 심한 출혈, 선홍색이나 갈색 소변, 타르처럼 보이는 붉은색이나 검은색의 대변, 원인을 알 수 없는 멍 자국, 객혈, 토혈 등이 있다.

이런 약으로 말미암아 출혈을 한다고 해서 그것을 처방한 의사를 비난할 수는 없다. 의사들은 그 약이 독성이 너무 강해서 생명을 위협할 정도라고 하더라도 가능한 범위에서 최선의 약을 처방해야 할 법적 의무가 있다. 그들에게 인간의 생명은 너무나 보잘것없고, 의학 사업은 반드시 계속되어야 하는 것이다.

출혈이나 사망의 위험을 무릅쓰고 약물을 이용하여 혈액의 균형을 유지하는 것은 매우 어려운 일이다. 반면 식물성 식품 위주의 식단과 몇 차례 간과 담낭을 청소하는 것만으로도 자연스럽게 혈액의 균형을 유지할 수 있다.

아스피린이나 타이레놀 같은 진통제는 혈압을 34퍼센트까지 증가시키는 것으로 최근 밝혀졌다. 이로 인해 간을 비롯한 여러 장기가 손상된다. 심장병 전문의이면서 미국 심장협회 대변인인 니에카 골드버그Nieca Goldberg 박사는 다음과 같이 말했다. "혈압이 높은 사람들은 이러한 진통제를 복용하는 것이 얼마나 위험한지 잘 모른다. 그들은 그것이 무엇이든 처방전 없이 살 수 있는 약은 모두 안전하다고 생각한다. 그러나 모든 약은 화학 물질이기 때문에 예기치 않은 부작용을 일으킬 수 있다." 약효가 더 강한 엑스트라 스트렝스 타이레놀을 날마다 복용하는 여성은 그렇지 않은 여성에 비해 고혈압이 발생할 위험이 두 배 이상 높다는 연구 결과도 있다.

미국 매사추세츠 보스턴에 위치한 브리검여성병원과 하버드대학교 의과대학의 개리 쿠란Gary C. Curhan 박사와 그의 동료들이 수행한 새로운 연구 결과에 의하면 남성이든 여성이든 진통제를 복용하면 혈압이 증가할 수 있다고 한다. 진통제를 사용하지 않는 남성에 비하여 비스테로이드성 소염제를 일주일에 6, 7일 복용하는 남성의 경우 고혈압 발생 위험이 38퍼센트 증가하는 것으로 나타났다. 또한 타이레놀의 주성분인 아세트아미노펜을 일주일에 6, 7일 복용하는 남성의 경우에는 같은 위험이 34퍼센트가 증가했고, 아스피린을 일주일에 6, 7일 복용하는 남성의 경우에는 26퍼센트 증가했다.

아스피린은 지난 수십 년 동안 심장마비를 예방할 수 있는 안전한 약으로 여겨지면서 아무런 의심 없이 널리 판매되었다. 물론 이제는 아스피린이 혈압을 증가시킴으로써 치명적인 심장마비를 발생시킬 수 있다는 사실이 알려졌다. 미국 질병통제예방센터에 의하면 미국인 성인 세 명 중 한 명이, 인구로 환산하면 약 6800만 명이 고혈압을 가지고 있다고 한다. 이 시점에서 나는 그들에게 다음과 같이 묻고 싶다. '많은 이들이 아스피린이 마치 건강 보조 식품인 것처럼 날마다 복용하고 있다. 실제로 6800만 명 중에서 얼마나 많은 이들이 아스피린 때문에 고혈압 환자가 되었는가?'

미국인들은 연간 50억 정 이상의 아스피린 알약과 아스피린 성분이 들어간 조제약을 소비한다. 이것이 얼마나 많은 것인지 생각해 보라. 앞에서 언급한 연구 결과를 고려하면 그 정도의 양이라면 해마다 수백만 명의 새로운 고혈압 환자를 만들어 내기에 충분하다. 그들 중 상당수는 심장 질환 환자가 되었을 것이다. 나는 제약 회사가 그렇게나 많은 아스피린을 팔아 대는 것이 사업에는 도움이 될지 몰라도 환자들을 위한 것은 아니라고 생각한다.

아스피린을 많이 복용했을 때 생길 수 있는 또 다른 치명적인 부작용으로는 위궤양, 위출혈, 이명 등이 있다. 어린이와 청소년에게는 라이 증후군과 비정상적인 저혈당을 유발할 수 있다. 라이 증후군은 잠재적으로 뇌와 간의 손상을 유발할 수 있는 치명적인 질병이다.

아스피린에 한번 중독되면 웬만한 노력으로는 쉽게 빠져나올 수가 없다. 2011년 『영국 의학 저널』에 발표된 한 연구 결과에 의하면 초기 진료에서 허혈성 심장 질환을 진단받은 적이 있는 환자가 저용량 아스피린을 꾸준히 복용하다가 중단하면 심근 경색이 발병할 위험이 증가한다고 한다. 다시 말해서 심장마비 경험이 있는 환자이면서 아스피린을 복용하고 있다면 하루 이틀만 그 복용을 중단하더라도 2/3의 확률로 또 다른 심장마비가 발생할 수 있다는 것이다.

아스피린이 어떤 질병도 치유하지 못한다는 것은 너무나 분명하다. 아스피린으로 많은 부작용을 경험하면서도 그것은 우리를 영원히 이 약을 복용할 수밖에 없는 노예로 만든다. 이러한 상황은 질병의 근본적인 원인을 다스리는 대신에 그 증상을 억누르는 데만 매료된 우리가 치러야 하는 대가다.

모든 약은 근본적으로 독성 물질이기 때문에 간을 통해 해독되어야만 한다. 하지만 간 기능이 손상되면 이러한 독성 화학 물질 중 많은 것이 담즙 안으로 들어간다. 이로 인하여 담즙 구성 성분의 자연스러운 균형에 변화가 생기고, 간과 담낭에서 담석이 생성된다. 앞에서 언급한 많은 연구에서는 담낭에 담석이 형성되는 것은 언급했지만, 이러한 약물이 간 자체를 손상하는 문제에 대해서는 제대로 드러내지 못했다. 이 사실을 여기서 꼭 밝혀 두고 싶다.

의약품이 담낭에서 담석을 생성시킬 수 있다면 그것이 간내담관에서 몇천 개까지는 아니더라도 몇백 개의 담석을 생성시킬 수 있다고 추정할 수 있다. 나는 과거에 의약품을 많이 복용하던 사람이 아무 약도 복용하지 않던 사람에 비해 상당히 많은 담석을 가지고 있는 것을 여러 번 확인했다.

질병의 원인을 다스리지 않고 그 증상만을 치료하는 것은 언제든 엄청난 대가를 치르게 되어 있다. 그 대표적인 것이 기본적인 간 기능의 장애다. 정상적인 혈압을 되찾고 소화와 배설 기능을 개선하기를 원한다면 질병의 증상을 억누르는 것보다는 간과 담낭에 생긴 모든 담석을 제거하는 것이 훨씬 쉽고 몸에 유익하다.

증상 자체는 질병이 아니다. 그것은 그저 몸이 스스로 보호하기 위해 무엇을 하고 있음을 나타내는 신호일 뿐이다. 그 신호는 몸의 어디에 관심을 가져야 하고, 무엇을 보충하고 돌봐야 할지를 말해 준다. 질병은 사실 몸의 생존 혹은 치유를 위한 시도다. 그것을 마치 적을 상대하듯 다루는 것은 몸을 고의적으로 파괴하고 더 심각한 질병을 부르는 행위다.

불소 중독

흔히 불소 화합물 혹은 불소로 통용되는 플루오르화규소산은 비료를 생산할 때 나오는 부산물이다. 이것은 매우 독성이 강하고 부식성이 있는 화학 물질로, 몸속에 축적될 경우 돌이킬 수 없는 엄청난 대혼란이 일어날 수 있다. 불소나 불소 화합물은 간에서 분해되지 않는다. 이 때문에 간은 이 위험한 화학 물질을 담즙에 포함시켜 내보내려고 시도한다. 이것은 간이 그러한 독성 물질을 다루는 유일한 대안이다. 하지만 그로 인해 담즙에 공생하는 미생물군에 빠른 변화가 생기고, 담관 폐색을 비롯한 여러 가지 질병이 유발된다.

불소는 미국인들이 마시는 물의 60퍼센트에 들어간다. 그 밖의 다른 나라에서도 수돗물 불소화를 실시하는데, 대부분 그 목적은 치아우식(충치)을 예방하기 위해서다. 하지만 불소가 치아우식의 진행을 늦춘다는 것을 증명하는 연구는 찾아볼 수 없다. 비료 생산 과정에서 나오는 위험한 산업 폐기물을 처리하느라 혈안이 되어 있는 제조업체들은 이것을 팔아 콩류 식품, 치약, 불소 정제, 불소 사탕, 불소 껌, 차, 백신, 가정용품, 불소 소금이나 우유, 마취제, 불소 가스를 발산하는 매트리스, 불소 수지(테플론), 항생제 등 수많은 제품에 들어가게 한다.

전 세계에서 수돗물에 불소를 첨가하는 것을 처음으로 금지한 나라는 벨기에로, 2002년 8월에 실시했다. 최근 들어서는 미국의 여러 자치주에서도 이것을 금지했다.

미생물학과 교수로서 항생 물질인 스트렙토마이신을 최초로 발견했으며 노벨상을 받은 앨버트 샤츠Albert Schatz 박사는 다음과 같이 말했다. "수돗물에 불소를 첨가하는 것은 (……) 지금까지 저지른 일 중에서 가장 거대한 사기다. 역사상 그 어떤 사기꾼도 이처럼 많은 사람을 상대로 사기를 친 적은 없었다." 다행스럽게도 서유럽의 많은 국가가 수돗물 불소화를 중단하거나 거부했다. 오스트리아, 벨기에, 덴마크, 핀란드, 프랑스, 독일, 이탈리아, 룩셈부르크, 네덜란드, 노르웨이, 스웨덴이 그런 나라다.

동물 실험을 통해 불소 섭취가 종양 발생의 원인임을 입증한 연구 결과도 있다. 또 다른 동물 실험에서는 불소가 솔방울샘(머리 가운데에 위치한 내분비 기관)에 축적되어 멜라토닌 생산을 방해한다는 사실을 발견했다. 멜라토닌은 사춘기의 시작을 비롯하여 갑상선 기능과 그 밖에도 수많은 기본적인 생리 기능을 조절하는 중요한 호르몬이다.

불소나 불소 화합물이 사람에게서는 유전적 손상, 치아 부식, 관절염, 골다공증, 고관절 골절, 암, 불임, 알츠하이머병, 면역 결핍, 뇌 손상 등을 일으키는 것으로 알려졌다.

유럽의 의사들은 1950년대까지 갑상선 기능 항진증(갑상선 호르몬 과다 분비)을 치료하기 위해 불소를 사용했다. 이는 불소에 갑상선의 아이오딘 흡수를 차단하는 능력이 있기 때문이다. 현재 불소 수돗물을 공급받는 이들이 섭취하는 불소의 양은 1950년대 갑상선의 기능을 억누르기 위해 사용한 양보다 훨씬 많다. 수돗물 불소화로 인하여 수백만 명의 사람들이 심각한 아이오딘 결핍과 갑상선 기능 저하증(갑상선 호르몬 결핍)으로 고통을 받고 있다.

아이오딘이 부족해지면 몸의 신진대사와 여러 가지 긴요한 기능을 조절하는 매우 중요한 갑상선 호르몬인 티록신의 생산량이 감소하거나 완전히 중단된다. 또한 아이오딘 결핍은 유방암, 갑상선암, 난소암, 전립선암의 발병 위험을 증가시킨다.

갑상선 기능 저하증은 현재 미국인의 건강을 위협하는 가장 흔한 질병 중 하나다. 미국 내분비학회를 비롯한 여러 의학 단체의 통계에 의하면 2160만 명의 미국인이 갑상선 기능 저하증을 앓고 있다고 한다. 하지만 실제로는 이보다 훨씬 많을 것이다. 일부 전문가들은 전체 미국인의 10~40퍼센트가 이 질병으로 고통을 겪고 있을 것이라고 주장한다.

갑상선 기능 저하증이라는 진단을 한 번 받으면 평생 갑상선 약제를 복용해야 하는 소비자가 된다. 이익을 추구하는 제약 산업이 우리가 건강해지도록 돕는다거나, 불소 같은 해로운 요소로부터 우리를 보호해 준다고 기대하는 것은 어리석다.

갑상선 기능 저하증 같은 불소로 인한 질병을 치유하기 위해서는 간 내담관을 깨끗하게 청소해야 한다. 또한 불소 함유 제품 사용을 피하고, 불소를 걸러 주는 정수기를 사용하는 것이 좋다. 하지만 성능 좋은 역삼투압 정수기는 대부분의 오염 물질과 불소 화합물은 물론이고 물에 들어 있는 유익한 미네랄까지 모두 걸러 낸다는 단점이 있다.

모든 불소가 해로운 것은 아니다

수돗물이나 치약에 일부러 첨가하는 형태의 불소 화합물(플루오르화규산염)만이 인체 생리학적으로 해롭다는 사실에 주의해야 한다. 수돗물 불소화 반대론자들은 어떤 까닭인지 세상에는 단 한 가지 형태의 불소 화합물이 있고, 그것은 건강에 해롭다고 믿는다. 하지만 자연에는 여러 형태의 불소 화합물이 있다. 실제로 갑상선이나 치아를 비롯한 여러 부분의 건강에 매우 중요한 불소 화합물도 있다.

불소는 지각에서 0.03퍼센트를 차지하는 원소다. 자연에 존재하는 대부분의 불소 화합물은 빙정석(플루오르화나트륨)과 형석(플루오르화칼슘) 형태의 미네랄로 존재한다. 이것은 여러 가지 식품과 자연 그대로의 물에 소량 들어 있고, 히말라야 소금이나 천일염처럼 정제하지 않은 소금에서도 발견된다. 히말라야 소금이나 천일염에 들어 있는 불소에는 생명을 파괴하는 것이 아니라 보호하는 것이 목적인 자연의 섭리가 반영되어 있다. 자연은 물과 음식물, 소금 등에 불소를 첨가할 때 절대로 실수하는 법이 없다. 인간을 비롯한 모든 생명체가 생존하는 데 꼭 필요한 만큼만 들어가 있다.

약, 백신, 가공식품에 들어 있는 젤라틴

아무도 예상하지 못한 것으로 인해 질병이 발생할 수도 있는데, 젤라틴이 바로 그러하다. 젤라틴은 소, 닭, 돼지의 가죽이나 연골 등에서 추출한 콜라겐을 부분 가수분해하여 만든 펩티드와 단백질의 혼합물이다. 농장에서 대량 사육되는 가축의 몸에는 대부분 발암성 성장 호르몬, 화학적 첨가물, 항생제 등이 가득 차 있다.

오늘날 의약품이나 영양 보충제, 백신 등에는 젤라틴이 널리 사용되고 있다. 따라서 인간의 40퍼센트 이상이 젤라틴에 알레르기 반응을 일으킨다 해도 놀라운 일은 아니다. 해마다 수백만 명이 처방약이나 백신, 비타민 보충제 등으로 인해 심각한 알레르기 반응을 겪는다. 젤라틴은 백신을 대량 제조할 때 혼탁제와 열 안정제로 사용된다. 대표적인 알레르기 반응으로는 호흡 곤란, 복통, 복부 경련, 심한 쇼크 증상인 아나필락시스 등이 있다.

젤라틴은 또한 주스나 식초 등을 맑게 보이도록 하는 데도 사용된다. 또한 물고기의 부레에서 추출한 젤라틴인 아이징글라스는 여전히 와인이나 맥주를 맑게 하기 위한 첨가물로 사용된다.

죽음의 덫, 백신

백신의 치명적인 영향

지난 수십 년간 우리는 강력한 의약품인 백신이 소아마비를 비롯한 대부분의 무서운 감염성 질환을 근절한다고 믿었다. 하지만 이것을 증명할 만한 과학적 증거는 실제로 존재하지 않는다. 미국 질병통제예방센터나 식품의약국 같은 보건 당국은 지금까지도 백신이 안전하고 플라시보보다 더 나은 효과가 있는지를 검증하기 위한, 장기간에 걸친 이중맹검법(환자에게도 의사에게도 치료용 약과 플라시보를 구별해서 알리지 않고, 제3자인 판정자만이 그 구별을 알고 시행하는 검정법)을 실시하자는 제안을 거부한다.

반면 어린이에게 백신을 접종하는 것이 해롭거나 때로는 치명적인 결과를 가져올 수 있음을 입증하는 수백 건의 연구 결과가 있다. 세계적으로 유명한 과학자인 루시아 토모노비치Lucija Tomljenovic 박사와 크리스토퍼 쇼우Christopher Shaw 박사는 '백신 상해'에 대한 기존의 실험 증거를 바탕으로 한 연구 결과를 2012년에 의학 저널 『루퍼스Lupus』에 발표했다. 여기에서 그들은 다음과 같이 경고했다. "백신에 의해 유도된 것을 포함하여 성장 초기에 발생하는 면역 체계의 장애는 뇌와 면역 기능에 영구적인 손상을 가져올 수 있다." 두 사람은 캐나다 밴쿠버에 있는 브리티시 콜롬비아대학 신경역학 연구 그룹의 일원이다.

이들은 「알루미늄 면역 증강제의 독성 메커니즘과 소아 자가면역」이라는 논문에서 다음과 같이 지적했다. "실험 증거에 의하면 면역 증강제를 단지 두세 가지 정도만 동시에 투여하더라도 자가면역에 대한 유전적 저항을 압도할 수 있다. 미국과 같은 일부 선진국에서는 어린이가 4세에서 6세일 때 일반적인 백신 접종을 통해 많은 양의 알루미늄 면역 증강제와 함께 총 126가지의 항원 물질을 투여한다."

이들은 미국 식품의약국의 다음과 같은 조잡한 주장을 분명하게 비난했다. 식품의약국은 "백신의 안전성을 평가하는 데는 종종 적정한 독성 조사는 포함되지 않는다. 이는 지금까지 백신이 본질적으로 독성을 가지고 있다고 여겨진 적이 없기 때문이다"라고 주장한다. 알루미늄이 알츠하이머 등을 유발할 수 있는 강력한 신경 독소라는 사실은 이미 과학적으로 증명되었다. 따라서 식품의약국의 주장은 너무나도 터무니없고 무책임하다.

이들은 자연스럽게 발달하는 인간의 면역 체계가 알루미늄 면역 증강제로 인해 얼마나 심각하게 방해를 받는지에 대한 과학적 사실을 검토했다. 이어 이러한 것이 현재 어린이 예방 접종 프로그램의 전체적인 안전성에 심각한 영향을 미친다는 사실을 지적했다.

두 사람은 다음과 같이 말했다. "결론적으로 과학적 연구 결과는 현재의 백신 접종에 대해 커져 가는 의심이 타당한 것일 수 있음을 보여 준다. 어린이들이 백신에 의한 합병증의 위험에 가장 많이 노출되어 있다. 백신이 어린이들의 건강에 미치는 악영향에 대해 철저하게 평가해야 하며, 이는 매우 시급한 현안이다."

나는 위의 두 사람 못지않게 백신 접종을 받은 아이를 걱정하는 부모들에게서 거의 날마다 근심어린 질문을 받는다. 그런 부모의 아이 중 많은 이들이 백신 접종을 받은 뒤 안 좋은 경험을 한 공통점이 있다. 그 안 좋은 경험이란 모두 백신 제조업체와 미국 질병통제예방센터의 웹사이트에 나열되어 있는 부작용이다.

예를 들어 미국 질병통제예방센터는 MMR 백신(홍역, 볼거리, 풍진 혼합 백신)이나 MMRV 백신(홍역, 볼거리, 풍진, 수두 혼합 백신)을 접종한 이후에 여러 가지 심각한 문제가 발생한 사실을 인정한다. 이런 백신을 접종한 이후 생길 수 있는 문제로는 심각한 알레르기 반응, 난청, 지속적인 발작(경기), 혼수상태, 의식 불명, 영구적인 뇌 손상이 있다. 하지만 미국 질병통제예방센터에서는 이 같은 증상을 나열한 뒤 곧바로 "이러한 문제가 발생하는 경우는 매우 드물기 때문에 이것이 백신에 의한 것인지 아닌지는 확신할 수 없다"라고 했다.

이 모든 것과 관련한 진짜 문제는 '백신 상해'가 미국 질병통제예방센터가 주장하는 것처럼 그렇게 드물게 발생하지 않는다는 점이다. 미국 식품의약국과 세계보건기구를 비롯한 여러 보건 당국은 모두 백신의 부작용이 전체적으로 실제보다 적게 보고되고 있다는 사실을 잇달아서 언급한다. 미국 식품의약국에 의하면 의사들은 백신이 야기하는 심각한 부작용의 1～10퍼센트에 대해서만 보고한단다.

더 심각한 문제는 많은 부작용이 백신 접종을 받은 뒤 몇 달 사이에 나타나지 않는다는 점이다. 따라서 어린이에게 천식이나 지속적인 발작, 심각한 알레르기 반응이 나타났을 때 의사들은 이것을 '백신 상해'가 아닌 별개의 질병으로 다룬다. 그들은 일반적으로 백신의 부작용이 백신을 접종받은 뒤 며칠 안에 나타난다고 가정한다. 그러나 이러한 가정이 사실로 증명된 적은 없다. 그들은 장기적인 부작용은 없다고 믿는다. 하지만 이것이 맞는지 틀리는지를 검증할 수 있는 장기적인 연구가 수행된 적이 없기 때문에 이는 오로지 그들 개인의 믿음일 뿐이다.

백신의 안전성에 대한 논란을 증폭시키는 것이 또 하나 있다. 영유아 돌연사증후군이 바로 그것이다. 어린이들이 백신 접종을 많이 받는 나라일수록 이 증후군의 발생 빈도가 높다. 그럼에도 의료 산업 관계자들은 이것은 원인을 알 수 없는 증상이라고 주장한다. 생후 1개월에서 1년 사이의 아이들이 사망하는 가장 큰 원인이 이 증후군이다. 보건 당국에서는 공식적으로 "사망의 원인을 설명할 수 없다"라고 말한다. 법조계에는 이른바 '정황 증거'라는 것이 있는데, 의료계에도 이와 똑같은 논리가 그대로 적용될 수 있다. 건강한 어린이들이 아무런 이유도 없이 갑자기 죽을 수는 없다는 것이다.

의료계와 제약업계에서는 어린이들의 갑작스러운 죽음과 백신 사이에 연관성이 있다는 사실을 부정한다. 하지만 그저 부정한다고 해서 그러한 연관성을 뒷받침하는 정황 증거가 사라지는 것은 아니다. 우선 백신을 접종받지 않은 어린이들에게서는 영유아 돌연사가 거의 발생하지 않는다는 점을 들 수 있다. 백신을 접종받은 아이가 접종받지 않은 아이에 비해 천식에 걸릴 가능성은 120퍼센트 더 높다. 또한 주의력 결핍 과잉 행동 장애에 걸릴 가능성은 317퍼센트, 신경 장애에 걸릴 가능성은 185퍼센트, 자폐증에 걸릴 가능성은 146퍼센트 더 높은데, 그 이유는 무엇일까?

2011년 9월 4일 『인간과 실험적 독소학*Human and Experimental Toxicology*』에 발표된 연구 결과에 의하면 "단순 선형 회귀 분석법으로 영유아 사망률을 분석한 결과, 백신 접종의 증가와 영유아 사망률의 증가 사이에 통계적으로 상당히 유의미한 상호 연관성이 있음이 밝혀졌다"라고 한다.

이 논문의 공동 저자인 닐 밀러 Neil Z. Miller 는 이보다 앞서 2011년 3월에 발표한 글을 통해 미국에서만 2000명 이상의 아기들이 폐구균 백신과 뇌수막염 백신을 접종한 이후 사망했지만 이와 관련한 어떠한 조치도 없었다고 밝혔다. 그는 이 글에서 일본에서는 후쿠시마 원전 사고가 발생하기 바로 직전에 단지 네 명의 아기들이 사망한 이후 이러한 백신 사용을 잠정적으로 중단시켰지만, 2000명 이상의 아기들이 사망한 미국에서는 그 사실이 제대로 보고도 되지 않았다고 했다.

최소한 '겨우 한 살짜리 아기에게 백신을 접종한 것과 접종하지 않은 것의 주요한 차이점은 무엇인가' 같은 중요한 질문을 할 수 있으려면 얼마나 더 많은 정황 증거가 필요할까?

미국에서는 어린이들이 다섯 살이 되기 전에 36가지의 백신을 접종받는다. 그리고 91명 중 한 명꼴로 자폐증이 나타난다. 더욱 놀라운 사실은 백신을 접종받지 않은 어린이들 사이에서는 단지 2000명 중 한 명꼴로 자폐증이 나타난다는 점이다. 5세 미만의 어린이 1000명당 여덟 명은 백신 접종으로 인해 사망한다. 이와 비교하여 아이슬란드에서는 어린이들이 열한 가지의 백신만을 접종받는데, 1만 1000명당 한 명꼴로 자폐증이 나타나고, 1000명당 네 명만이 백신의 영향으로 사망한다.

물론 백신과 관련한 위와 같은 사망 통계에는 영유아 돌연사증후군으로 인한 것은 포함되지도 않았다. 이 증후군은 영유아 사망의 가장 흔한 원인이다. 백신을 접종받은 어린이 1000명당 여덟 명이 그 직후 과민성 쇼크(아나필락시스)로 사망한다면 영유아들이 결국 백신의 화학 물질에 의한 면역 파괴 효과로 인해 몇 개월 혹은 1년 안에 사망할 수 있다고 추정하는 것은 그렇게도 설득력이 없을까? 특히나 첫 번째와 마지막 사이에 추가적인 접종이 있었다면 말이다.

백신의 장기적인 부작용은 최근까지도 잘 알려지지 않았다. 그러나 기존에 나온 151개의 과학적 연구 결과를 분석한 새로운 연구에서는 백신 접종을 통하여 어린이들의 기본적인 면역 반응을 억제하는 것이 성인이 된 이후에 암 발병 위험을 심각하게 증가시킨다는 사실이 입증되었다. 따라서 만약 어린이일 때 접종한 백신이 30년 뒤에 암을 유발할 수 있다면 아직까지 연구되지 않은 것 중에 백신 접종이 유발할 수 있는 문제는 또 무엇이 있을까?

정부의 보건 당국은 백신의 심각한 부작용이 나타나는 것은 매우 드문 경우라고 주장한다. 하지만 윤리적인 이유로 백신을 접종한 어린이와 그렇지 않은 어린이를 비교하는 어떤 이중맹검법 연구도 금지하는 당국이 그런 사실을 언제 어떻게 알게 되었을까? 충격적이게도 백신의 안전성에 관한 장기적인 이중맹검법 연구는 지금까지 한 번도 수행된 적이 없다. 그렇다면 백신의 안전성에 대한 철저한 검토도 없이 미국의 질병통제예방센터는 어떻게 백신의 안전성을 주장하는 것일까? 당국은 과연 그것을 알고 싶은 마음이 있기는 할까?

태어나는 첫날부터 백신을 접종받은 아기가 몇 달 뒤에 뚜렷한 이유도 없이 죽었을 때 양심적인 의사라면 어떻게 그 아기가 백신의 장기적인 부작용으로 인해 사망한 것은 아니라고 결론 내릴 수 있을까? 실제로 정부 당국은 백신의 안전성에 대한 임상 연구조차 허용하지 않는다. 따라서 의사들에게는 그런 가정을 하는 것조차 허용되지 않는다. 미국 질병통제예방센터에 의하면 '백신은 안전하기 때문에'(실제로 그것을 증명하는 연구를 수행한 적이 한 번도 없다) 백신을 접종하고 많은 시간이 흐른 뒤 그것의 부작용에 의해 어린이가 죽는 일은 도저히 일어날 수 없는 일이다.

백신의 '효능'은 그것이 질병을 예방하는 효과가 있는지 없는지를 나타내는 '유효성'의 척도와 아무런 연관이 없다. 본질적으로 백신의 효능은 혈액 속에서 항체의 숫자를 증가시키는 능력에 의해 정의된다. 사람이 세상에 존재하는 모든 병원체에 대한 항체를 완벽하게 가지고 있다 할지라도 각각의 병원체에 의한 감염 발생 가능성은 여전히 존재한다.

현실 세계에서 병원체에 대한 면역은 오로지 몸에 있는 항체가 대상으로 삼고 있는 병원체와 친화성을 가질 때만 생긴다. 이것을 항원–항체 친화성이라 한다. 항체의 수가 많은 것은 항원-항체 친화성에 아무런 역할도 하지 못한다. 이것이 바로 비자연적으로 증가한 항체의 수가 면역력 증가라는 결과를 만들어 내지 못하는 이유다.

미국 식품의약국은 백신 제조업체에 그것의 유효성을 증명하라고 요구하지 않는다. 제조업체는 오로지 그들이 생산한 백신이 항체를 얼마나 많이 만들어 내느냐로 판단되는 효능을 가지고 있다는 사실만 보여 주면 된다. 이는 알루미늄, 광물성 오일, 포름알데히드, 퍼탁틴, 바이러스 DNA, 인산염 등과 같은 면역 증강제를 사용하여 면역 체계의 급격한 반응을 이끌어 내는 것만으로도 쉽게 얻을 수 있는 것이다. 반면 적절하면서도 오랫동안 지속되는 항원-항체 친화성은 오직 몸의 기본적인 면역 체계가, 다시 말해 세포 단위의 면역 체계가 겉으로 드러나거나 혹은 드러나지 않는 감염을 허락할 때만 형성된다.

항체만으로 면역성이 생긴다고 해도 현대인의 생활 습관 때문에 백신에 의해 늘어난 항체의 이점을 누리는 것은 거의 불가능하다. 현대의 어린이들은 제조업과 음식물 포장재에 널리 사용되는 과불화 화합물에 점점 더 노출되고 있다. 2012년 1월 25일 『미국 의학협회지』에 발표된 연구 결과에 의하면 이것은 어린이들에게서 예방 접종에 의한 항체 반응이 떨어지는 것과 연관이 있다고 한다.

이처럼 화학 물질에 의해 백신의 효과가 떨어진다는 사실을 입증하는 과학적 연구 결과는 필연적으로 모든 백신의 효용성에 대해 심각한 의구심을 불러일으킨다. 2004년에 수많은 미국인을 대상으로 실시한 정부의 조사에서는 충격적이게도 98퍼센트의 혈액 샘플에서 이러한 화학 물질이 발견되었다. 최근의 연구 결과에서는 이 화학 물질이 항체 형성을 방해하여 백신을 비활성화한다는 사실이 입증되었다. 따라서 실제로 대부분의 미국인에게는 백신이 아무 쓸모가 없다.

보건 당국이 주장하는 것처럼 백신이 정말로 질병에서 우리를 보호할 수 있다고 하더라도 대부분의 사람들의 혈액은 백신을 무장 해제하는 화학 물질로 오염되어 있다. 따라서 그들은 백신에 의해 보호받지 못하는 무방비 상태에 놓인 것이다. 이것은 많은 사람이 감염성 질병의 위험에 놓였음을 의미한다. 하지만 실제로 그런 일이 발생하지는 않았다. 이 연구에서는 대체로 현대 사회의 높아진 위생 관념과 시설, 양질의 영양 공급 덕분에 실제로 질병이 급속도로 확산될 위험이 있지는 않다는 사실을 입증했다.

현재의 백신 이론에 따르면 백신의 '유효성'은 혈액 내에 생성된 항체의 수가 일정 수준 이상인지 아닌지에 의해 판단된다. 따라서 항체의 수가 조금만 기준에 미달하더라도 백신의 '유효성'은 없다고 판단될 수 있다. 심지어 화학 물질에 의한 방해가 없더라도 백신에 의해 생성되는 항체의 수가 감소할 수 있다. 따라서 추가적인 과다 접종의 필요성이 생긴다.

하지만 최소한 미국인 중 98퍼센트가 거의 모든 시간에 과불화 화합물에 노출되어 있다. 이 때문에 백신이 유효성을 가지고 있지 않을 뿐만 아니라 필요성도 없다는 결론을 손쉽게 내릴 수 있다. 백신은 그저 해로운 부작용을 일으킴으로써 더 많은 의학적 개입이 필요한 상황을 만든다. 그것은 이윤을 추구하는 의학 산업에 더 많은 이익을 안겨 줄 수 있다는 점에서만 유용하다.

어쨌든 백신은 극히 드문 경우에만 기본적인 면역 체계에 도움을 준다. 그것이 감염성 질병에 대하여 유의미하고 장기적인 효과를 나타낸 적은 한 번도 없었다. 이와는 반대로 백신은 세포 중재성 면역 체계가 형성되는 것을 건너뛰게 하고, 본질적으로 면역력이 생기는 메커니즘을 방해한다. 그 결과 인간의 몸은 암이나 독성 물질, 병원체로부터 자신을 보호할 수 있는 능력이 심각하게 떨어진다.

요점은 백신 접종이 면역력을 강화하기는커녕 불안정하게 함으로써 우리를 감염원에 취약하게 만든다는 것이다. 이처럼 어리석은 의학적 실수의 결과가 어떤 것인지는 점점 명확해지고 있다.

힘없는 아기의 몸에 독성 물질을 주입하는 백신 접종

인생의 첫 18개월 동안 30회의 주사! 이것은 미국에서 태어난 아기들에게 평균적으로 접종하는 예방 주사 횟수다. 영국에서 태어난 아기들은 아주 조금 더 운이 좋다. 그들은 그 어린 나이에 '겨우' 25회의 백신을 접종받는다. 그리고 아기들을 백신 열차에 충분히 일찍 탑승시키기 위해 그들이 태어나자마자 9가지 이상의 항원(질병을 일으키는 물질)을 그 미숙한 면역 체계에다가 강제로 집어넣는 것을 의무화했다. 그중 일부는 두 가지 이상의 백신이 혼합된 것이다.

거대 제약 회사의 가장 중요한 업무는 이러한 백신 대부분이 법률적인 강제성을 갖도록 하는 일이다. 미국 질병통제예방센터가 정한 일정에 따라 백신 접종을 받지 않은 어린이들은 정규 교육 기관에 들어갈 수가 없다. 이렇게 강압적인 수단을 동원하는 것만으로는 충분하지 않은지 전 세계 모든 사람으로 하여금 그와 그 자녀가 백신 접종을 받지 않으면 생명을 위협하는 무서운 질병에 노출될 것이라고 믿게 한다. 누구나 자신의 아이에게 최선을 다하고 싶어 하지 않는가.

지난 수십 년간 선도적인 과학자와 의사는 아이들이 디프테리아, 천연두, 소아마비, 콜레라, 장티푸스, 말라리아 같은 질병에 노출되지 않으려면 반드시 예방 접종을 해야 한다고 홍보해 왔다. 하지만 연구 결과가 쌓일수록 예방 접종은 불필요할 뿐만 아니라 심지어 해롭기까지 하다는 사실이 드러나고 있다. 치명적인 화학 물질을 호수에 들이붓는다고 해서 호수가 오염원에 대한 면역력을 갖지는 못한다. 이와 마찬가지로 백신에 들어 있는 살아 있는 독성 물질을 어린이의 혈류 속에 주사하는 것역시 미래 세대에게 진정으로 건강한 삶을 누릴 기회를 제공하지는 않는다.

잘못된 생각과 그 악영향

루이 파스퇴르Louis Pasteur가 질병에 대한 잘못된 세균 이론을 내놓은 뒤로 과학자들은 다양한 세균, 바이러스, 기타 병원체를 생명을 위협하는 질병과 연결 지었다. 제약 회사는 자신의 작은 약병 안에 넣을 수 있는 방어 무기를 고안해 냈다.

문제는 그들이 백신 개발에 성공했다고 주장할지라도 어떤 백신은 특정한 증상이나 증후군과 끊임없이 연루되었다. 그중 일부는 오늘날까지도 과학자와 의사를 당황스럽게 한다. 백신과 연관 있는 다양한 질병 중에는 만성 피로 증후군, 자가면역 장애, 학습 장애, 뇌염, 발육 장애, 발달 장애, 과잉 행동 등이 있다.

이러한 증상 중 일부는 간단한 문제로 치부된다. 가령 학습 장애는 성장하면서 일시적으로 나타나는 증상이라는 것이다. 오늘날 의학 연구가

들은 그러한 것을 뇌염(뇌에 생기는 감염성 질병)의 한 형태로 인식한다. 여기서 충격적인 통계가 하나 있다. 미국 어린이의 20퍼센트 이상이 이러한 증상이나 이와 연관된 문제로 고통을 겪고 있다는 사실이다.

뇌염, 류머티스 관절염, 다발성 경화증, 백혈병, 암의 다른 형태, 심지어 인간 면역 결핍 바이러스까지도 유아기에 접종한 백신이 유발했을 수 있다는 사실을 보여 주는 과학적 연구가 점점 늘어나고 있다. 관절에 생기는 염증성 질환인 류머티스 관절염을 예로 들면 이것은 한때 나이 든 사람들을 괴롭히는 질환이었지만, 현재는 젊은이들 사이에서도 일반적으로 발생한다. 이것은 홍역이나 풍진 예방 접종과 지속적으로 결부되어 왔다.

마비를 일으키는 심각한 신경계 질병인 길랭바레 증후군은 홍역 백신, 디프테리아 백신, 인플루엔자 백신, 파상풍 백신, 경구 소아마비 백신과 연관 있다고 끊임없이 제기되어 왔다. 백신의 강한 독성을 고려해 본다면 이것이 그리 놀라운 일은 아니다. 체질과 면역력이 더 강한 어른에 비해 어린이가 심각한 합병증을 경험한다는 것은 이미 잘 알려진 사실이다.

이제 심각한 백신 부작용으로 인한 질병 목록에 신장병도 추가할 수 있게 되었다. 2011년 6월, 최고 권위의 의학 저널인 『뉴잉글랜드 의학협회지』에는 「양이온 소혈청알부민에 의한 유아 막성신증」이라는 매우 중요한 연구 논문이 게재되었다. 막성신증(膜性腎炎)이란 사구체신염의 한 병형으로, 신장에서 많은 양의 단백질이 소변으로 빠져나가는 증상이다. 소혈청알부민을 섭취하거나 주사로 맞으면 외부에서 들어온 이 단백질은 자연스럽게 항체에 달라붙어 항원-항체 복합체를 형성한다. 이 복합체는 신장의 막 안에 쉽게 축적되어 염증 반응을 일으키고, 신장 여과막을 손상한다. 건강할 때는 손상을 입지 않은 신장이 선택적인 여과 과정을 통하여 응혈 인자와 면역 글로블린 등을 비롯하여 몸의 단백질을 걸러 내지만, 손상을 입고 나면 이러한 단백질을 소변으로 배출한다.

이것은 출혈성 질환과 유사한 매우 심각한 증상이다. 이런 증상이 있는 어린이나 어른은 신장 투석을 받거나 신장 이식 수술을 받아야 하며, 평생 면역 억제제를 복용해야 한다. 그 밖에도 잠재적으로 생명을 위협하는 합병증이 나타날 수 있다.

소혈청알부민은 젖소에서 짜낸 우유에만 들어 있는 것이 아니라, 다음과 같이 어린이에게 접종하는 거의 모든 백신에 들어 있다.

　　—홍역, 볼거리, 풍진, 수두 예방 백신(MMRV)

　　—폐렴구균성 폐렴 예방 백신(Pneumococcal)

　　—광견병 백신(Rabies)

　　—로타바이러스 백신(Rotavirus)

　　—파상풍, 디프테리아 예방 백신(Td)

　　—파상풍, 디프테리아, 백일해 예방 백신(Tdap)

　　—수두 백신(Varicella)

　　—대상포진 백신(Zoster)

가공되지 않은 자연 상태의 우유를 마시는 어린이는 소혈청알부민으로부터 스스로를 보호할 가능성이 높다. 반면 백신을 통해 소혈청알부민을 혈액 속으로 직접 투여하면 스스로를 보호하는 능력이 몇 분의 일로 감소한다. 그럴 경우 몸은 염증 반응을 일으키고, 머지않아 신장과 그 밖의 부분에 큰 혼란을 일으킬 수 있는 항원-항체 복합체를 형성하는 것 외에는 선택의 여지가 없다.

따라서 자녀에게 유제품을 먹이거나 백신을 접종하기로 결정했고, 그 결과 신장 손상이나 완전한 신장 부전으로 고통을 겪는다면, 적어도 현재의 과학은 지난 수십 년간 의사와 환자를 당황스럽게 한 불가사의한 질환인 신장 증후군의 원인이 무엇인지 설명할 수 있을 것이다. 의사나 과학자는 우유 대신 모유를 아기에게 먹이는 것이 좋다고 권하면서도 백신에 들어 있는 소혈청알부민은 그대로 용인한다. 결국 현대의 예방 백신 접종은 주류 의학이 신봉하는 일종의 성배와도 같다.

현대의 예방 접종 프로그램이 가지고 있는 위험성에 대한 정보가 부족하기 때문에, 지금까지 발생했거나 앞으로 발생하게 될 피해와 고통을 추산하는 것은 거의 불가능하다. 부모는 자녀에게 가장 좋은 것만을 해 주고 싶어 하고, 아이의 건강과 안전을 지키는 것에 대하여 무거운 책임감을 느낀다. 잘못된 정보는 부모에게 심각한 혼란을 가져다준다. 부모는 자녀의 건강을 무시하거나 그것에 해를 입히고 싶어 하지 않기 때문이다.

백신 지지자들은 그것에 들어 있는 화학 물질이 생명을 구할 뿐만 아니라, 전염병을 예방하고, 몇 가지 치명적인 질병을 지구상에서 사라지게 했다고 주장한다. 하지만 이것은 완벽한 미신에 지나지 않는다. 어린이의 목숨을 앗아 가는 네 가지 대표적인 질병인 성홍열, 백일해, 디프테리아, 홍역은 이것에 대한 백신이 나오기 이전에 이미 90퍼센트 이상 감소했다. 이러한 질병이 사라진 것은 위생 시설이나 생활 수준이 엄청나게 개선되고, 사람들이 점점 건강한 식품을 찾아 섭취했기 때문이다. 미국 질병통제예방센터의 웹사이트를 보면 감염성 질병을 예방하는 데는 백신보다 깨끗한 식수가 훨씬 더 효과적이라고 한다. 국민의 건강보다는 제약 산업을 위해 봉사하는 보건 당국의 말인지라 별로 신뢰하지는 않지만, 이 경우만큼은 당국의 평가가 매우 적절하다고 본다. 하지만 당국은 매우 기본적이면서 값도 비싸지 않은 수질 정화 정책을 통해 개발도상국을 돕는 대신, 값비싼 백신 접종 프로그램 도입을 더 선호한다. 바로 이런 것이 미국 질병통제예방센터가 질병 예방에 관하여 어떤 생각을 가지고 있는지를 잘 보여 준다.

미국 질병통제예방센터가 백신에 들어 있는 수은이 자폐증과 관련 있음을 보여 주는 명확하고도 반론의 여지가 없는 과학적 자료를 의도적으로 조작하고 숨기다가 비영리 단체에 의해 들통 난 사건은 이제 놀랍지도 않다.

이제 정보 공개법으로 질병통제예방센터의 비밀문서를 합법적으로 열람할 수 있게 되었다. 이후 '무수은 약품을 위한 연맹CoMeD'은 백신에 들어 있는 수은이 자폐증의 발병 위험을 상당히 증가시킨다는 것을 입증하는 엄청나게 중요한 연구 결과를 당국이 부당하게 조작한 사실을 발견했다.

2003년 국제 학술지인 『소아과 저널*The Journal Pediatrics*』은 덴마그에서 나온 한 연구 결과를 발표했다. 이 연구에 따르면 백신에서 독성이 강한 수은 화합물인 티메로살을 제거하자 자폐증 발병률이 상당히 떨어지는 것으로 나타났다. 하지만 백신 업계의 대변인이자 홍보 담당자임을 자처하는 질병통제예방센터는 이 연구 결과가 『소아과 저널』에 제출되기 직전에 티메로살을 제거한 이후 자폐증 발병률이 감소했음을 보여 주는 많은 데이터를 의도적으로 삭제했다.

봉인이 풀린 문서에 의하면 이 연구의 원저자들은 당국이 연구 결과를 잘못 이해하고 있음을 알려 주기 위해 담당자를 만났다. 그들은 수치와 결론 부분이 잘못되었으므로 수정이 필요하다는 사실을 알려 주었다. 하지만 당국은 이러한 원저자들의 요구를 무시하고 조작된 논문을 『소아과 저널』에 제출했다. 『소아과 저널』 측에서는 어쩔 수 없이 잘못된 연구 논문을 발표했다. 이 논문에는 백신에서 티메로살을 제거하자 자폐증의 발병률이 증가한 것처럼 적혀 있다. 이로 인하여 수많은 부모는 백신에 수은을 첨가한 이후로 자폐증 발병률이 왜 그렇게 급격하게 증가했는지 도무지 이유를 알 수 없게 되었다.

1999년에 미국 질병통제예방센터 측에서는 이렇게 말했다. "백신에 티메로살을 사용할 때 심각하게 유해하다는 확실한 증거는 별로 없다. 하지만 티메로살 사용을 중단하는 것이 백신에 대한 대중의 신뢰를 높이는 길이 될 것이다." 내가 보기에 이것은 순전히 정략적인 행동일 뿐이다. 티메로살은 아직까지도 독감 백신과 파상풍 백신을 비롯하여 개발도상국으로 보내는 모든 백신에 들어간다. 당국은 이것이 부모에게 알려지는 것을 원하지 않는다.

질병통제예방센터는 7세 이후의 어린이에게 계절성 독감 백신을 접종할 것을 강력하게 권고한다. 파상풍 백신은 생후 6주, 3개월, 5개월이 되었을 때 한 번씩 접종한다. 그리고 4세와 11세가 되었을 때 추가로 접종한다. 다시 말하면 수은이 포함되어 뇌손상을 일으킬 수 있는 백신이 아직까지도 엄청나게 많이 접종되고 있는 것이다.

호주, 핀란드, 스웨덴을 포함한 여러 나라에서는 수천 명의 아기가 목숨을 잃거나 장애를 얻은 이후 어린이에게 독감 백신을 접종하는 것을 금지했다.

질병통제예방센터는 백신이 자폐증을 비롯한 여러 부작용과 관련이 있는지 없는지를 입증할 수 있는 모든 종류의 임상 실험을 '윤리적인 이유'로 금지했다. "실험을 위해 특정한 아이들에게 백신 접종을 하지 않는 것은 비윤리적"이라는 당국의 주장은 앞뒤가 맞지 않는 변명일 뿐이다. 여기에는 자폐증이 확산되는 근본적인 원인이 밝혀지는 것을 방해하려는 의도가 숨어 있다. 전부는 아니지만 이미 많은 부모가 자녀에 대한 백신 접종을 거부하고 있다. 이런 상황에서 그런 윤리적 이유로 비교 실험을 회피하는 것은 타당하지 않다.

과학자들이 백신 사기를 고발하다

과학계의 엘리트들조차도 예방 접종 프로그램의 이면에 숨은 윤리적이고 과학적인 문제에 의문을 제기하기 시작했다. 부모와 어린이에게는 다행스러운 일이다.

2012년 1월 12일 『의학 연보Annals of Medicine』에는 「인유두종 바이러스 백신 정책과 근거 중심 의학: 이것은 서로 상충하는가?」라는 획기적인 논문이 발표되었다. 이것을 쓴 루시아 토모노비치 박사와 크리스토퍼 쇼우 박사는 인유두종 바이러스 백신인 가다실(머크사 제품)과 자궁경부암 백신인 서바릭스(글락소스미스클라인사 제품)가 아무런 의심도 하지 않는 부모와 10대 청소년에게 퍼져 나가기 전에 이것의 안전성과 효능을 입증하는 과학적 근거가 완전히 부족했다는 사실을 밝혀냈다.

이에 따르면 머크사의 임상 실험에는 중대한 오류가 있었다. 연구원들은 플라시보 약으로 알루미늄 면역 증강제를 사용했는데, 이것은 잘 알려진 바와 같이 심각한 부작용이 있는 물질이다. 비교 대상으로는 일반적으로 부작용이 전혀 없는 것으로 알려진 식염을 선택했다. 이 '과학자'들은 심각한 부작용을 감추기 위해 식염을 사용한 그룹과 알루미늄을 사용한 그룹으로부터 실험 결과를 취합한 다음, 이것을 인용하여 자사의 제품에는 가벼운 부작용만 있다고 주장했다. 그러나 현실에서는 전 세계적으로 10대 청소년 사이에서 심각하고 치명적이기까지 한 부작용이 나타났다. 머크사가 말한 '가벼운 부작용'과는 엄청난 거리가 있다.

저자는 다음과 같이 말을 이었다. "백신 제조업자들이 사용하는 공격적인 마케팅 전략보다 더 당혹스러운 것은, 대중에게 부분적인 정보만을 제공하여 공포를 조장하고 백신을 사용하도록 만드는 의료계의 관행이다. (……) 오늘날까지도 전 세계적으로 의료 기관과 규제 기관이 자궁경부암의 위험과 인유두종 바이러스 백신의 유용성에 관하여 부정확한 정보를 계속 제공하고 있다. 그로 인하여 백신에 관해서는 의료 행위의 사전 동의(환자에게 충분히 납득이 가도록 설명하여 그의 자발적인 동의를 얻은 다음 의료 행위를 하는 것) 절차를 이행하지 못하게 만든다."

두 저자는 논문 초록에서 의료계를 향해 다음을 상기시켰다. "자궁경부암은 전 세계적으로 여성들에게 두 번째로 많이 발병하는 암이라고 한다. 그러나 지금까지 나온 데이터를 종합해 보면 이것은 단지 개발도상국에 한정된 사실이다. 서구 사회에서 자궁경부암은 지금까지 보고된 인유두종 바이러스 백신의 심각한 부작용(사망을 포함한)에 비해 몇 배나 사망 가능성이 낮은 희귀 질병이다. 앞으로의 예방 접종 정책은 좀 더 엄격한 근거 중심 의학과 사전 동의를 위한 윤리적 가이드라인의 바탕 위에서 시행되어야 한다."

두 사람은 인유두종 바이러스 백신에 자궁경부암을 예방하는 효능이 있다는 것이 아직까지 검증되지 않은 반면, 백신의 위험성은 이미 충분히 증명되었다는 사실을 지적하면서 다음과 같이 말했다. "현재 두 가지의 백신을 이용하여 전 세계적으로 시행하고 있는 인유두종 바이러스 예방 접종 사업이 장기적으로 건강에 유익하다는 근거가 없다. 또한 경제적으로도 비전이 없으며, 인유두종 바이러스 백신이 자궁경부암 검사에 비해 해당 암의 발병 확률을 더 감소시킨다는 어떠한 증거도 없다."

두 사람은 전 세계적으로 점점 증가하고 있는 인유두종 바이러스 백신 접종과 관련한 심각한 부작용으로 사망, 경련, 마비, 길랭바레 증후군, 횡단성 척추염, 안면 신경 마비, 만성 피로 증후군, 아나필락시스, 자가면역질환, 심부정맥 혈전증, 폐색전증, 자궁경부암 등이 있다고 했다. 그들은 또한 제약 회사가 별로 듣고 싶어 하지 않을 합리적이고 논리적인 충고를 다음과 같이 덧붙였다. "제조업체의 지원에 거의 절대적으로 의존하고 있고, 백신 정책의 근거를 제공하기 위해 진행하고 있으며, 종종 의심스러운 결과를 만들어 내는 연구는 중단해야 마땅하다."

미국에서 연간 300명의 목숨을 앗아 가는 자궁경부암을 예방한다는 핑계로 수많은 어린 소녀와 심지어 소년에게까지 지금까지 나온 어떤 것보다도 위험한 백신을 접종하고 있다. 그로 인해 이처럼 희귀한 유형의 암이 삽시간에 번졌다. 암 환자 한 명이 의학 산업에 지불하는 비용도 엄청나거니와, 백신에 의한 부작용을 치료하기 위해 들어가는 비용 또한 만만치 않다. 머크 사는 이미 수많은 어린 여성을 상대로 수십억 달러를 벌어들였는데, 그것은 단지 시작에 불과하다.

자궁경부암을 예방한다고 알려진 백신이 실제로는 오히려 이 암의 원인이 된다는 사실이 정말 놀랍지 않은가? 이른바 '예방 의학'이 야기한 많은 질병을 치료하는 것에서 이익을 취하려고 일부러 일을 망치는 자들로부터 이제 자신과 가족의 건강을 보호해야 하지 않겠는가? 이를 위해서는 오직 건강에 필요한 것을 스스로 챙기는 것밖에는 길이 없다.

백신이 효과가 있다거나 혹은 백신 접종을 전혀 안 하는 것보다는 하는 것이 낫다는 단순한 억측은 의사들이 우리를 설득할 때 종종 언급하는 과학적 근거를 어떻게든 만들어 낸다. 가령 계절 독감을 비롯한 무서운 감염을 예방하기 위해서는 모든 백신을 다 접종해야 한다는 식으로 말이다.

독감 백신의 98.5퍼센트는 효과가 없다

대부분의 사람들은 의사, 각종 매체, 보건 당국이 하나같이 그렇게 말하니까 독감 백신이 자신을 독감에서 보호해 줄 것이라고 믿는다. 5707종의 논문과 31종의 보고서를 검토한 대규모 메타 분석 연구 결과가 2011년 10월 26일 영국의 저명한 의학 저널인 『란셋Lancet』에 실렸다. 이것에 따르면 독감 백신을 접종한 성인 100명 중 1.5명만이 그 효과를 본 것으로 나타났다. 물론 이런 사실을 아는 사람은 그리 많지 않다. 통계적으로 볼 때 독감 백신은 그 유효성이 거의 미미한 수준이고, 때로는 이것을 접종한 사람들 사이에서 종종 유사 독감 증세가 나타난다.

실망스럽게도 이것을 진행한 연구원들은 인플루엔자와 연관된 질병과 사망을 더욱 감소시키기 위해서는 임상 효능과 유효성이 개선된 새로운 백신의 필요성을 공식적으로 요구했다. 현재 사용하는 독감 백신은 독감을 예방하는 효과가 떨어져서 실질적으로 아무 쓸모가 없기 때문에 그들의 주장이 그리 놀랄 만한 일은 아니다.

연구원들은 다음과 같이 결론을 내렸다. "인플루엔자 백신은 바이러스학적으로 확인된 인플루엔자에 대하여 어느 정도의 예방 효과가 있지만, 어떤 계절에는 그 효과가 크게 감소하거나 아예 사라진다." 말할 필요도 없이 어떤 계절에 어느 정도의 예방 효과가 나타날지를 예측하는 것은 거의 불가능하다. 이것은 누구나 짐작만 할 수 있을 뿐이지 전혀 과학적인 것이 아니다. 다시 말해서 수많은 사람이 이번 계절에 독감 백신을 맞는다고 해도 그것이 독감을 예방하는 효과가 있다는 보장은 거의 제로에 가깝다는 것이다.

설상가상으로 연구원들은 "65세 이상 노인에게서는 그나마 예방 효과가 있다는 근거가 매우 부족하다"라는 사실을 인정했다. 노인은 계절성 독감 백신이 겨냥하는 가장 중요한 대상이다. 그들에게 이 백신의 예방 효과는 0.00001퍼센트도 안 된다는 것이다. 이런 것을 두고 보통 '돌팔이'라고 말한다. 이 연구를 통해 한 가지 확실하게 알 수 있는 것은 독감 백신이 98.5퍼센트의 성인에게 아무런 역할도 하지 못한다는 사실이다.

여기서 가장 의문점으로 남는 것은 대개 해롭지도 않은 독감으로부터 100명당 겨우 1.5명을 보호하기 위해 이처럼 발암성 독성 물질과 면역력을 억누르는 화학 물질로 가득한 백신을 100명 모두에게 접종할 만한 가치가 있느냐는 점이다. 백신은 틀림없이 제조업체에 수십억 달러의 가치가 있을 것이다.

독감 백신을 접종받은 후 몇 주에서 몇 개월이 지나면 예방 효과가 사라지며, 노인에게서 똑같은 효과를 보기 위해서는 투여량을 세 배 이상으로 늘려야 한다는 사실은 『란셋』에 발표된 연구에서도 확인되었고 질병통제예방센터에서도 최근에 인정한 것이다. 그러나 이것을 환자에게 설명하는 의사는 거의 없다. 나는 플라시보가 실제 백신보다 열 배 이상 효과가 있다고 해도 그리 놀라지 않을 것이다. 행복한 사람은 그렇지 않은 사람에 비해 감기나 독감에 걸릴 가능성이 낮다는 사실을 보여 주는 연구 결과도 있다.

한편 그리 위험하지 않은 독감을 예방하기 위해 위험한 백신을 유아나 어린이에게 투여하면 어떤 일이 벌어질까? 미국 식품의약국과 질병통제예방센터에서는 최근 독감 백신인 플루존을 접종한 이후 열성 경련이 발생한 사례가 백신부작용보고시스템에 상당수 보고되었다는 사실을 인정했다. 사노피파스퇴르에서 제조한 독감 백신인 플루존은 6~23개월 된 영유아에게 사용하도록 권장하는 것이다. 대부분의 열성 경련은 만 2세 미만의 어린이에게서 발생한다.

인플루엔자 백신을 접종하면서 가장 흔히 하는 말은 생명을 구하기 위해서라는 것이다. 하지만 지금까지 백신이 실제로 생명을 살리는지 입증하는 연구는 한 번도 수행된 적이 없었다. 오히려 그렇지 않다는 정황 증거만 있을 뿐이다. 백신 공급이 부족했거나, 실제로 유행하는 변종 바이러스에 백신이 적합하지 못했을 때도 독감에 의한 사망자 수는 언제나 거의 일정한 수준이었다. 독감 백신이 수많은 생명을 살리는 것이 사실이라면 2011년처럼 백신 공급이 부족했을 때 독감에 의한 사망자가 급증했어야 옳다. 게다가 백신이 부족했을 때라 할지라도 겨울철 폐렴과 같은 호흡기 감염으로 사망한 사람은 거의 일정했다. 많은 의사가 독감 백신은 꼭 접종받아야 하며, 그렇지 않으면 목숨을 잃을 수 있다고 주장한다. 특히 이미 호흡기 질환이 있는 환자라면 더욱 그러하다고 말한다. 하지만 이것은 어디까지나 이론일 뿐이며 과학적인 근거는 전혀 없다.

영국의 국제적인 비영리 의학 전문가 그룹인 코크란연합에서는 40건의 임상 실험을 포함하여 독감 백신에 관한 50건의 연구 결과를 분석했다. 그 결과 폐렴과 같은 합병증의 발생 빈도가 전혀 감소하지 않았으며, 독감 백신이 질병의 확산을 늦춘다는 어떤 증거도 없다는 사실을 발견했다. 연구원들은 "많은 연구 결과를 검토한 결과 인플루엔자 백신과 관련하여 믿을 만한 증거는 매우 빈약하다. 반면 광범위하게 결론을 조작하거나 겉으로만 그럴 듯하게 꾸며 낸 경우가 많았다"라고 했다. 또한 그들은 "제약 회사의 재정 지원을 받지 않은 연구에서는 백신에 대하여 우호적인 결론을 내리는 경우가 극히 드물었다"라는 말도 덧붙였다.

2009년 신종 인플루엔자 창궐과 관련하여 가장 충격적인 사실이 과학자에 의해 밝혀졌다. 이들은 미국 온라인 과학 전문지인 『공중 과학 도서관Public Library of Science ONE』에 게재한 두 가지 별건의 연구를 수행했다. 이들은 17세 미만의 어린이와 청소년 사이에서 기면증이 17배 이상 증가한 것에 대해 글락소스미스클라인에서 생산한 H1N1 독감 백신인 팬덤릭스가 책임이 있다는 사실을 발견했다.

기면증은 2000명 중에 한 명꼴로 발생하는 질환으로, 낮에도 과도하게 졸리고 밤에는 비정상적으로 잠을 이루며 갑작스럽게 근력이 손실되는 발작 증세를 나타낸다. 각성을 조절하는 호르몬인 히포크레틴을 생산하는 뇌 세포에 손상이 오면 기면증이 나타나는 것으로 알려져 있다. 기면증 환자의 상당수는 하루에 한 시간 정도밖에 깨어 있지 못한다. 과학자들은 백신이 기면증과 관련 있는 자가면역 반응에 영향을 준다고 의심한다.

기면증이 있는 자녀를 둔 가족은 한시도 다른 곳에 눈을 팔지 못하고 어린 자녀를 돌보아야 한다. 한때 건강한 아이가 어느 날 갑자기 하루에 23시간씩 잠을 잔다면 부모는 어마어마한 정신적 충격과 재정적 부담을 견뎌 내기가 어려워진다. 나는 항상 부모에게 자녀를 보호하는 것은 오직 부모의 몫이라고 충고한다. 백신을 포함한 모든 의약품은 잠재적으로 위험하다. 아이에게 그것을 사용했을 때 어떻게 반응할지 예측하는 것은 불가능하다. 어떤 아이는 화학 물질의 공격에서 살아남기도 하고, 어떤 아이는 그렇지 못할 수도 있다. 내 생각에 아이의 생명을 담보로 러시안룰렛 게임을 하는 것은 참으로 무책임한 행동이다.

백신이 아무런 효과도 없을 뿐만 아니라, 실제로 대단히 충격적이고 돌이킬 수 없는 질병을 야기한다는 것을 보여 주는 증거는 많다. 그럼에도 엄청나게 조직화된 의학 산업은 부모가 자녀에게 모든 백신을 접종시킬 수밖에 없도록 강제한다. 미국의 많은 의사는 이제 지정된 기간 안에 모든 백신을 접종받지 않으면 치료를 받을 수 없다고 부모에게 드러내 놓고 말한다. 미국에서는 자녀에게 백신을 접종시키지 않은 부모가 아이를 치료해 줄 의사를 구하지 못하면 아동보호국에서 아동 학대와 방치를 이유로 그 부모에게서 아이를 떼어 놓는다.

의사들은 백신을 접종받지 않은 아이가 그것을 모두 받은 아이에 비해 심각한 질병에 걸릴 위험이 더 크다고 주장한다. 물론 그들의 주장을 뒷받침할 만한 과학적 근거나 논리가 실제로 존재하는 것은 아니다. 만약 백신이 정말로 그렇게 효과적으로 감염성 질환에 대한 면역을 만들어 준다면 그것을 접종받지 않은 사람이 옆에 온다고 한들 무엇을 걱정하겠는가? 백신은 질병에서 우리를 보호해 주는 것인가, 아니면 그렇지 않은가? 둘 다 맞을 수는 없다.

현재까지 나온 과학적 증거를 보면 후자를 뒷받침하는 것이 압도적이다. 게다가 최근에 발생한 질병 중 상당수가 실제로는 백신을 접종받은 이들에게서 만연했다. 하지만 처음에 질병통제예방센터와 주류 언론에서는 이 질병이 백신을 접종받지 않은 이들에게서 발생한 것처럼 호도했다. 예를 들면 2010년 캘리포니아에서 발생한 백일해(백일해균에 의해 발생하는 호흡기 질환)의 경우, 다른 연령대의 어린이에 비해 백신 접종을 받은 8~12세의 어린이에게서 더 많이 발생했다. 이것은 어릴 때 접종받은 백신의 효과가 나이 들면서 사라진다는 사실을 시사한다. 최근의 연구에서는 2~7세의 어린이에게서는 백신의 효과가 41퍼센트밖에 안 되고, 8~12세의 어린이에게서는 겨우 24퍼센트밖에 안 된다는 사실이 밝혀졌다. 참으로 아이러니한 사실은 백일해 예방 백신을 전혀 접종받지 않은 어린이는 대부분 안전했다는 것이다.

연구원들의 충격적인 고백에 의하면 백일해는 대부분 예방 백신을 접종받은 아이에게서 발병했다는 것이다. 이 이야기는 2012년 4월 3일에 로이터통신의 건강 정보 전문 웹진을 통해 세상에 처음으로 알려졌다. 남부 캘리포니아의 카이저퍼머넌트의학센터 감염내과 전문의이자 이 연구 논문의 수석 저자인 데이비드 위트(David Witt) 박사는 "백신의 지속성은 사람들이 기대하는 것처럼 그렇게 길지 않다"라고 확신했다.

위트 박사와 그의 연구팀은 백신을 접종받지 않은 아이가 그것을 모두 받은 아이에 비해 질병에 취약하다고 보고 백일해도 전자의 아이들 사이에서 만연해 있을 것이라고 예상했다. 연구진은 우선 취합한 데이터를 분류하기 시작했다. 그런데 놀랍게도 이 질병에 걸린 아이들 대부분은 이미 백신 접종을 모두 마쳤다. 이런 사실이 연구진의 관심을 사로잡았다. 백일해가 발병하여 조사 대상에 오른 아이의 81퍼센트가 기간에 맞추어 모든 백일해 예방 접종을 받았다. 그리고 11퍼센트는 최소한 한 번 이상의 예방 접종을 받았지만 권장하는 모든 백신을 받지는 않았으며, 단지 8퍼센트만이 백신을 전혀 받은 적이 없었다. 이러한 결과는 백신의 효과가 미약하다는 점과, 백신이 오히려 면역 체계를 손상한다는 점을 말해 준다.

그런데 나를 정말 놀라게 한 것은 따로 있었다. 바로 해당 백신을 생산한 글락소스미스클라인의 대변인이 다음과 같이 인정했기 때문이다. "글락소스미스클라인은 4~6세의 어린이들에게 백신을 접종한 이후에 그것의 면역 효과가 얼마나 지속되는지 평가하는 연구를 수행한 적이 전혀 없다."

이 불편한 상황을 다시 한 번 정리해 보자. 백일해는 대부분 백신을 접종받은 아이에게서 발병했다. 이것은 백신으로 인해 그들의 면역 체계가 제대로 기능을 발휘하지 못했거나, 혹은 직접적인 감염이 발생했기 때문이다. 제약 회사와 보건 당국은 이러한 딜레마에 대하여 백신을 계속해서 접종하게 하는 것으로써 대응한다. 사실은 백신을 접종하지 않는 것이 더 안전하다고 증명되었음에도 불구하고 말이다. 결국 부모는 장기적인 효능이 검증되지도 않았고 오히려 질병을 발병시키는 부작용이 있는 백신을 어쩔 수 없이 자녀에게 접종시켜야 한다.

여기서 말하고자 하는 요점은 바로 이것이다. 백신이야말로 실제로 질병을 발생시키는 원인이고, 아이들의 생명을 빼앗는다. 어린아이나 노인은 3~4년에 한 번씩 추가로 접종을 받지 않으면 오히려 보균자가 되어 백일해균을 퍼뜨린다. 이것이 바로 백일해가 만연하게 된 배경이다. 예방 백신을 접종받지 않은 어린이가 자연스럽게 백일해균에 감염되더라도 그 아이가 건강한 면역 체계를 가지고 있고 영양 상태가 양호하다면 대개는 가벼운 증세를 겪고 만다. 이후 그는 평생 이 질병에 대한 면역력을 유지하며, 질병을 퍼뜨리는 당사자가 되지는 않는다.

백일해 예방 백신에 해당하는 것은 다른 모든 백신에도 똑같이 적용된다. 위생이나 영양 상태가 불량하거나 마시는 물이 오염되어 발생하는 것을 제외하면 현대에 발생하는 대부분의 질병은 모두 인위적으로 면역력을 갖게 만든 이들에 의해 발생하고 퍼져 나간다. 지난 100년간 감염성 질병의 발생과 관련하여 일반에게 공개된 통계 자료에는 이것을 증명하는 것이 가득하다.

모든 독감 백신이나 수두 백신은 면역 체계를 약화시키고 주변의 독성 물질과 병원체에 더욱 취약하게 만든다. 따라서 지금 맞닥뜨리고 있는 대부분의 질병은 지난 수십 년간 집단 예방 접종을 시행한 결과로서 우리 스스로 만들어 낸 것이다.

자연은 자신을 파괴하려는 것이 아니라 보호하려는 특성을 가지고 있다. 아프리카나 아시아, 남아메리카의 야생 동물은 절대로 암, 심장마비, 뇌졸중, 당뇨, 홍역, 백일해 등으로 죽지 않는다. 야생 동물에게는 종을 보존하기 위한 집단 예방 접종 따위가 필요하지 않다. 그것들은 세균이나 미생물과 일상적으로 접촉하면서 자연스럽게 면역력을 키운다. 인간이라는 동물도 자연이 만든 면역 시스템에서 예외이지는 않다. 감염은 오직 몸이 독성 물질이나 염증을 처리하거나, 약해지고 손상을 입은 세포를 제거할 필요성을 느낄 때만 발생한다.

또한 독감이나 감기는 몸에 지나치게 축적된 독성 물질을 효과적으로 제거하는 메커니즘이다. 따라서 대개는 정기적으로 독감 예방 접종을 받은 이들이 독감이나 감기에 더 자주 걸린다. 백신을 구성하는 물질인 포름알데히드, 티메로살, 수은, 동결 방지제, 그 밖에도 밝혀졌거나 밝혀지지 않은 화학 물질의 강한 독성을 고려한다면 이것은 전혀 놀랄 만한 일이 아니다.

최근에 대형 요양 병원의 간호사로 있는 친구에게서 이런 말을 들었다. 병원의 새로운 규정에 의해 모든 환자에게 투여량이 세 배로 많은 새 독감 백신을 접종해야 한다는 것이었다. 그로부터 얼마 지나지 않아 그 병원의 환자 대부분이 독감에 걸렸다. 이들을 치료하던 의사는 새로운 변종 독감 바이러스가 출현하는 바람에 백신의 효과가 없었다고 생각했다. 하지만 사실은 반드시 그럴 수밖에 없다. 백신 제조업체가 다가오는 계절에 유행할 바이러스를 정확히 예측하여 그것에 꼭 맞는 백신을 미리 만드는 것은 절대로 불가능하다. 게다가 독감 백신이 노인에게는 별다른 예방 효과가 없다는 사실을 보여 주는 연구 결과도 있다. 하지만 그렇다고 하더라도 요양 병원 관리자는 병원의 새로운 규칙을 다음 해에도 똑같이 엄격하게 시행할 것이다. 간호사인 그 친구에 따르면 그들은 이렇게 말했단다. "우리에게는 무슨 일이 있어도 의사의 충고를 따를 의무가 있다."

규칙적으로 햇볕이나 자외선램프를 쬘 때 몸에서 생성되는 비타민 D
는 거의 100퍼센트 면역력을 갖게 한다. 독감 바이러스는 겨울철보다
여름철에 왕성하게 활동한다. 그럼에도 여름철에는 대부분의 사람이 이
미 몸 안에 충분한 양의 비타민 D를 만들어 놓기 때문에 독감이 유행하
지 않는다. 나는 지난 45년간 반드시 충분한 양의 햇볕을 쬐거나 자외선
램프를 사용했기 때문에 한 번도 독감에 걸리지 않았다. 햇볕을 쬘 때는
비타민 D의 생성을 방해하는 자외선 차단제나 선글라스는 사용하지 않
는 것이 좋다.

규칙적으로 자외선에 노출되면 독감 바이러스뿐만 아니라 다른 감염
도 마찬가지로 차단된다. 새로운 연구 결과에 의하면 심지어 수두 확산
도 차단된다고 한다. 런던대학교에서 수두와 대상포진 바이러스를 대상
으로 한 25종의 연구 결과를 검토한 적이 있다. 그 결과 연구진은 자외선
노출 부족이 수두와 대상포진의 유행과 명확한 연관성이 있다는 사실을
발견했다. 이 논문은 2011년 4월 23일 자 『바이러스학 저널 *Virology
Journal*』에 게재되었다. 이것에 따르면 1년 내내 햇볕에 노출되는 열대
지방에서는 일반적으로 수두 발병률이 훨씬 낮다고 한다. 온대 지방에서
는 일조량이 부족한 겨울철에 수두 발생 빈도가 더 심해진다고 한다. 이
런 사실을 고려해 본다면 자외선 노출과 수두와 대상포진 발병 간에 어
떤 연관성이 있음이 더욱 명확해진다.

연구진은 다음과 같이 지적했다. "온대 지방에서 수두는 겨울철과 봄
철에 더 많이 유행하는 계절성 질병이다. 반면 여름에는 자외선 지수가
10~25배까지 증가하는데, 이것이 수두 바이러스의 활동을 억제한다."

60년 전으로만 돌아가 보더라도 햇빛이 감염성 질병을 예방하는 효과가 있다는 증거를 발견할 수 있다. 1949년에 뉴욕주 보건부에서는 교실과 복도에 자외선램프를 설치하고 이것이 볼거리와 수두 전파에 어떤 영향을 미치는지에 관한 연구를 수행한 적이 있다. 그 결과 자외선램프가 학생들의 질병 발생률을 감소시키는 데 도움이 된다는 사실이 밝혀졌다.

미국의 도시인들은 하루 평균 22시간을 실내에서 보내며, 그중 대부분의 시간을 인공적인 조명에 노출된 채로 생활한다. 어린이 역시 실외에서 생활하는 시간이 점점 줄어들고 있다. 그들은 대부분의 시간을 집과 학교 같은 실내에서 컴퓨터나 텔레비전을 보면서 지낸다. 따라서 어린이와 청소년은 비타민 D 결핍이 발생할 가능성이 특히 더 높고, 감염성 질병에도 가장 많이 걸린다. 학생들이 수업이나 숙제를 마치고 나서 실외에서 시간을 보낸다 할지라도 상황은 다르지 않다. 오후 3시 이후로는 몸에서 충분한 양의 비타민 D가 생성될 만큼 태양빛이 강하지 않기 때문이다.

항생 물질에 내성이 생긴 미생물로 인해 치명적인 감염이 발생하고, 백신이 감염성 질병을 예방하지 못하는 일이 잦아지면서, 자연의 강력한 치유 능력이 다시 한 번 재조명받고 있다. 백신에 포함되어 있는 항생 물질은 슈퍼버그(항생제로 쉽게 제거되지 않는 세균)의 출현과 면역 결핍에 직접적인 기여를 한다. 이 때문에 집단 예방 접종은 수많은 생명을 위태롭게 하는 일이다. 현재 병원에서 발생하는 감염의 50퍼센트 이상은 항생 물질에 내성이 생긴 미생물과 관련이 있다.

의약품이나 백신에 들어 있는 항생 물질이며 농장의 가축에게 일상적으로 투여하는 항생제는 그것에 내성이 생긴 세균을 만들어 왔다. 이런 상황은 세계보건기구 사무총장인 마거릿 챈 Margaret Chan 이 2012년 한 연설에서 경고한 것처럼 이른바 '현대 의학의 종말'을 초래할 수 있다. 챈 사무총장은 다음과 같이 말했다. "패혈성 인두염이나 아이의 무릎 찰과 상 같은 흔한 문제로도 또다시 죽음에 이를 수 있다. 항생제에 대한 내성률이 유럽을 비롯하여 전 세계적으로 증가하고 있다. 세균이나 바이러스에 대항할 방법이 머지않아 사라질지도 모른다."

다시 말해서 자연의 치유 수단 대신 빠른 치료법을 선택했거나, 자녀에게 백신을 접종시켰거나, 항생제로 길러진 가축의 고기를 섭취하는 이들은 모두 현대 의학의 몰락에 기여하는 셈이다. 우리는 이러한 '마법의 탄환'을 남용함으로써 중대한 상태에 봉착해 있다. 어떤 형태로든지 사람들에게 투여된 항생제는 감염의 위험을 증가시키고, 병원에서 행하는 아주 간단한 수술조차도 너무 위험한 일이 될 것이다. 챈 사무총장에 의하면 지금까지 개발된 모든 항생제가 아무 소용이 없어져서 일반적인 간단한 수술조차 불가능하게 될 수도 있다고 한다.

무책임한 항생제 남용에 적용할 수 있는 것은 백신에 대해서도 마찬가지로 적용할 수 있다. 수많은 연구 결과에 의하면 우리는 백신에 내성이 생긴 병원균을 아이들에게 투여하고 있다. 감염성 질병에 대항하기 위해 집단 예방 접종을 함으로써 우리는 지구상에 한 번도 나타난 적이 없던 위험한 돌연변이 침입자와 마주하게 되었다. 백신은 이것에 대항하여 아무런 역할도 하지 못한다. 항생제에 내성이 생긴 세균과 마찬가지로 돌연변이 바이러스와 세균은 백신보다 한 수 위에 있다.

지난 몇 년 사이에 발생한 수많은 감염성 질병을 살펴보면 이것이 사실임을 알 수 있다. 예를 들면 2010년 캘리포니아에서 발생한 백일해가 그런 경우다. 좀 더 최근에는 미국과 캐나다에서 발생한 홍역이 있다. 뇌수막염도 미국을 비롯하여 전 세계적으로 발생 빈도가 증가하고 있다.

앞에서도 말했듯이 어린이가 백신을 접종받는다고 해서 그 질병에 면역이 생기는 것은 아니다. 많은 감염성 질병이 예방 백신을 모두 접종받은 이들에게서 발생했다.

예방이라는 이름으로 질병을 퍼뜨리는 것은 사람들을 속여서 보건 당국과 제약 회사에 복종하도록 만드는 낡은 수법이다. 사람들은 어떤 대가를 치르더라도 공포감을 조성하는 자에게 기꺼이 복종한다. 집단 예방 접종은 그것이 없었다면 절대로 일어나지 않을 심각한 질병을 이미 발생시켰다. 예를 들어 미국에서 모든 어린이가 의무적으로 접종받아야 하는 수두 백신은 현재 많은 미국인 사이에서 급격하게 증가하고 있는 대상포진에 대한 책임이 있다.

우리는 감염을 발생시키는 병원균을 탓할 것이 아니라, 면역력을 떨어뜨려 병원균의 공격에 취약하게 만드는 모든 요인을 사전에 차단하거나 개선하려고 노력해야 한다. 면역력을 가장 심각하게 떨어뜨리는 것 중 하나가 백신에 들어 있는 발암성 화학 물질과 항생 물질이다. 규칙적으로 온몸에 햇볕을 쬐고, 균형 잡힌 식습관과 생활 습관을 유지하는 것이 중요하다. 이와 더불어 깨끗하게 간을 청소하는 것은 자연스러운 면역력을 강화하고 슈퍼버그를 비롯한 각종 변종 병원균을 궁지로 몰아넣는 가장 효과적인 수단이다.

생활 습관

생체 시계 교란

생활 습관은 몸의 기능에 엄청난 영향을 미친다. 몸의 모든 기능이 효과적으로 수행되는 것은 하루 24시간 주기에 맞추어 완벽하게 조화를 이루도록 미리 정해져 있는 생체 리듬으로부터 크게 영향을 받는다. 24시간 주기의 생체 리듬은 지구가 태양 주위를 도는 운동과 밀접하게 연결되어 있다. 이것은 또한 달과 다른 천체의 움직임에서도 영향을 받는다.

우리 몸은 24시간 주기의 리듬 외에도 수많은 리듬에 의해 돌아간다. 각각의 리듬은 몸의 기능이 적절하게 수행되도록 시간을 조절한다. 가령 심장 박동 수, 혈압, 체온, 호르몬 수치, 소화액 분비, 심지어 주기적인 통증까지도 이러한 리듬에 의해 제어된다.

이 모든 리듬은 서로 잘 조직화되어 있고, '시교차 상핵'이라 불리는 뇌의 조정 기제에 의해 통제를 받는다. 뇌의 이 부분에서는 몸의 생체 리듬 시계를 설정하는 신경세포의 활동을 조절한다. 만약 하나의 리듬이 어떤 이유로 지장을 받으면 다른 리듬 또한 연쇄적으로 균형을 잃는다. 실제로 불규칙한 생활 습관 탓에 생체 리듬에 지장이 생기면 수많은 질환이 나타난다.

여기서는 특히 간과 담낭의 기능에 악영향을 미치는 몇 가지 좋지 않은 생활 습관에 대해 다루려고 한다. 날마다 반복되는 일상을 몸이 자연스러운 흐름에 조응시킨다면 스스로 영양분을 공급하고 깨끗하게 하고 치유하려는 노력에 큰 도움이 될 것이다. 게다가 나중에 닥칠지도 모를 건강상의 문제를 미리 방지할 수도 있다.

밤과 낮의 주기적인 변화는 자연스러운 수면-각성 주기와, 그 밖에도 여러 필수적인 생화학 과정을 조절한다. 아침에 해가 뜨면 강력한 호르몬이 분비되기 시작하는데, 그중 가장 중요한 것이 코르티솔과 코르티코스테론이다. 이 호르몬의 분비는 철저하게 24시간 생체 리듬을 따른다. 이 호르몬은 신진대사, 혈당 수치, 면역 반응 같은 몸의 중요한 기능을 조절한다. 이것은 오전 4시에서 8시 사이에 가장 활발하게 분비되며, 시간이 지날수록 그 양이 점점 감소하여 자정에서 오전 3시 사이에 최소가 된다.

자연스러운 하루의 수면-각성 주기와는 다르게 생활 습관을 유지하다 보면 코르티솔의 분비가 정점에 이르는 시간도 함께 바뀐다. 예를 들어 만약 밤 10시에 잠자리에 들어 오전 6시 전후로 일어나는 자연스러운 생활을 하다가 갑자기 밤 12시가 넘어 잠들어서 오전 8시 이후에나 일어나는 생활을 하기 시작하면 호르몬 분비 시간도 강제로 바뀌어 몸에 혼란스러운 상황이 초래된다. 이런 식으로 호르몬 분비 시간대가 바뀌는 것은 마치 멀리 있는 외국에 처음 도착했을 때 느끼는 시차 혼란과 같다.

노폐물은 대개 밤 시간 동안 직장(대장의 최하부)과 방광에 쌓였다가 오전 6~8시에 배출되는 것이 정상이다. 수면-각성 주기가 바뀌면 몸은 그러한 노폐물을 그대로 가지고 있다가 일부를 재흡수하는 것 외에는 선택의 여지가 없다. 자연스러운 수면-각성 주기를 어긴다면 몸의 생체 리듬이 밤과 낮의 규칙적인 변화에 의해 조절되는 24시간 주기와 조화를 이루지 못하게 된다. 따라서 변비, 위산 역류, 만성 간 질환, 호흡기 질환, 심장병 같은 수많은 장애가 발생할 수 있다.

코르티솔 분비 주기가 흐트러지면 건강에 심각한 문제가 발생한다. 1980년대에 과학자들은 하루 중 아침 시간에 심장마비가 일어날 가능성이 가장 크다는 사실을 발견했다. 혈전은 오전 8시경에 가장 빠르게 생성된다. 혈압 역시 아침 시간에 상승하여 오후 늦은 시간까지 높은 상태를 유지하며, 오후 6시를 전후로 떨어지기 시작하여 밤 시간에 최저점에 이른다.

따라서 몸의 기본적인 호르몬 분비와 혈액 순환 주기를 방해하지 않으려면 밤 10시 전에 일찍 잠자리에 들고 해가 뜨는 오전 6시 무렵에 일어나는 것이 가장 좋다. 잠자리에 들고 일어나는 시간은 계절에 따라 바뀔 수 있다. 따라서 겨울에는 잠을 좀 더 많이 자고, 여름에는 덜 자게 된다.

신경 전달 물질인 멜라토닌은 머리 가운데 위치한 내분비 기관인 솔방울샘에서 분비되는 가장 강력한 호르몬이다. 나이에 따라 약간 차이가 나기는 하지만 멜라토닌의 분비는 밤 9시 30분에서 10시 30분 사이에 시작되어 정오 무렵에 최저점에 이른다. 솔방울샘은 생식 활동의 일주성日週性, 수면과 운동 활동, 혈압, 면역 체계, 뇌하수체와 갑상선의 활동, 세포의 성장, 체온, 그 밖에도 여러 중요한 기능을 조절한다. 이 모든 것은 멜라토닌 분비 사이클이 균형을 이루어야 제 기능을 발휘한다. 늦게 잠자리에 들거나 늦은 시간까지 일을 하게 되면 멜라토닌 분비의 균형이 무너지고, 다른 중요한 여러 호르몬의 분비 사이클에도 지장을 준다.

뇌에서는 멜라토닌 외에도 세로토닌도 만들어 낸다. 세로토닌은 우리의 육체적, 정신적 건강과 관련 있는 매우 중요한 신경 전달 물질이자 호르몬이다. 이것은 밤과 낮의 생체 리듬, 성적 행동, 기억, 욕구, 충동, 두려움, 심지어 자살 충동에도 영향을 미친다. 멜라토닌과 달리 세로토닌은 낮 시간에 활발하게 분비되며, 육체적 운동과 당분 섭취가 세로토닌의 분비를 촉진한다.

만약에 아침 늦게 일어난다면 햇볕에 노출되는 시간이 적어지고, 이로 인하여 낮 동안에 세로토닌의 분비량이 부족해진다. 게다가 멜라토닌은 세로토닌의 분해 산물이기 때문에 늦게 일어나면 밤에 분비되는 멜라토닌의 수치까지 떨어뜨린다. 이것은 수면 장애와 불면증을 야기하는 주요 원인이다. 밤에 일찍 잠자리에 들어야 30분 정도 지나 솔방울샘에서 세로토닌이 멜라토닌으로 바뀌는 작업이 시작된다. 이 때문에 세로토닌이야말로 진정한 수면 호르몬이라 할 수 있다. 충분한 양의 세로토닌이 없으면 멜라토닌이 부족해진다. 이로 인해 숙면을 통하여 몸의 기력을 회복하는 것이 불가능해진다.

그것이 무엇이든 24시간 주기 리듬에서 벗어나는 것은 이 두 가지 중요한 호르몬이 비정상적으로 분비되는 결과를 낳는다. 이것은 다시 생체 리듬의 교란을 초래하며, 신진대사와 내분비계의 균형을 비롯하여 유기체인 몸의 조화로운 기능을 엉망으로 만든다. 어느 순간 갑자기 몸이 이상하다는 것을 느끼며, 가벼운 두통에서부터 심한 경우 우울증, 심장마비, 악성 종양에 이르기까지 다양한 질병에 취약해진다.

멜라토닌 주기를 방해하면 안 되는 이유

이 두 가지 중요한 호르몬은 뇌의 솔방울샘뿐만 아니라 내장에서도 생성된다. 실제로 몸속 세로토닌의 85퍼센트는 소화 기능 조절을 위해 소화 기관에서 만들어진다. 소화 기관에서 멜라토닌은 뇌보다 무려 400배가 넘는 양이 생성된다. 또한 멜라토닌은 췌장과 간내담관에서도 발견된다.

수면 부족이 질병의 근본 원인 중 하나라는 사실을 과거에도 그렇고 지금도 마찬가지로 많은 이들이 충분히 깨닫지 못하고 있다. 당신의 담당 의사는 당신이 몇 시간 자는지, 몇 시 정도에 잠자리에 드는지 물어보는가? 하지만 실제로 대부분의 만성 질환은 멜라토닌의 분비 주기에 문제가 생긴 것과 연관이 있다.

내장의 면역 체계에 장애가 없음에도 질병이 나타나는 것은 극히 드문 일이다. 2005년에 면역 체계에 멜라토닌이 미치는 다양한 영향에 대한 기존의 연구를 재검토한 결과가 발표된 적이 있다. 이에 따르면 이 강력한 호르몬은 감염, 염증, 자가면역 등을 포함한 여러 가지 면역 활동과 관련이 있는 것으로 밝혀졌다.

멜라토닌은 또한 중요한 성장 호르몬의 생성과도 밀접한 관련이 있다. 어린이의 성장을 촉진하고 성인에게는 근육과 결합 조직을 유지하는 데 도움이 되는 적절한 성장 호르몬 분비는 수면 주기의 균형에 달려 있다. 멜라토닌에 의해 유도된 수면은 성장 호르몬 생성을 촉진한다. 멜라토닌이 가장 왕성하게 분비되는 시간은 밤 11시 무렵이다. 따라서 반드시 밤 10시 이전에 잠자리에 들어 숙면을 취해야 한다. 수면 주기에서 바로 이 시간대에 몸은 스스로 노폐물을 제거하고 원기를 회복하는 활동을 한다.

수면 부족이 지속되면 성장 호르몬 분비가 급격하게 감소한다. 야간에 일하는 사람은 불면증, 불임, 심혈관계 질환, 뇌졸중, 위장 장애, 당뇨, 비만이 발생할 가능성이 매우 높다. 이런 사람은 면역 체계가 약해지고, 이로 인하여 간염이나 폐렴 같은 감염성 질병이 발생할 위험이 매우 높다. 게다가 밤에는 능률이 떨어지고 사고가 날 가능성도 높다.

멜라토닌 보충제에 대한 경고

대부분의 대체 의학 전문가와는 달리 나는 멜라토닌 보충제를 식품 보충제나 수면 유도제처럼 복용하는 것을 권하지 않는다. 이것을 먹기 시작하면 몸이 스스로 멜라토닌을 생산하는 능력이 감소한다. 결국 이것에 의존하는 사람이 되고 만다. 게다가 몸이 직접 생산한 멜라토닌에는 그것만의 독특한 특징이 있다. 몸은 이러한 멜라토닌만을 진짜로 인식한다.

몸은 외부에서 보충된 멜라토닌을 분명히 좋아하지 않는다. 그렇지 않다면 주간 졸음증, 어지럼증, 두통, 복통, 불안감, 과민성, 정신 혼란, 단기적인 우울증과 같은 해로운 부작용을 나타낼 이유가 없기 때문이다. 게다가 멜라토닌 보충제는 혈액 응고 방지제, 면역 억제제, 당뇨약, 먹는 피임약과 해로운 상호 작용을 일으킨다.

대부분의 경우 불면증은 실제로 멜라토닌보다는 세로토닌의 결핍에 의해 생긴다. 그럼에도 불면증이 있는 많은 이들이 멜라토닌 보충제를 사용한다. 멜라토닌은 밤이 되어 어두워지면 이에 반응하여 생성되는 것인 반면, 세로토닌은 밝은 햇볕에 반응하여 생성된다.

햇볕에 노출되는 시간이 부족하면 멜라토닌 결핍을 초래하여 밤에도 쉽게 잠을 이룰 수 없게 된다. 멜라토닌 보충제의 도움으로 잠을 자면 24시간 주기 수면 장애로 고통을 겪게 될 가능성이 매우 높아진다. 즉 몸은 하루 중 잘못된 시간에 멜라토닌을 생성하는 것이다. 이것은 대개 너무 늦게 잠자리에 들거나 습관적으로 낮잠을 자면 일어나는 현상이다.

부족한 멜라토닌을 단순히 보충하는 것은 임시 처방에 지나지 않으며, 우울증을 초래할 수도 있다. 24시간 주기 수면 장애에 대한 가장 효과적인 처방은 10시 이전에 잠자리에 드는 것이다. 불빛이 있으면 멜라토닌 분비가 억제되므로 침실을 완전히 어둡게 하고, 낮잠을 피하며, 오후 7시 이전에 가벼운 저녁 식사를 마친다.

적절한 식사 시간

아유르베다 의학에서는 이미 수천 년 전에 육체와 정신의 건강을 유지하려면 자연이 정해 준 적절한 시간에 식사하여 몸에 영양을 공급해야 한다고 했다. 몸의 다른 대부분의 기능과 마찬가지로 소화 작용 역시 24시간 주기 생체 리듬의 통제를 받는다. 담즙을 비롯한 소화액은 조절 호르몬인 세로토닌의 통제를 받아 낮에 가장 왕성하게 분비된다. 반면 밤에는 가장 적게 분비된다. 몸속에 있는 대부분의 세로토닌은 낮에 햇볕의 강도에 반응하여 소화 기관에서 분비된다. 따라서 하루 중 가장 든든한 식사는 세로토닌의 수치가 정점에 있는 점심 무렵에 하는 것이 가장 좋다. 세로토닌 수치가 낮은 아침이나 저녁에는 상대적으로 가벼운 식사를 하는 것이 좋다. 그렇게 해야 섭취한 음식물을 효과적으로 소화하여 몸의 기능을 유지하는 데 필요한 영양분을 제대로 흡수할 수 있다.

점심시간에 소화액의 분비가 방해받지 않게 하려면 아침 식사는 오전 8시 이전에 마치는 것이 이상적이다. 마찬가지로 저녁에는 6시 30분이나 7시 이전에 식사를 마치는 것이 가장 좋다.

불규칙하게 먹거나 저녁에 많이 먹는 습관이 지속되면 장에 소화되지 않은 음식물이 쌓이게 된다. 그 결과 림프계와 혈관에 폐색이 발생한다. 이는 몸의 자연스러운 반응을 방해한다.

담석이 생기는 주요 원인 중 하나는 장 내에 적절하게 소화되지 않은 음식물이 축적되는 것이다. 불규칙한 식사를 하거나, 충분한 양의 소화액이 준비되지 못한 시간에 많은 양의 음식을 섭취하면 몸이 제거하기에 버거운 노폐물이 만들어진다.

일반적인 담석 치료법

일반적으로 사용하는 담석 치료법에서는 담낭 안 담석을 직접 용해하거나 외과적 수술을 통해 제거한다. 하지만 이러한 치료법은 간내담관을 막고 있는 많은 양의 담석을 제거하는 데는 아무런 효과가 없다. 담낭에 담석이 있는 사람은 그보다 더 많은 담석이 간에도 있다는 사실을 알아야 한다. 외과적인 수술을 통해 담낭이나 그 안의 담석을 제거한다고 하더라도 간내담관에는 여전히 많은 담석이 남아서 적절한 양의 담즙이 분비되는 것을 가로막기 때문에 담즙의 흐름이 크게 증가하는 것을 기대할 수 없다.

심지어 외과적인 수술로 담낭을 제거하더라도 몸에 큰 문제를 일으키는 상황은 그대로 남는다. 담즙을 분비하던 기관인 담낭이 사라짐으로써 간이 폐색된 간내담관을 통하여 짜낼 수 있는 담즙의 양은 아주 적다. 담즙 분비량도 부족하고 소장으로 배출할 수 있는 담즙의 양도 적기 때문에 특히 지방을 함유한 음식물을 소화하고 흡수하는 데 커다란 문제가 발생한다. 단백질이 주성분인 음식물에도 보통 지방이 함유되어 있기 때문에 대부분 소화가 되지 않은 상태로 남는다.

그 결과 독성 노폐물이 장과 림프계에 점점 축적된다. 특히 장에는 부패한 음식물로 가득하고 세균이 지나치게 많아진다. 지용성인 비타민 A, 비타민 D, 비타민 E, 비타민 K를 비롯하여 칼슘과 마그네슘 같은 중요한 무기물 역시 소화되지 않은 채로 남는다.

나는 일반의와 외과 전문의가 환자들에게 "담낭을 제거하더라도 소화에는 아무 지장이 없을 것"이라고 약속하는 것을 자주 보았다. 그들이 공부한 의학 교과서에는 담낭이 필수적인 장기가 아니고 안전하게 제거될 수 있는 것으로 나와 있기 때문일 것이다. 하지만 담낭을 거친 담즙만이 지방을 소화할 수 있다. 간에서 장으로 직접 분비된 담즙은 간과 혈액에서 독성을 제거해야 하기 때문에 음식물을 소화할 수 없다. 따라서 단순히 담낭을 제거하는 것만으로는 문제를 해결할 수 없다.

음식물을 소화하고 지방을 분해하는 능력에 제한이 생기면 간세포는 콜레스테롤 생산을 더욱 증가시킨다. 몸이 이러한 응급 상황에 대처하기 위해 취하는 활동은 간내담관에 더 많은 담석이 생기게 하는 것이다. 따라서 담낭을 제거하는 것은 소화 장애에 대한 장기적인 해결책이 될 수 없다. 그것은 오히려 암, 비만, 당뇨, 신장병, 심장 질환과 같은 더 심각한 합병증을 유발한다. 이와는 반대로 균형 잡힌 담즙 분비와 담낭의 기능은 질병에서 몸을 보호하는 역할을 한다.

하지만 정작 중요한 문제는 수많은 담석이 간내담관을 가로막고 있기 때문에 아무리 앞선 의술과 정교한 기술을 사용한다 하더라도 담낭 하나만을 치료하는 것은 그야말로 구우일모^{九牛一毛}에 지나지 않는다는 점이다.

해마다 수백만 명의 사람이 담낭에 생긴 담석을 치료하기 위해 주류 의학이 가장 일반적으로 추천하는 해법을 따른다. 그것은 바로 외과적인 수술을 통해 담낭을 제거하는 것이다. 의사들은 "담낭을 제거하지 않으면 생명이 위태롭다"라는 엄중한 경고도 빠뜨리지 않는다. 이는 사람을 협박하여 자신이 원하는 대로 하게 만들 때 사용하는 가장 오래된 수법이다.

좋은 의사는 환자에게 절대로 일시적인 해결책을 선택하도록 강요하지 않는다. 그는 환자가 선택 가능한 치료법을 알려 주고, 각각의 장단점을 설명해 준 다음, 환자 스스로 자율권을 가지고 결정하도록 한다.

현대의 주류 의학에서는 담석을 치료하는 방법으로 주로 세 가지를 제시한다. 그중 어떤 것도 장기적인 해법은 아니다.

담석 용해 요법

증상의 정도나 빈도가 심하지 않거나 환자가 수술적 치료를 원하지 않으면 담석을 용해한다는 여러 가지 약물을 사용한다. 외견상으로 담즙염이 포함된 약물을 사용하여 담석을 서서히 용해하는 것(경구 담석 용해 요법)은 매우 좋은 생각이다. 이때 주로 사용하는 약물은 케노디옥시콜산과 우루소데옥시콜산이라는 것이다. 주로 우루소데옥시콜산을 사용하고, 케노디옥시콜산을 병용한다. 알약 형태의 이것을 12~24개월 정도 복용하면 담즙의 콜레스테롤 수치가 떨어지고 담낭 안에 있는 작은 담석이 용해된다. 하지만 모든 경우에 효과가 나타난다고 보장할 수는 없다.

1992년까지 이러한 치료를 받은 환자 중 약 2000명을 대상으로 메타 분석을 한 결과가 있다. 이에 따르면 케노디옥시콜산을 사용한 경우에는 18.2퍼센트, 우루소데옥시콜산을 사용한 경우에는 37.3퍼센트, 두 약물을 동시에 사용한 경우에는 62.8퍼센트의 환자에게서 담석이 완전 용해되었다고 한다. 우루소데옥시콜산과 달리 케노디옥시콜산을 사용한 경우에는 종종 심각한 설사가 발생하는 부작용이 있었다.

우루소데옥시콜산을 사용하여 담석을 성공적으로 용해했더라도 30~50퍼센트의 환자들이 5년 안에 재발했다. 최초에 담석의 개수가 많았던 환자일수록 재발률이 높았다. 게다가 담즙염에 의해서는 단지 콜레스테롤 담석만 용해할 수 있다. 따라서 심각하게 석회화된 담석이 있는 경우에는 약물을 사용하여 용해하는 것이 매우 어렵다.

최근에는 카테터라는 가느다란 관 모양의 기구를 이용하여 담석 용해제를 담낭에 직접 주입하는 방법을 쓰기도 한다. 이 방법을 쓰면 담낭에 있는 단단한 담석을 좀 더 효과적으로 용해할 수 있다. 하지만 정작 중요한 문제인 간에 축적되어 있는 부드러운 담석은 해결하지 못한다. 이러한 치료법에 수반되는 부작용이 무엇인지에 대한 과학적인 연구는 아직 충분하지 않다.

초음파 쇄석술

수술을 하는 대신 쓸 수 있는 또 다른 치료법으로는 초음파 쇄석술이 있다. 말 그대로 초음파를 사용하여 담석을 잘게 부수는 방법이다. 1993년 『란셋』에 발표된 연구 보고서에 의하면 이 치료법에는 신장에 손상을 주고 혈압을 상승시키는 중대한 결함이 있는 것으로 밝혀졌다. 하지만 현재까지도 그 해결책을 찾지 못했다. 이 두 가지 부작용은 모두 간에 담석을 증가시키는 결과를 낳는다.

초음파를 사용하면 담석이 잘게 쪼개지기만 하는 것이 아니라, 독성을 띤 담석이 그대로 남게 된다. 이렇게 남은 담석 조각은 해로운 세균과 기생충이 번식하기에 좋은 환경을 만들어 감염을 유발한다.

최근의 연구에서는 이 초음파 쇄석술을 시술받은 환자가 내출혈을 겪는다는 사실이 확인되었다. 작은 출혈에서부터 수혈을 받아야 할 정도의 큰 출혈까지 규모가 다양하다. 이 치료법을 쓰더라도 담석 재발률은 상당히 높다.

또 다른 치료법으로 피부를 통한 전기 수압식 쇄석술이 있다. 이것은 충격파를 통해 담석을 분쇄하는 것이다. 여기에서는 카테터를 담낭에 삽입한 다음 이를 통해 충격파를 전달한다. 하지만 초음파 쇄석술과 마찬가지로 이것 역시 담낭을 심각하게 손상할 위험이 매우 높다.

담낭 절제술

미국소화기학회에 의하면 미국에서만 연간 80만 건에 이르는 담낭 절제술을 시술하고 있으며, 그 비용만 해도 60억 달러가 넘는다고 한다. 담낭 절제술은 한 번 수술하는 데 8000~1만 달러가 들어간다. 수술 시간은 복강경(복강과 복강 안을 진찰하고 치료하기 위한 내시경)을 사용하면 30~45분 정도 소요된다. 통증의 빈도와 정도가 심하거나 급성 담낭염의 병력이 있는 경우에는 아직도 담낭 적출술(담낭을 적출하는 개복 수술)이 일반적으로 사용되지만, 현재는 복강경 담낭 절제술이 선호되고 있다. 전통적인 담낭 적출술에서는 피부를 절개하고 마취를 하는 기술이 필요하다. 복강경 담낭 절제술에서는 복부에 난 작은 절개 부위를 통해 담석이 가득한 담낭을 제거할 수 있다. 복강경 수술에 실패하면 담낭 적출술을 사용하는 경우도 가끔씩 발생한다.

복강경 수술을 받은 환자들은 회복 속도가 매우 빠르기 때문에 며칠 안에 일상생활로 돌아갈 수 있다. 하지만 이처럼 담낭 질환을 간편하게 치료하는 수술법을 도입함으로써 그 전보다 훨씬 많은 환자가 담낭 절제술을 받는 결과를 낳았다. 이 수술을 시행하는 원래 목적은 끊임없이 지속되는 불편한 증상을 제거하는 것이다. 하지만 실제로는 그러한 목적을 달성하지 못할 수도 있다.

2011년 의학 전문지 『임상 위장병과 간장병학Clinical Gastroenterology and Hepatology』에 발표된 연구에 따르면 담낭 절제술을 받은 환자의 50퍼센트에서 복부 통증이 지속되었으며, 의사에게는 어떤 환자가 이 수술을 받으면 효과를 볼지 판단할 수 있는 더 나은 방법이 필요하다는 사실을 인정했다. 이 연구의 주요 필자인 메이요클리닉Mayo Clinic의 존슨 티슬Johnson L. Thistle 박사는 다음과 같이 말했다. "담낭 적출 수술을 시행하는 횟수를 고려해 본다면 이 연구는 환자로 하여금 수술을 선택하도록 할 때 그의 구체적인 병력과 증세를 확인하는 것이 매우 중요함을 강조한다."

위식도 역류 질환과 과민성 대장 증후군으로 고통을 겪는 많은 환자가 담석에 의한 것과 비슷한 증상을 경험하고는 담낭 절제술을 받는다. 내가 보기에 이것은 완전히 불필요한 것이다. 담석의 약 80퍼센트는 별 증상을 나타내지 않으므로 이것은 매우 심각한 상황이라 할 수 있다. 담석은 환자가 살아 있는 동안 그를 괴롭힐 만한 아무런 증상을 나타내지 않을 수도 있다. 이를테면 횡행결장이나 위장에서 불편한 통증이 잦고, 별다른 증상을 나타내지 않는 담석을 가지고 있는 환자가 있다고 치자. 이 경우 담당 의사는 그 복통이 담석에 의한 것이라고 잘못 판단할 수 있다. 결국 환자는 불필요한 담낭 절제술을 받는 것이다.

미국 국립보건원에 의하면 복강경 담낭 절제술을 받은 환자의 10퍼센트가 담관 안에 담석이 남아 있었다고 한다(여기서 말하는 담관이란 간내담관을 의미하지 않는다).

메이요클리닉의 도서관 자료에 의하면 그 밖의 다른 위험으로도 담석이 복막강에 남아 있을 수 있고, 어떤 경우에는 감염성 심내막염을 일으키기도 한단다. 게다가 『뉴잉글랜드 의학협회지』에 의하면 수술 과정에서 췌장에 출혈이나 감염을 일으키기도 하고, 십이지장 벽에 구멍을 낼 수도 있다고 한다. 또한 담관에 상처를 내거나 그것을 막히게 하고, 담즙이 복부로 새어 나가게 만들어 심각한 감염을 일으킬 수도 있다고 한다. 약 1퍼센트의 환자가 이러한 부작용 때문에 목숨을 잃을 위험이 있다.

담관의 손상은 복강경 담낭 절제술을 도입한 이래 급격하게 증가했다. 담낭 절제술의 86퍼센트가 복강경 수술로 진행되는 캐나다의 온타리오주에서는 1990년대 이후로 이 방법이 표준 수술법으로 자리 잡았다. 이후 담관이 손상되는 경우가 300퍼센트 이상 증가했다고 한다.

지금까지 설명한 어떠한 치료법도 담낭 질환의 원인을 다스리지는 못한다. 사실 이 모든 치료법은 몸의 소화와 배설 기능을 더 혼란스럽게 한다. 어떤 환자는 담낭을 제거한 뒤 단기적인 치료 효과를 경험하면서 완전히 치유되었다고 믿을 수도 있다. 하지만 다른 많은 환자는 담낭을 제거하기 전과 동일한 고통을 겪는다. 간에서 담즙이 여전히 적절하게 분비되지 않거나 더욱 악화되면서 담낭 질환보다 더 심각한 문제가 발생하기도 한다.

다음 장에서는 고통 없이 안전하고 효과적으로 담낭과 간에 있는 담석을 제거하는 방법을 소개할 것이다. 수많은 이들이 불필요하게 담낭을 제거하거나, 간과 담낭의 질병으로 인해 목숨을 잃는 것은 너무나도 불행한 일이다. 다행스럽게도 자연스럽게 간과 담낭의 건강을 회복하고 질병을 예방하기를 원하는 사람이라면 누구나 해 볼 수 있는 방법이 있다.

안타깝게도 이미 담낭을 제거한 사람이라도 간 청소를 통해 엄청난 효과를 볼 수 있다. 이런 사람은 기능이 부실한 담낭을 가진 사람보다 간에 더 많은 담석을 가지고 있을 경우가 많다. 담낭 질환의 주요 원인은 간내담석의 발생이다. 이 담석은 간이 독소와 독성 물질을 적절하게 제거하는 것을 방해하여 비만, 당뇨, 암, 심장 질환 같은 수많은 문제를 일으킨다.

간 청소를 마친 뒤에는 육류, 생선, 닭고기, 달걀, 치즈, 우유 같은 동물성 단백질뿐만 아니라, 튀기거나 기름진 음식 섭취를 삼갈 것을 강력하게 권한다. 균형 잡힌 채식 위주의 식단과 생활 습관은 삶을 더욱 편안하고 건강하게 만들어 줄 것이다.

제4장

간과 담낭 청소법

간과 담낭에서 담석을 제거하는 것은 건강을 개선하기 위해 여러분이 사용할 수 있는 가장 강력하고 중요한 방법 중 하나다. 먼저 6일간 준비한 다음, 16~20시간 정도 실제로 간과 담낭을 청소한다. 담석을 제거하는 데 필요한 것은 다음과 같다.

— 사과주스 1리터들이 여섯 통. 또는 사워/타트 체리주스 240밀리리터들이 여섯 통

— 엡섬솔트나 구연산마그네슘을 15그램짜리 큰 스푼으로 네 스푼(60그램)을 떠 710밀리리터 물에 녹인다

— 엑스트라버진올리브오일 120밀리리터

— 자몽을 180밀리리터 정도가 되게 즙을 낸다. 과육이 빨간 것이 가장 좋다. 같은 양의 레몬과 오렌지 혼합 과즙을 써도 된다

미국에서는 약국이나 건강식품 파는 곳에서 엡섬솔트epsom salt를 쉽게 구할 수 있다. 제품 포장지에 천연 완하제(배변을 촉진하는 약), 경구 완하제, 내복약이라고 표시되어 있는 것을 사용해야 한다. 반면 입욕제라고 표시되어 있는 것은 불순물이 많기 때문에 사용해서는 안 된다. 엡섬솔

트를 구할 수 없다면 구연산마그네슘을 사용해도 된다. 분말 형태라면 엡섬솔트와 같은 양을 사용하고, 액상 형태라면 한 번에 90~120밀리 리터씩 사용한다.

큰 스푼으로 한 스푼의 양은 5그램짜리 티스푼으로 세 스푼과 같다. 따라서 큰 스푼으로 한 스푼은 15그램을 말하며, 네 스푼이면 총 60그램 이 된다. 몸무게가 정상 체중 미만이라면 총 40그램의 엡섬솔트를 사용 한다. 이 정도만 해도 간과 담낭을 청소할 때 빠져나온 독성 물질과 담석 을 배출하기 위한 잦은 설사를 일으키기에 충분한 양이다.

자몽즙을 마시기가 힘들면 대신에 신선한 레몬과 오렌지로 즙을 내어 같은 양을 마셔도 된다. 어떤 것을 사용하더라도 효과는 동일하다. 최상 의 결과를 위해서는 유기농으로 재배한 과일을 사용하는 것이 좋다.

준비 과정

주스 섭취

완제품으로 된 사과주스나, 유기농으로 재배한 신선한 것으로 직접 짜낸 사과주스를 하루에 1리터씩 6일간 마신다. 혹은 설탕을 넣지 않는 사위/타트 체리주스를 하루에 240밀리리터씩 6일간 마신다. 사과주스 나 사위 체리주스에 들어 있는 사과산은 담석을 부드럽게 만들어 그것 이 담관을 통하여 매끄럽고 쉽게 빠져나올 수 있도록 해 준다. 사위 체리 주스는 사과주스에 비해 사과산의 농도가 네 배 정도 높다. 사과주스에 들어 있는 많은 양의 당분을 참기 어려운 사람이라면 사위 체리주스를 사용하는 것이 좋다.

사과주스와 사워 체리주스 모두 강력한 세정 효과를 나타낸다. 일부 예민한 사람은 사과주스를 이렇게 많이 마시는 동안 배가 더부룩해지고 때때로 설사를 하기도 한다. 설사 중 어떤 것은 간과 담낭에서 배출된 담즙이 고여 있던 것일 수 있고(갈색이나 노란색), 사과주스에 들어 있는 당분이 발효되면서 나올 것일 수도 있다. 이것이 많이 불편하다면 사과주스에 물을 섞어 마시거나 사워 체리주스로 바꾸어도 된다. 혹은 다음에 설명하는 것 중 다른 것으로 대체할 수도 있다.

내 경험으로는 사과주스나 사워 체리주스 모두 간과 담낭을 효과적으로 청소하기 위한 준비 과정에서 동일한 효과를 나타낸다. 어떤 것이든 선택한 주스를 식간에 천천히 조금씩, 되도록 여러 번으로 나누어서 마신다. 이렇게 하면 거의 하루 종일 사과산이 지속적으로 공급되어 담석이 부드럽게 되는 데 도움이 된다. 식사 직전과 식후 1~2시간 동안은 주스를 마시지 말아야 한다. 오후 6시 이후에도 마시지 않는다. 하루에 6~8잔 정도의 물을 마시면서 과일 주스를 추가로 마시는 것임을 명심해야 한다. 준비 기간의 마지막 날인 6일째에는 그날 마셔야 하는 양의 과일 주스를 오전에 다 마셔야 한다.

사과주스에 관하여 알아야 할 것

—사과주스를 사용하기로 결정했다면 유기농 사과를 깨끗하게 압착한 주스를 사용하는 것이 가장 이상적이다. 간을 청소하는 것만이 목적이라면 시중에서 구할 수 있는 고급 사과주스나 사과 농축액으로도 좋은 결과를 얻을 수 있다. 하지만 공장에서 생산한 사과 주스에는 많은 양의 무기비소가

들어 있을 수 있다. 이것은 자연에 존재하는 무기물이기는 하지만, 많이 섭취할 경우 독성 물질로 작용할 수도 있다.

—치아가 산성으로 인해 손상을 입는 것을 방지하기 위해 베이킹소다로 입 안을 헹구고 칫솔로 치아를 자주 닦아 주는 것이 좋다. 이것은 사과주스뿐 만 아니라 다른 주스를 선택한 경우에도 동일하게 적용된다.

—당뇨, 저혈당증, 진균 감염, 암, 위궤양을 앓고 있는 사람은 간 청소에 필요 한 많은 양의 사과주스를 마셔서는 안 된다.

사워/타트 체리주스에 관하여 알아야 할 것

—타트체리를 단맛이 나는 블랙체리 종류와 혼동해서는 안 된다.

—사워 체리주스에는 사과에 비해 네 배 많은 양의 사과산이 들어 있다. 간 청소를 하려면 사과주스를 날마다 1리터씩 마셔야 하지만, 사워 체리주스 를 선택했다면 240밀리리터 정도로도 충분하다.

—반드시 유리병에 담긴 것을 구입해야 한다. 대부분의 건강식품 전문점에 는 방부제가 들어 있지 않은 유기농 사워 체리주스가 구비되어 있다.

—연구 결과에 의하면 사워체리는 제2형 당뇨의 위험 인자를 감소시키는 데 도움이 된다고 한다. 따라서 이것은 간 청소를 하고 싶지만 많은 양의 당 분이 들어 있어서 사과주스를 사용하지 못하는 당뇨병 환자에게 좋은 선 택이 될 수 있다.

—사워 체리주스는 관절의 염증을 감소시키고, 종양의 성장을 억제하며, 혈 액 순환을 개선하고, 혈압을 낮추어 주며, 심장과 뇌의 건강에도 좋은 것 으로 알려져 있다.

—진균 감염 문제를 가지고 있는 사람도 사용할 수 있다.

첫 5일간 권장 식사

준비 기간과 본격적으로 간 청소를 하는 일주일 동안에는 너무 차가운 음식이나 음료는 피해야 한다. 이는 간을 차갑게 만들어 청소 효과를 떨어뜨리기 때문이다. 모든 음식이나 음료는 따뜻하거나 적어도 미지근한 것으로 섭취해야 한다. 만약 익히지 않은 음식을 즐겨 먹는다면 그것은 그대로 유지해도 된다. 본격적인 간 청소에 앞서 육류, 생선, 가금류, 달걀, 버터를 제외한 유제품 같은 동물성 식품은 섭취하지 않도록 한다. 튀기거나 정제 설탕이 들어간 식품도 삼가야 한다. 그 외에는 정상적인 식사를 하되 과식해서는 안 된다. 준비 기간에는 신선한 샐러드, 익힌 채소, 곡물, 콩류, 견과류, 씨앗류, 천연 오일, 허브, 향신료, 과일 위주의 식사를 하는 것이 좋다. 뒤에서 설명할 여섯째 날의 식사 지침은 매우 중요하므로 꼼꼼히 여러 번 읽고 철저하게 따라야 한다.

본격적인 간 청소는 가능하면 주말을 이용해서 한다. 아무에게도 방해받지 않고 충분히 쉴 수 있는 시간을 선택하는 것이 가장 좋다.

약 복용자가 유념해야 할 사항

처방약을 복용하고 있는 사람이라도 성공적으로 간 청소를 마친 경우가 일부 있기는 하지만, 나머지는 담석이 배출되지 않거나 하루 이틀 정도 매우 아팠다는 사례가 많이 보고되었다.

의약품의 99퍼센트는 단순히 증상만 억제하고 원인을 다스리지 않기 때문에 효과도 없고 필요하지도 않다. 특히 장기간 복용하면 해롭기까지 하다. 예를 들면 혈압약은 울혈성 심부전, 고혈압, 신장병을 일으키는 것으로, 관절염약은 간과 신장을 손상하면서 관절염을 더욱 악화시키는 것으로, 고지혈증약인 스타틴은 심장병, 뇌졸중, 간 손상의 위험을 증가시키는 것으로, 항암제는 더 많은 암이 몸 전체로 퍼지게 하는 것으로 알려져 있다.

이런 의약품보다 훨씬 효과적이고 부작용도 없으면서 몸의 균형을 되찾게 해 주는, 간단하고 검증된 자연적인 방법이 많이 있다. 가령 규칙적으로 햇볕을 쬘 때 몸에서 생성되는 비타민 D 하나만으로도 혈압의 균형을 맞추고, 혈당과 콜레스테롤 수치를 정상적인 수준으로 조절하며, 암을 예방하고, 결핵과 같은 감염을 멈추게 하며, 피부병을 비롯한 거의 대부분의 질병을 치유하는 것이 가능하다. 만약 약물에 의존하고 있는 사람이라면 이 책에서 강조하는 식습관과 생활 습관 지침을 따르기를 권해 본다. 또한 자연 의학을 추구하는 의사의 감독 아래 약물의 함정에서 서서히 빠져나오는 작업을 시작하기를 바란다.

간 청소는 몸이 스스로 해독하고 치유하는 과정에 도움을 준다. 반면 항우울제나 소염제, 항생제 같은 의약품은 그와는 정반대의 결과를 낳는다. 서로 양립할 수 없는 두 가지를 몸이 동시에 겪는 것은 위험하다. 실제로 간 청소를 하는 동안 약을 먹으면 약물의 혈중 농도가 바람직하지 못한 수준까지 증가할 수 있다. 따라서 이것은 반드시 피해야 하는 행동이다. 따라서 약물을 완전히 끊고 나서 안전하게 간 청소를 하는 것이 바람직하다.

항암제에 대한 경고

항암 화학 요법 치료를 받은 사람이 간 청소를 하고 싶다면 마지막 치료를 받은 이후 6~8개월 정도 기다려야 한다. 항암 화학 요법 약물은 독성이 매우 강하여 엄청나게 많은 간내담석을 만들어 낸다. 그러나 모든 독성 화학 물질이 담즙에 흡수되어 담석을 만들기까지는 어느 정도 시간이 걸린다. 따라서 항암 화학 요법 치료를 받고 나서 너무 빨리 간 청소를 하면 담즙에 흡수되지 못한 독성 물질이 장으로 흘러들어가 천공이 발생할 수 있다.

갑상선 약제

갑상선을 제거했거나 그것의 활동이 불충분한 사람은 간 청소를 하는 동안에도 갑상선 약을 계속 복용할 필요가 있다. 이것은 몇 가지 예외 중 하나다. 갑상선 호르몬제를 복용할 때 간 청소의 효과가 떨어지는 경우는 본 적이 없다.

식품 보충제

미네랄이나 합성 비타민을 제외한 비타민 같은 천연 식품 보충제를 먹고 있다면 계속 복용해도 무방하다. 하지만 꼭 필요한 경우가 아니라면 간 청소가 진행되는 동안에는 먹지 않는 것이 가장 좋다. 게다가 이러한 것은 간 청소를 할 때 담즙과 엡섬솔트와 함께 몸에서 빠져나간다.

연령별 고려 사항

만 9~10세 정도의 어린이도 간 청소를 할 수는 있지만 이때 복용하는 것을 반으로 줄여야 한다. 구체적인 복용량에 대해서는 뒤에서 따로 설명할 것이다. 나는 90대의 노인도 간 청소를 통해 매우 좋은 결과를 얻는 것을 자주 보았다.

간 청소 전후로는 대장을 깨끗이 비워라

규칙적인 배변 운동을 한다고 해서 반드시 장이 건강하다는 것을 의미하지는 않는다. 간 청소를 시작하기 며칠 전이나, 준비 기간 중 6일째 되는 날에 대장을 깨끗이 비우면 간 청소 때 느끼는 불편함이나 메스꺼움을 줄이는 데 도움이 된다. 또한 그것은 본격적으로 간 청소를 할 때 복용하는 오일 혼합물이나 노폐물이 장에서 위장으로 역류하는 것을 방지해 주며, 빠져나온 담석을 몸에서 신속하게 배출하는 데도 도움이 된다. 간 청소를 할 때 느끼는 대부분의 메스꺼움은 그 전에 대장을 깨끗이 비우지 않았기 때문이다. 간 청소를 하기 전에 관장(장 세척)을 하면 가장 좋은 결과를 얻을 수 있다.

여섯째 날에 할 일

아침에 1리터의 사과주스나 240밀리리터의 사워 체리주스를 모두 마신다. 아침에 일어나자마자 곧바로 복용해도 된다. 아침에 일어나 배가 고프면 과일이나 오트밀 같은 따뜻한 시리얼 등으로 가볍게 식사한다. 정제 설탕이나 감미료, 향신료, 우유, 버터, 기름, 요구르트, 치즈, 햄, 달걀, 견과류, 페이스트리, 차가운 시리얼 같은 식품과 그 밖의 가공식품은 피해야 한다. 신선한 압착 과일 주스나 야채 주스는 괜찮다.

점심에는 간단하게 조리했거나 찐 채소와 쌀밥, 메밀, 퀴노아(안데스 고원에서 자라는 곡물), 이와 비슷한 곡물을 천일염 등으로 간을 하여 먹을 수 있다. 과일이나 생채소를 좋아한다면 그것도 역시 괜찮다.

동물성 단백질, 견과류, 아보카도, 버터, 기름 등은 반드시 피해야 한다. 이런 것을 먹으면 실제 간 청소를 하는 동안 아플 수도 있다. 가장 중요한 점은 간 청소에 사용될 담즙을 가능한 한 아끼는 것이다. 그렇게 해야 간과 담낭에서 최대한 많은 담석을 제거할 수 있다. 지방이나 기름이 들어간 음식을 섭취하면 담즙이 소모되어 간 청소의 효과도 그만큼 떨어진다.

또한 오후 1시 30분 이후로는 물 이외의 어떠한 음식도 섭취해서는 안 된다. 그렇지 않으면 담석이 빠져나가는 데 어려움이 있다. 이후에는 다음의 절차를 정확히 따른다. 이번 장의 나머지 부분을 모두 정독하기 전에는 절대로 간 청소를 시도하지 말기를 바란다.

실제 간 청소 과정

당일 저녁

■ 오후 6시

큰 스푼으로 네 스푼(60그램)의 엡섬솔트를 유리병에 넣고 710밀리리터의 깨끗한 물에 녹인다. 이것을 한 번에 약 180밀리리터씩 네 번으로 나누어 마시게 된다. 지금 바로 첫 번째로 엡섬솔트 용액 180밀리리터를 마신다.

다 마시고 나면 입 안에 남은 쓴맛을 씻어 내기 위해 적은 양의 물을 홀짝이며 마시거나, 약간의 레몬주스를 섞어서 먹기 좋게 할 수도 있다. 맛이 너무 이상해서 마시기가 힘들다면 소량의 사과주스를 첨가할 수도 있다. 어떤 사람은 커다란 플라스틱 빨대를 이용하여 최대한 맛을 느끼지 않게 하기도 한다. 코를 막고 마시는 방법도 효과가 있다. 엡섬솔트 용액을 마시고 나서 양치질을 하거나 베이킹소다로 입 안을 헹구는 것도 도움이 된다.

간 청소를 할 때 엡섬솔트의 중요한 기능 중 하나는 담관과 오디괄약근(간과 담낭에서 십이지장으로 담즙을 인도하는 담관의 하단 주위에 붙어 있는 평활근의 집합)의 긴장을 풀어 주고 확장하여 담석이 쉽게 빠져나오게 하는 것이다. 또한 연구 결과에 의하면 엡섬솔트에는 담낭의 크기를 원래보다 1/3까지 줄어들게 하는 효과도 있다고 한다. 이런 효과는 담낭에서 담석을 제거하는 데 큰 도움이 된다. 게다가 엡섬솔트는 담석 배출을 가로막을 수도 있는 노폐물을 제거하기도 한다.

흔한 경우는 아니지만 만약 엡섬솔트에 알레르기 반응이 있거나 구역질이 난다거나 도저히 삼킬 수 없다면 차선책으로 구연산마그네슘을 사용할 수도 있다. 나중에 사용하게 될 감귤류의 과일은 지금 미리 준비해야 미지근한 상태로 사용할 수 있다.

■ 오후 8시
두 번째로 엡섬솔트 용액 180밀리리터를 마신다.

■ 오후 9시 30분
아직까지 엡섬솔트가 최소한 한 번 이상의 배변 운동을 유도하지 않았다면 그것은 이미 6~8시간 전에 대장을 깨끗이 잘 비웠기 때문일 것이다. 하지만 반대로 간 청소를 시작하기 전에 대장을 비우지 않았기 때문일 수도 있다. 그런 경우라면 지금 바로 증류수 관장을 실시한다(자세한 방법은 제5장에서 설명한다). 관장을 하면 여러 차례 배변 운동이 일어나고 간과 담낭에서 담석이 배출되는 것을 용이하게 만들어준다. 대장이 막혀 있으면 담낭이 적절하게 열리지 않아서 간 청소의 효과를 떨어뜨린다.

■ 오후 9시 45분

자몽(혹은 레몬이나 오렌지)을 깨끗이 씻은 다음 손으로 짜서 180밀리리터 정도의 즙을 낸다. 이 즙과 120밀리리터의 올리브오일을 뚜껑이 있는 유리병에 담은 다음, 20회 정도 세게 흔들어 용액을 잘 섞는다. 오후 10시 정각에 이것을 마시는 것이 가장 좋다. 하지만 화장실에 몇 번 더 가고 싶다면 이 과정을 10~15분 정도 늦추어도 상관없다.

■ 오후 10시

침대 근처에 앉지 말고 서서 자몽즙과 올리브오일 혼합 용액을 가능하면 한 번에 마신다. 코를 막은 다음 숨을 참고 마시는 것도 도움이 된다. 어떤 사람은 큰 빨대를 사용하기도 한다. 필요하다면 약간의 꿀을 타도 좋다. 이렇게 하면 혼합 용액이 좀 더 부드럽게 내려간다. 대부분의 사람은 이것을 한 번에 마시는 데 어려움이 없다. 모두 마시는 데 5분을 넘지 않도록 해야 한다. 다 마신 다음에는 입 안에 남은 혼합 용액의 맛을 없애기 위해 재빨리 양치질을 할 수도 있다.

그러고 나면 즉시 침대에 누워라!

이것은 담석 배출을 돕는 필수 사항이다! 방 안의 불을 끄고 베개를 두 개 정도 포개어 머리를 높인 다음 등을 바닥에 대고 똑바로 눕는다. 이때 머리가 반드시 복부보다 높아야 한다. 이 자세가 불편하다면 오른쪽 옆구리를 바닥에 대고 옆으로 누운 다음 무릎을 머리 쪽으로 당긴다. 이때도 머리는 복부보다 높아야 한다. 최소한 20분 이상 똑바로 누워서 절대로 말을 해서도 안 된다! 가능한 한 몸의 모든 에너지를 담석을 배출하는 데 집중한다. 그러기 위해 눈을 감고 간이 하는 일에만 신경을 쓴다.

담석이 마치 자갈처럼 담관을 통해 이동하는 것이 느껴질 것이다. 엡섬솔트에 들어 있는 마그네슘이 담관을 크게 확장하고 긴장을 풀어 주며, 담석과 함께 빠져나오는 기름진 담즙이 윤활유 역할을 해 주기 때문에 아마도 경련이나 통증은 별로 없을 것이다. 마그네슘이 없고 담즙 농도가 상대적으로 낮은 상태에서 담석이 담관을 건드려 통증이 발생하는 것과는 상황이 다르다.

매우 중요한 초반 20분이 지나고 나면 베개를 하나쯤 빼고 평상시와 같은 자세로 잠을 자도 된다. 하지만 절대로 배를 바닥에 대고 엎드려 자는 것만은 피해야 한다.

다음 날 아침까지 깨지 않고 푹 자는 것이 제일 좋지만, 밤중에 언제라도 화장실에 가고 싶으면 가도 좋다. 그런 경우에는 변기 안에 이미 빠져나온 작은 담석(황록색이나 황갈색)이 있는지 확인해 보기 바란다.

매우 드문 경우이지만 간 청소를 하는 도중 언제라도 통증이 느껴진다면 본 장 '간 청소를 하면서 생기는 문제' 절에서 설명한 지침을 따르라.

다음 날 아침

■ 오전 6시~6시 30분

잠에서 깨어 따뜻한 물을 한 잔 마신다. 잠시 뒤 세 번째로 엡섬솔트 용액 180밀리리터를 마신다. 그런 다음 쉬거나, 책을 읽거나, 명상을 하

라. 너무 졸리면 다시 잠을 자도 좋다. 하지만 누워 있는 것보다는 똑바로 선 자세를 유지하는 것이 가장 좋다. 이때 대부분의 사람은 불편함을 느끼지 않지만, 늦은 아침 시간까지 기운이 별로 없을 것이다.

▪ 오전 8시~8시 30분

마지막으로 네 번째로 엡섬솔트 용액 180밀리리터를 마신다.

▪ 오전 10시~10시 30분

이제부터는 신선한 과일로 직접 짠 주스를 마셔도 된다. 30분 정도 지나면 한두 조각의 신선한 과일을 먹어도 좋다. 한 시간 정도 지나면 평상시 먹던 음식을 먹을 수 있는데, 채식 위주로 하기를 권한다. 절대로 과식을 해서는 안 되며, 약간 배고픔을 느낄 정도에서 식사를 중단해야 한다.

이날 저녁이나 다음 날 아침까지는 정상적인 상태로 돌아와야 하고 몸이 좋아진 느낌이 들어야 한다. 앞으로 2~3일 동안은 계속 가벼운 식사를 한다. 비록 부작용이 있거나 큰 비용이 든 것은 아니지만, 간과 담낭이 지금 막 '대수술'을 받았다는 사실을 명심해야 한다.

물을 충분하게 마셔라

준비 기간 6일을 포함하여 간 청소를 하는 기간에는 목이 마르지 않도록 반드시 물을 충분하게 마셔야 한다. 하지만 엡섬솔트 용액을 마신 뒤 10~15분까지, 올리브오일 혼합 용액을 마신 뒤 2시간까지는 물을 마시면 안 된다.

간 청소를 하는 동안 담석을 제거하는 데 필요한 담즙을 만들기 위해서는 몸에 충분한 양의 수분을 공급해야 한다. 실제로 수분 부족은 간 청소의 효과를 떨어뜨린다.

간 청소를 해서는 안 되는 경우

■ 장 폐색

소장에 폐색이 있는 경우에는 간 청소를 하면 안 된다. 소장 폐색은 다양한 병리학적 과정에 의해 발생한다. 수술 뒤 발생하는 유착, 종양에 의한 폐색, 크론병, 탈장 등이 그 원인이 될 수 있다. 소장 폐색과 가장 관련이 깊은 것으로는 충수 절제술(맹장 수술), 대장 수술, 산부인과 수술, 상부 위장관 수술 등이 있다.

■ 허약 체질

몸이 매우 허약하고 저체중일 정도로 마른 사람은 간 청소를 해서는 안 된다. 만약 그런 경우에 해당한다면 이 책에서 권하는 다른 방법을 통해 몸의 기력을 회복하는 것이 우선이다. 그렇게 해서 체중이 좀 더 정상적인 수준으로 회복되고 기력이 돌아왔다는 느낌이 들어야 간 청소를 시도할 수 있다.

■ 장 질환

대장의 일부를 제거한 경우에는 간 청소를 할 수 있다. 하지만 궤양성 대장염, 크론병, 게실염, 게실증, 용종(폴립) 같은 감염성 질환과 치질이 있는 경우에는 간 청소를 하지 않는 것이 좋다.

■ 급성 감염증, 처방약 복용

급성 감염증이 있거나, 갑상선 호르몬제를 제외한 처방약을 복용하고 있거나, 치질이 있거나, 심한 복통이나 메스꺼움이 있거나, 탈수증이 있거나, 잦은 설사나 혈변이 있는 경우에는 간 청소를 해서는 안 된다.

■ 변비와 치질

치질은 대장의 아래쪽에 정맥울혈이 생기는 것으로, 대개 만성 변비에서 비롯된다. 만약 변비가 있는 사람이 간 청소를 시도하면 오일 혼합 용액이 역류하거나 위장에 지나치게 오래 머물 수 있다. 그러면 결국 위 식도 판막이 열려 메스꺼움을 느끼고 구토를 하게 된다. 그것을 참고 담석을 배출하더라도 담석을 구성하는 물질과 간의 독소가 치핵을 파열하여 출혈을 일으킬 수도 있다. 약간의 출혈이 발생하는 것을 보고 겁을 먹을 수도 있지만, 실제로 이것은 정맥울혈에 있는 독소를 제거하는 데 도움이 되고 장 건강을 크게 개선할 수 있다.

그렇다고는 해도 치질이 발생하지 않도록 변비를 예방하는 것이 가장 좋다. 그렇게 되면 간 청소를 하기 전에 대장을 깨끗이 비울 수 있고, 달갑지 않은 메스꺼움을 느낀다거나 오일 혼합물을 토해 내는 상황을 피할 수 있다.

변비를 없애기 위해서는 밤 10시 이전에 잠자리에 들고, 물을 충분하게 마시며, 하루 중 가장 든든한 식사는 점심에 해야 한다. 음식도 건조한 것보다는 물기가 많은 것, 지방과 기름이 많은 것, 천일염, 신맛이 나는 것을 고르는 것이 좋다. 그리고 많은 시간을 휴식과 음악 감상, 산책을 하는 데 사용한다. 정상적인 소화 기능을 유지하는 데 필요한 비타민

D를 얻기 위해서는 햇볕도 충분하게 쬐어야 한다.

■ 임신과 모유 수유

임신 중이거나 모유 수유 중인 많은 여성이 성공적으로 간 청소를 하기도 하지만, 법적인 이유로 그런 여성에게 간 청소를 권할 수 없다. 만일 임신 중인 여성이 간 청소를 하고 싶다면 변비가 없는지 꼭 확인하고 간 청소 전후로 대장을 깨끗이 비워야 한다.

■ 월경 기간

월경 기간에 간 청소를 해도 효과가 있기는 하지만 월경 전이나 후에 하는 것이 좀 더 편리하고 편안하다. 게다가 생리를 할 때 나타나는 출혈은 몸속을 깨끗하게 하는 또 다른 방법이다. 따라서 동시에 두 가지 방법으로 청소하지 않은 것이 좋다. 또한 월경 중에는 몸에서 많은 에너지가 소비되기 때문에 간 청소를 동시에 하면 그 효과가 감소하며, 월경을 통한 노폐물 제거 과정까지 방해를 받는다.

■ 항암 화학 요법 치료

나는 항암 화학 요법 치료를 받는 사람에게는 마지막 치료를 받고 나서 6~8개월 동안은 절대로 간 청소를 하지 말라고 강력하게 충고한다. 항암제에 들어 있는 강한 독성 화학 물질이 완전히 흡수되어 담석으로 둘러싸이기 위해서는 긴 시간이 필요하다. 그러고 나서 간 청소를 해야 효과가 있다. 항암 화학 요법 치료를 끝내고 너무 일찍 간 청소를 하면 항암제의 독이 담즙을 통해 장으로 흘러나와 많은 구멍을 내고 장벽에 염증을 일으킬 수 있다. 다시 말해서 생명을 위협하는 치명적인 결과를 초래할 수 있다. 따라서 이런 경우에는 충분히 기다리면서 이 책에서 제시하는, 건강을 개선하는 다른 방법에 우선 집중하는 것이 좋다.

■ 담도 스텐트

담도(담관)에 플라스틱이나 금속으로 만든 스텐트(인조 담관)를 삽입한 경우라면 간 청소를 하는 동안 이것이 일반적인 담관처럼 확장되지 않는다는 문제가 있다. 따라서 특히 담석이 스텐트의 지름보다 크면 그것이 배출되다가 스텐트에 걸려서 배출이 안 되고 막아 버리는 일이 생긴다. 스텐트를 삽입한 대부분의 환자는 주기적으로 이것을 교체해야 한다. 만약 나라면 스텐트를 제거한 다음 간 청소를 할 것이다. 또는 담관이 다시 수축하는 것을 방지하기 위해 최소한 엡섬솔트를 사용하거나, 이 책에서 권하는 다른 방법을 따를 것이다. 환자 중에는 스텐트를 제거하고 나서 간 청소를 성공적으로 마친 경우도 있다.

■ 당뇨

당뇨병 환자이면서도 간 청소를 성공적으로 마친 경우가 많다. 하지만 이 경우에는 간 청소 과정에 약간의 변화를 주어야 할 수도 있다. 무엇보다도 간 청소를 하는 내내 혈당 수치를 유지하는 것이 가장 큰 문제다. 물론 금식이나 절식이 혈당 수치의 균형을 무너뜨릴 수 있지만, 준비 기간의 여섯째 날에 음식을 먹지 않는 것 역시 간 청소를 하는 동안 통증이 생기지 않게 하고 최대한 많은 양의 담석이 배출되도록 하는 데 중요하다.

하지만 나는 대부분의 당뇨 환자가 아무런 문제 없이 정상적인 식이 요법을 따를 수 있다는 사실을 발견했다. 나로서는 정말 놀라운 일이었다. 아마도 이것은 실제 간 청소 직전에 실시하는 대장 청소 때문이거나, 엡섬솔트의 효과이거나, 오일 혼합 용액을 마셨기 때문이거나, 아니면 이 모든 것이 복합적으로 작용했기 때문일 것이다. 어떤 경우에는 1~2 티스푼 정도의 천연 벌꿀을 먹거나, 오후 늦은 시간과 이른 아침에 약간의 통조림 무화과나 말린 무화과를 먹는 것도 별다른 문제 없이 간 청소를 마치는 데 도움이 된다. 어떤 것이 자신에게 가장 잘 맞는지는 스스로 찾아내야 한다. 내가 강력하게 권하는 것은 그것이 무엇이든 단백질 식품은 먹지 말라는 것이다. 단백질 식품을 섭취하면 간 청소를 할 때 통증이 매우 심하게 나타나고, 효과도 전혀 볼 수 없기 때문이다.

나는 지난 30년 동안 제2형 당뇨에 대한 연구를 하면서 동물성 단백질 섭취가 당뇨의 가장 큰 원인임을 알았다. 그 다음은 정제 설탕과 인공 감미료를 섭취하는 것이고, 햇볕을 잘 쬐지 못하여 비타민 D가 결핍되는 것도 주요 요인임을 알았다.

채식주의자의 식습관을 따르고 규칙적으로 햇볕을 쬐는 것만으로도 6 ~8주 만에 당뇨가 사라지는 것을 나는 자주 보았다. 따라서 지금 당장 간 청소를 할 수 없는 사람이라면 먼저 식습관과 생활 습관을 바꾸고, 혈당 수치를 자연스럽게 안정시키는 것이 중요하다.

소장 폐색이 없다면 담석이 소장에 쌓이는 일은 없다. 소장에 있는 많은 양의 물과 오일과 담즙은 성능 좋은 수세식 변기에 채워져 있는 물과 같은 역할을 한다. 그러나 수분을 흡수하고 배설물을 단단하게 만든 다음 항문을 통하여 배출할 때까지 이것을 직장(창자)에 보관하는 대장의 경우에는 상황이 좀 다르다. 간 청소를 하기 전에 대장을 깨끗이 비우지 않았거나 특히 변비가 있는 경우에는 담석이 소장을 빠져나가지 못하며, 대장이 다시 열릴 때까지 소장에 그대로 머문다. 이런 상황은 반드시 피해야 한다. 그렇지 않으면 장내 독혈증(장에서 자가 중독이 일어나는 증상)이 발생할 수도 있다. 따라서 간 청소 전후로 대장을 깨끗이 비우는 것이 매우 중요하다.

간 청소의 결과

간 청소를 하고 다음 날 아침이나 점심 무렵이면 아마도 여러 차례 물변을 보게 될 것이다. 많으면 열다섯 번에서 스무 번 정도 화장실에 가야 할 수도 있다. 이때 처음에는 담석과 잔여 음식물이 섞여 있을 것이고, 나중에는 색깔이 있는 물과 함께 담석만 나온다. 대부분의 담석은 황록색이나 황갈색이고, 지방이 많은 담즙 성분을 함유하고 있어서 물 위에 뜬다(그림 4-1). 사진(그림 4-2)에 보이는 것처럼 일부 초록색 담석은 보석의 원석처럼 밝은색으로 빛난다. 간에서 나온 담즙만이 이런 초록색을 띨 수 있다.

배출되는 담석의 색깔, 크기, 모양은 매우 다양하다. 밝은색은 최근에, 암녹색은 오래전에 만들어진 것이다. 그 크기는 완두콩만 하거나 그보다 작은 것도 있고, 지름이 1인치나 되거나 그보다 더 큰 것도 있다. 서로 다른 크기와 색을 가진 수백 개의 담석이 한 번에 나오기도 한다(그림 4-3).

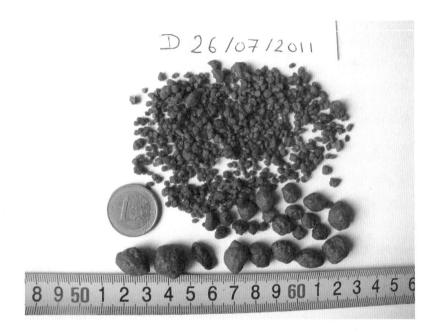

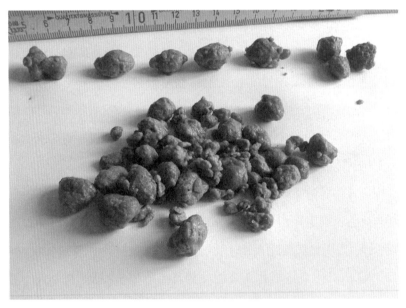

[그림 4-1] 다양한 색깔과 크기의 담석.

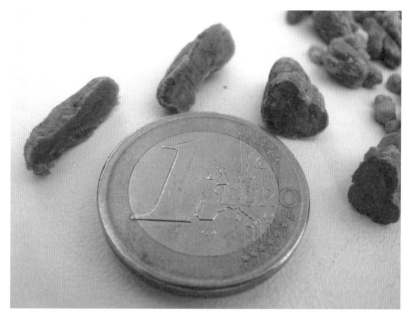

[그림 4-2] 초록색 담석의 단면.

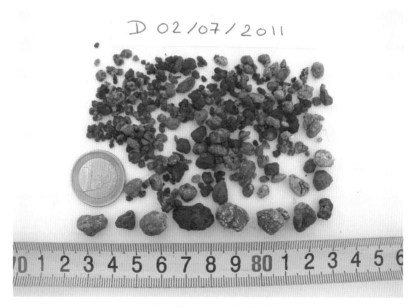

[그림 4-3] 여러 가지 형태의 담석.

대부분의 담석은 초록색, 베이지색, 노란색, 흰색, 갈색, 빨간색, 검은색이다. 이렇게 여러 가지 색깔이 나오는 것은 모든 담석마다 빌리루빈(노란색, 빨간색, 갈색)이나 빌리베르딘(초록색, 파란색, 검은색) 같은 담즙 성분의 구성비가 서로 다르기 때문이다.

또한 황갈색과 밝은색의 담석 중 크기가 큰 것은 변기의 바닥에 가라앉을 수도 있다. 이러한 것은 담낭에서 배출된 석회화된 담석이다. 어떤 것은 최근에 내가 발견한 것과 같이 간에서 배출되기도 한다. 이것은 고체 상태의 무거운 무기물, 단단해진 콜레스테롤 결정, 소량의 담즙 지질을 함유하고 있다(그림 4-4). 초록색과 노르스름한 담석은 모두 젤처럼 말랑말랑하다. 이것은 사과주스나 체리주스에 들어 있는 사과산이나, 낮은 칼슘 함량에서 기인한다.

변기 속 물 위에 흰색이나 황갈색의 껍질층이나 거품 같은 것이 떠 있는 경우도 있다. 거품 속에는 수백만 개의 미세한 콜레스테롤 결정이 들어 있다. 이것은 작은 담관을 쉽게 파열할 수 있는 것이다. 따라서 몸 안에 이것이 있다면 꼭 제거해야 한다.

붉은색의 담석이 나오더라도 너무 놀라지 않기를 바란다(그림 4-5). 여기에는 빌리루빈이라는 담즙 색소가 매우 많이 들어 있다. 몸 안에 이러한 담석이 있다면 이 역시 반드시 제거하는 것이 좋다.

검은색의 담석도 점점 흔하게 발견되는데, 이는 주로 용혈성 빈혈이나 간경변증을 앓고 있는 사람의 담낭에서 만들어진다.

일부 담석은 마치 이집트콩(일반 콩보다 조금 크고 모양이 불규칙하다)처럼 생기고 속이 비어 있는 경우도 있다. 간 청소를 하는 동안 다른 이상하게 생긴 것이나 죽은 기생충이 발견되더라도 너무 놀라지 않기를 바란다.

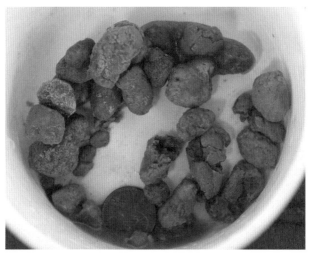

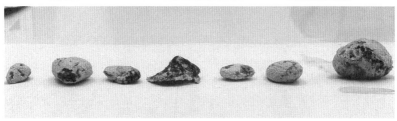

[그림 4-4] 준석회화된 담석.

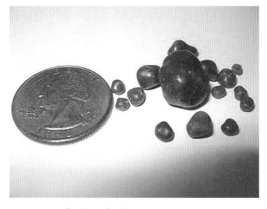

[그림 4-5] 붉은색의 빌리루빈 담석.

독자들이 내게 보내 주는 사진 속에는 도저히 인간의 몸에 있었다고는 볼 수 없는 갖가지의 것이 있다. 따라서 내가 여기서 설명하지 않은 것이 나오더라도 그저 그것이 몸 밖으로 빠져나온 것을 다행으로 여겨야 한다. 그런 것은 몸 밖으로 빼내는 것이 더 좋다는 사실을 유념하기 바란다. 건강 관련 웹사이트로 유명한 큐어존닷컴www.curezone.com에 들어가 보면 간 청소 과정에서 나온 많은 담석과 기생충 사진을 볼 수 있다.

그 밖의 궁금한 점

간 청소를 하기 전에 기생충 구제를 먼저 하는 것이 좋은가?

일부 의사들은 간 청소를 하기 전에는 그 효과와 안전성을 위해 반드시 기생충 구제를 해야 한다고 말한다. 하지만 나는 간흡충(간디스토마)처럼 매우 심각한 기생충 감염이 아니라면 굳이 그것을 권하지 않는다. 이러한 미생물을 직접 겨냥하는 것보다는 간내담관을 청소하는 것이 더 효과적이다. 담관이 깨끗해지면 담즙의 흐름이 정상화되어 그러한 기생충도 자연스럽게 배출되기 때문이다.

지난 약 20년간 많은 사람에게 간 청소를 널리 소개하면서 다양한 의견을 들었지만 사전에 기생충 구제를 하는 것이 더 좋다는 증거는 발견하지 못했다. 나도 처음에는 간 청소를 하기 전에 기생충을 구제하도록 권하거나, 그것을 간 청소 과정의 일환으로 삼기도 했다. 하지만 내가 검사해 본 사람들을 보면 기생충 구제를 미리 한다고 해서 그렇게 하지 않은 것에 비해 특별한 장점이 있지는 않았다.

6일간의 준비 과정을 거쳐 실제 간 청소를 하기 전후로 대장을 깨끗이 비우는 것만으로도 충분히 좋은 결과를 얻을 수 있다. 개인적인 통계에 의하면 대략 10퍼센트의 사람이 간 청소 과정에서 기생충을 함께 배출했다. 실제로 기생충을 직접 죽이면 기생충으로 하여금 구충제에 대한 내성을 키울 수도 있다. 처음에는 기생충 구제가 좋은 결과를 가져올 수도 있지만, 나중에는 큰 역효과를 일으킬 수 있다. 기생충을 죽이려고 할수록 그것은 더 영리해진다.

이와는 달리 오염되고 막혀 있던 장을 깨끗하고 잘 뚫린 상태로 바꾸어주면 기생충은 더 이상 성장하거나 개체를 늘리지 못한다. 나도 모든 원칙에는 대개 예외가 있음을 알지만, 이와 관련한 내 경험과 연구 결과에 의하면 간 청소를 하기 전에 기생충 구제를 권장하는 것은 조심스럽다.

얼마나 자주 간 청소를 하면 좋은가?

간 청소를 하고 나면 제거한 담석의 수를 대략 세어 보기 바란다. 관절염, 요통, 알레르기 등을 비롯한 건강상의 문제를 영구적으로 치유하고 질병을 예방하기 위해서는 '모든 담석'을 제거해야 한다. 그러려면 3~4주 간격으로 8~12회 정도 간 청소를 해야 한다. 이보다 더 자주 간 청소를 하는 것은 바람직하지 않다. 어떤 종류든 장기간 약물을 복용한 경험이 있거나, 지나친 알코올 섭취, 흡연, 예방 접종, 건강하지 못한 식습관과 생활 습관, 정신적 스트레스, 심각한 질병 같은 문제를 가지고 있는 사람이라면 12회 이상의 간 청소가 필요할 수도 있다. 간암에 걸린 이후 심한 치료로 인해 55세에 생을 마감한 내 오랜 친구는 부검 보고서에 의하면 7만 개가 넘는 담석이 간에 있었다고 한다. 그는 한 번도 간 청소를 하지 않았지만 그런 경우라면 30회 이상 해야 한다.

간 청소와 간 청소 사이의 3주에는 6일간의 준비 과정이 포함된다. 가장 이상적인 것은 간 청소가 끝나고 3주가 지난 뒤 다음 간 청소를 준비하는 것이다. 이렇게 자주 간 청소를 할 수 없는 경우라면 간 청소 사이의 기간을 더 늘려도 되지만 6~7주는 넘지 않는 것이 좋다.

가장 유념해야 할 것은 한 번 간 청소를 시작하면 두 번의 연이은 간청소에서 담석이 하나도 나오지 않을 때까지 계속해야 한다는 점이다. 일부만 청소한 상태로 3개월 이상 간을 방치하면 차라리 한 번도 하지 않은 것보다 더 심각한 문제가 생길 수 있다. 그 이유는 다음과 같다.

첫 번째 간 청소를 하고 난 직후 간은 전체적으로 더 효율적으로 기능한다. 이 때문에 어떤 이는 12시간 안에 몸이 갑자기 좋아진 것을 느낀다. 나는 통증이 사라지고, 활력이 넘치며, 시력이 갑자기 좋아지고, 마음에 평화와 안정이 찾아오며, 극도의 행복감이 생겼다는 보고를 수도 없이 받았다.

하지만 며칠만 지나면 간의 뒤쪽에 숨어 있던 담석이 앞으로 나와 간내담관이 만나는 좌우 간관 쪽으로 이동한다. 이로 인해 간 청소 이전에 느낀 불편한 증상이 다시 나타난다. 그러면 실제로 많은 사람이 간 청소 직후의 상황은 일시적인 회복일 뿐이라고 여겨 실망한다. 이전에 오래된 증상이 있었다면 그것이 더 심해질 수도 있다. 왜냐하면 막혀 있던 담관이 개방되면서 이제 간은 더 많은 담석과 독성 물질을 담관을 통해 배출할 기회가 전보다 더 많아졌다고 여길 것이기 때문이다. 이 모든 것은 뒤에 남아 있던 담석이 다음 번 간 청소를 할 때 제거될 수 있는 위치로 움직였음을 의미한다. 간 청소를 한 이후에 좋아진 몸 상태가 계속 유지되든 그렇지 않든 간의 자가 치유 반응은 상당히 좋아졌을 것이다. 또한 너무나도 중요한 역할을 하는 이 기관의 효율성도 엄청나게 증가했을 것이다.

그 수가 설령 적을지라도 수천 개의 작은 담관에서 수백 개의 더 큰 담관으로 옮겨 가는 담석이 존재하는 한, 이것은 결합하여 더 큰 담석이 될 수 있다. 이로 인해 이전에 있었던 요통, 두통, 귀앓이, 소화불량, 더부룩함, 과민성, 분노 같은 증상이 다시 나타날 수도 있다. 하지만 이러한 증상은 대부분 전보다는 덜 심각하게 나타난다.

나는 일부 의사들이 1년에 한두 번 이상은 간 청소를 하지 말라고 조언한다는 것을 잘 안다. 하지만 간 청소와 관련한 나의 수많은 경험과, 그것을 시행한 수많은 환자가 내게 보내 주는 결과에 비추어 보면, 의사들의 그러한 조언은 상당히 위험하다.

담관이 완전하게 혹은 반쯤 막힌 상태를 방치하는 것은 질병을 일으키는 주요 위험 요인이다. 이 때문에 담관을 뚫어 주는 것보다 막힌 상태로 놔두는 것이 몸에 더 이롭다는 그들의 생각에 나는 동의할 수가 없다. 지속적으로 새로운 담석을 만들어 내는 독성 물질로 가득한 담즙과 축적된 담석을 그대로 방치하는 것은 간과 몸에 엄청난 스트레스를 주는 일이다. 이보다는 12~24시간 동안 간 청소를 하면서 에너지를 서서히 소비하는 것이 훨씬 낫다. 간 청소를 한 사람의 95퍼센트가 7일째 되는 날 오후가 되면 이전에 비해 간과 몸에 에너지와 활력이 넘치는 것을 경험했다. 나머지 5퍼센트의 사람도 8일째가 되면 정상으로 돌아오거나 더 나아졌다고 보고했다.

대개는 최소한 8회 이상 간 청소를 해야 나타나는 결과인데, 만약 두 번 연속으로 간 청소를 한 결과 담석이 전혀 나오지 않거나 작은 담석이 열다섯 개 이하로 나온다면 비로소 간에 담석이 더 이상 없다고 판단할 수 있다.

이렇게 간에 담석이 없는 상태가 되었다고 하더라도 6~8개월에 한 번은 규칙적으로 간 청소를 할 것을 권한다. 간 청소를 할 때마다 간 기능은 좋아지고, 그 사이에 새롭게 쌓였을지도 모를 독성 물질과 담석이 제거된다. 만약 나처럼 정말로 건강한 식습관과 생활 습관을 유지한다면 새로운 담석이 생기지는 않을 것이다. 나는 약 15년 전에 연속으로 12회의 간 청소를 하여 약 3500개의 담석을 배출했다. 그 이후 지금까지 담석이 배출된 적은 한 번도 없었다.

커다란 담석이 어떻게 가느다란 담관을 통해 빠져나올 수 있는가?

나는 커다란 담석이 가느다란 담관을 통과하여 장으로 배출되는 것은 불가능하다고 하는 말을 자주 듣는다. 대부분의 의사는 아마도 그렇게 큰 담석이라면 총담관이나 바터팽대부(총담관과 췌관이 합류하면서 십이지장과 만나는 부위)에서 걸려 응급 수술을 해야 한다고 말할 것이다. 어떤 의사는 내게 "배출된 담석의 절반 정도밖에 안 되는 지름을 가진 담관으로는 절대로 그런 담석을 배출할 수 없다"라고 했다. 또 다른 외과의는 "바터팽대부는 그렇게 큰 담석이 통과하기에는 너무 좁다. 만약 그만한 크기의 담석이 바터팽대부를 막으면 생명을 위협하는 췌장염이나 황달에 걸릴 것이다"라고 했다.

대부분의 환자는 의학적 전문 지식이 없다. 특히나 이 두 의사의 말처럼 논리적으로 타당하게 보이는 경우에는 그것을 의심할 이유가 전혀 없다고 생각한다. 세상의 누구도 그러한 믿음을 떨쳐 버릴 생각조차 하지 않는다. 그로 인해 지금까지도 말 그대로 수많은 근거 없는 의학적 미신이 존재한다. 다행스럽게도 일부 용기 있는 과학자가 일반적인 의료 행위에 대한 독립적인 연구를 통해 그런 근거 없는 미신에 공개적으로 반대했다.

가장 놀라운 미신의 한 예는 아마도 심장마비에 걸렸거나 그런 위험을 가지고 있는 환자의 생명을 구하기 위해 사용하는 스텐트 삽입술일 것이다. 2012년 미국의학협회의 『내과 학회지*Archives of Internal Medicine*』에 발표된 한 연구는 의학 산업계를 깜짝 놀라게 했다. 이 연구의 결론에 의하면 급성이 아닌 관상동맥 질환을 앓고 있는 환자의 좁아진 동맥을 확장하기 위해 스텐트를 삽입하는 것은 전혀 불필요할 뿐만 아니라, 실제로는 혈관에 심각한 손상을 입힌다고 한다. 관상동맥에 스텐트를 삽입하는 모든 임상 실험을 무작위로 추출하여 분석한 이 연구 결과에 의하면 이 수술이 심근경색, 혈관 재협착, 협심증 등을 유발할 위험이 있다고 한다.

이 수술은 미국에서만 해마다 30~50만 건 시행되고 있으며, 그 비용만 해도 수십억 달러에 이른다. 이는 의학 산업의 재정을 살찌우는 것 외에는 아무런 이익이 없다. 이 수술이 환자에게 종종 심각한 결과를 초래하지만 그 누구도 이것에 대해 신경 쓰지 않는다. 연구 결과가 알려진 뒤에도 전과 다름없이 많은 환자가 이 수술을 받는다.

심장병 환자에게 스텐트 삽입술을 받도록 설득하는 것은 비교적 쉬운 일이다. 담낭 질환 환자에게 담낭 절제술을 받도록 설득하는 것은 그보다 더 쉬운 일이다. 어쨌든 대부분의 의사는 환자에게 담낭을 제거하더라도 이전과 다름없이 정상적으로 생활할 수 있고 오히려 더 좋아질 것이라고 말한다. 하지만 이런 말은 과학적으로 증명된 적이 없다. 단지 이 수술의 필요성을 뒷받침하는 아주 미미한 과학적 근거가 있을 뿐이다.

1985년에 저명한 『왕립의학학회 저널Journal of the Royal Society of Medicine』에 발표된 「커다란 담석은 자연스럽게 이동한다」라는 연구 논문에 따르면 위와 같은 의학적 가정은 아무런 과학적 근거를 가지고 있지 않은 미신에 불과하다. 영국 브리스톨에 소재한 프렌체이병원의 연구원들은 이 논문에서 크기가 19×15밀리미터보다 더 큰 담석이 총담관을 통해 십이지장으로 저절로 이동할 수 있다는 사실을 증명했다. 그들은 "총담관에 담석이 있는 환자를 다룰 때는 담석이 저절로 이동할 수 있다는 가능성을 유념해야 한다"라고 권고했다. 하지만 이를 따르는 의사는 거의 없다.

연구원들은 많은 사람이 담관에 있는 모든 담석을 가능한 한 빨리 제거해야 한다고 생각하지만 "담석이 저절로 이동할 수 있는 가능성이 있다면 수술하지 않고 관망하는 것이 타당해 보인다"라고 주장했다. 물론 이러한 가능성은 분명히 존재하며, 간과 담낭을 청소하는 과정에서 그 가능성은 엄청나게 증폭된다. 여기에 참여한 연구원들은 지름이 거의 2센티미터에 이르는 커다란 담석이 총담관을 통해 저절로 이동하는 것을 직접 보았다고 했다.

의학계에서는 대부분의 사람이 지름이 5밀리미터에서 ±1밀리미터 정도인 총담관을 가지고 있다고 본다. 현재의 의학적 믿음에 따르면 담관의 지름보다 네 배나 큰 담석은 외과적 수술 없이는 절대로 담관을 빠져나올 수 없다. 크기가 작은 담석이 종종 담관을 통해 자연스럽게 이동한다는 사실은 잘 알려져 있지만, 이러한 현상이 아무런 증상이나 췌장염 같은 합병증 없이도 일어날 수 있다는 사실은 잘 인정하지 않는다. 하지만 세 명의 독일 과학자들은 1980년 『내시경 저널Journal Endoscopy』에 발표한 보고서를 통해 커다란 담석이 자연스럽게 장내로 이동할 수 있다는 사실을 설명했다.

프렌체이병원의 연구원들은 또한 1976년의 연구 결과를 언급하기도 했다(Bergdahl & Holmlund Study). 이 연구에서는 담낭 적출 수술을 받은 이후 총담관에 담석이 남아 있던 서른여덟 명의 환자를 한 달간 관찰했다. 그 결과 스물네 명의 몸에서 담석이 자연스럽게 총담관을 통해 이동한 것으로 밝혀졌다. 이 중 두 명의 몸속에 있던 담석은 그 지름이 10밀리미터 이상이었고, 열세 명의 몸속에 있던 것은 5~9밀리미터 정도 되었다. 이들 중 열여덟 명은 담석이 담관을 통해 이동할 때 아무런 증상을 느끼지 못했다고 한다.

이 연구가 의미하는 바는 다음과 같은 말에 잘 요약되어 있다. "남아 있는 담석을 관망하는 방법을 택한다면 환자들이 불필요한 담석 제거 수술을 받지 않아도 된다. 전체 환자의 2/3에서 담석이 자연스럽게 담관을 통해 빠져나갔다."

전 세계적으로 이미 수백만 명의 사람이 이 책에서 제시한 과정을 따라 간과 담낭에서 많은 담석을 안전하게 제거했다. 그 크기도 좁쌀만 한 것에서부터 골프공만 한 것에 이르기까지 아주 다양하다. 이러한 사실로 미루어 볼 때 환자의 2/3가 아니라 거의 대부분의 환자가 담석 제거 수술을 받을 필요가 없다.

앞에서도 언급했듯이 『외과학 연보』에 발표된 연구 결과에 의하면 엡섬솔트나 황산마그네슘을 복용하면 담관과 오디괄약근이 확장되어 긴장이 풀어지는 효과가 탁월하다. 이로 인해 담석이 중간에 걸리지 않고 담관을 쉽게 빠져나갈 수 있다.

담낭이 기능을 완전히 상실했거나 석회화된 담석으로 가득 차서 담즙이 들고 나는 것이 아예 불가능한 경우가 아니라면 이 담낭을 제거할 만한 타당한 이유는 없다.

간 청소를 하지 않더라도 커다란 담석이 통증 없이 자연스럽게 담관을 통해 이동할 수 있다는 사실이 과학적으로 증명되었다. 그럼에도 간 청소로는 그렇게 큰 담석이 배출될 수 없다고 말하는 의사가 있다면 그것은 무지의 소치다. 혹은 환자로 하여금 수술을 받게 하여 얻을 수 있는 이익에 관심이 더 많은 경우일 것이다. 한 번에 대략 1만 1000달러의 비용이 드는 담낭 절제술을 해마다 80만 건씩 해서 80억 달러가 넘는 돈을 벌어들이는 사업을 포기하기란 쉽지 않을 것이다.

안전한 간 청소를 위한 지침을 충실히 따르라

간과 담낭 청소는 건강을 회복하는 매우 중요하고 효과적인 방법 중 하나다. 만약 모든 지침을 정확히 따른다면 아무런 위험도 없다. 다음의 주의 사항을 꼼꼼히 읽어 보기 바란다. 친구에게 소개받거나 인터넷을 통해 알게 된 방법으로 간 청소를 하다가 불필요한 합병증으로 고생하는 사람이 많이 있다. 그들은 각 단계를 진행하는 완벽한 방법이나 그것이 어떤 역할을 하는지 제대로 알지 못했다. 이 때문에 단순히 간과 담낭에서 담석을 배출하는 것만으로도 충분하고 안전하다고 여긴 것이다.

대충 전해 들은 방법으로 간 청소를 하다 보면 배출된 담석이 대장에

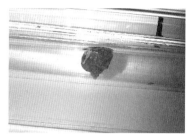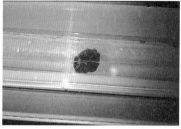

[그림 4-6] 관장용 튜브를 통해 담석이 빠져나가는 모습.

갇히는 경우가 종종 발생한다. 이러한 담석은 결장 세척(그림 4-6)이나 관장을 통해 신속하게 제거할 수 있다.

간 청소를 하고 나면 2~3일째 되는 날에 대장(결장)을 청소해야 한다. 독성 물질을 포함하고 있을지 모를 담석이 그보다 더 오래 결장에 머물면 염증, 감염, 두통, 복통, 복부 팽창, 식욕 부진, 갑상선 이상, 피부 가려움증, 피부 발진 같은 여러 증상이 나타날 수 있다. 대장에 갇힌 담석은 결국 장내 독혈증의 원인이 된다.

전문적인 관장기가 없어도 몇 차례의 증류수 관장을 통해 적절하게 대장을 청소할 수 있다. 첫 번째 관장을 한 다음 잠시 휴식을 취했다가 다시 한 번 관장을 하고 휴식을 취한다. 이런 식으로 필요한 만큼 반복한다. 하지만 이미 증류수 관장에 능숙한 사람이라면 아마도 한 번으로 충분할 것이다. 관장에 대해서는 제5장에서 다시 자세히 설명할 것이다.

대장과 신장 청소의 중요성

간 청소만으로도 정말로 놀라운 결과를 만들어 낼 수 있지만, 만약 신장결석이나 잦은 요로 감염증 같은 신장 질환이 있다면 먼저 대장과 신장 청소를 하는 것이 가장 이상적이다.

간 청소를 하기 전에 대장을 청소하면 배출된 담석이 대장에서 좀 더 수월하게 제거된다. 또한 첫 번째 간 청소를 하기 전에 신장을 청소하면 간에서 빠져나오는 독성 물질이 이 섬세하고 필수적인 배출 기관에 부담을 주지 않게 된다. 하지만 신장 질환도 반복적인 방광염도 없는 경우라면 '대장 청소, 간 청소, 대장 청소' 순으로 진행해도 좋다.

그렇지만 다음번에는 신장을 한 번씩 청소해 주어야 한다는 점을 유념해야 한다. 간에서 담석을 완전히 제거하기 전까지는 간 청소를 서너 번쯤 하고 난 다음, 약 3주간에 걸쳐서 한 번씩 신장 청소를 하는 것이 좋다(자세한 방법에 대해서는 5장에서 설명한다). 또는 매번 간 청소를 하고 나서 3~4일간 신장을 깨끗이 해 주는 차를 마시는 것도 좋다. 신장 질환 병력이 있다면 3주간의 신장 청소를 정확히 끝마치는 것이 좋다.

신장과 간 청소를 병행해도 되지만, 실제로 간 청소를 진행하는 이틀 동안에는 신장을 깨끗이 하는 차를 마시지 않아야 한다. 즉 간 청소 준비 과정에서 5일째 되는 날에 신장 청소를 중단했다가 8일째 되는 날에 재개하고, 빠진 이틀은 뒤에 더 채우는 식으로 진행해야 한다.

대장이 심각하게 폐색되어 있거나 만성 변비가 있는 사람은 간 청소를 시작하기 전에 일주일에 한 번씩 최소한 두세 번의 대장 청소를 고려해야 한다.

다시 한 번 강조하자면 매번 간 청소를 하고 나서 3일 안에는 반드시 대장 청소를 해야 한다는 사실을 꼭 명심해야 한다. 간과 담낭에서 담석을 배출하면 담석과 독성 물질의 일부가 대장에 잔류하여 건강에 심각한 악영향을 미칠 수 있다. 간 청소를 하고 나서 대장 청소를 하지 않는다면 차라리 간 청소를 하지 않은 것만 못하다! 이처럼 지극히 중요한 권고를 무시하고 다른 데서 소개하는 방법대로 간 청소를 했다가 심각한 합병증에 걸리는 경우를 나는 자주 보았다.

사과주스나 사워 체리주스 대신 사용할 수 있는 것

어떤 이유로든 사과주스나 사워 체리주스를 마시기 어렵다면 아래에서 소개하는 것으로 대체하거나, 하루씩 번갈아 가며 사용할 수 있다.

■ 순수한 사과산

사과산은 일부 정체된 담즙을 용해하고 담석을 부드럽게 하는 데 탁월하다. 캡슐 형태의 사과산은 피한다. 특히 다른 성분이 포함된 것은 반드시 피해야 한다. 사과산을 섭취하기 전에 반드시 적절한 비율로 희석해야 한다. 6일간의 준비 과정 동안 날마다 1티스푼(5~6그램)의 사과산을 0.75~1리터의 미지근한 물에 희석한 다음 이것을 하루 동안 조금씩 나누어 마신다. 마그네슘이나 다른 재료가 섞이지 않은 분말 형태의 사과산은 값이 비싸지 않고 인터넷이나 건강식품 전문점에서 쉽게 구할 수 있다. 특히 당뇨나 칸디다 감염의 문제가 있는 사람은 사과산이 좋은 대안이 될 수 있다.

■ 크랜베리주스

크랜베리주스에도 사과산이 들어 있어서 사과주스나 사워 체리주스 대신 사용할 수 있다. 설탕이 들어가지 않은 크랜베리 주스 0.5리터를 0.25~0.5리터의 물과 섞은 다음, 이것을 6일간 조금씩 나누어 마신다.

물 대신 사과주스를 혼합해서 마셔도 된다. 간 청소를 하기 2~3주 전에 크랜베리 주스를 따로 마시면 더 좋은 효과를 볼 수 있다.

■ 유기농 사과식초

사과식초에는 설탕이 전혀 없고 사과산이 매우 풍부하기 때문에 좋은 대안이 될 수 있다. 90밀리리터의 유기농 사과식초를 0.75~1리터의 물에 희석시킨 다음, 이것을 6일 동안 날마다 조금씩 나누어 마신다. 하지만 칸디다 감염의 문제가 심각한 경우에는 식초가 상황을 악화시킬 수 있다는 점을 유념해야 한다.

진짜 엑스트라버진올리브오일을 사용하라

일부 올리브오일은 실제로 100퍼센트 순수한 것이 아니다. 이런 것은 복용하기가 어렵다. 진짜 엑스트라버진올리브오일인지 꼭 확인하기 바란다. 제품 포장에 엑스트라버진올리브오일이라고 표시되어 있어도 성분표를 꼼꼼히 살펴서 다른 종류의 오일이 섞여 있지는 않은지 꼭 확인해야 한다. 어떤 제품에는 100퍼센트 엑스트라버진올리브오일이라고 표시되어 있지만, 올리브오일에 값싼 다른 식용유를 섞어서 싸게 파는 경우도 있다.

진짜 올리브오일은 녹색을 띠고 값이 비싸다. 플라스틱 병이나 캔에 들어 있는 올리브오일은 피해야 한다. 이탈리아나 그리스, 스페인에서 수입하여 값이 좀 더 비싼 제품으로 신중하게 골라야 한다. 유기농 올리브오일을 선택하면 맛이 가장 좋다.

간 청소를 준비하는 동안에 식사를 금하고 성공적으로 담석을 배출한 사람도 있다. 하지만 나는 일반적으로 6일째 날의 오후 2시 이후와 7일째 날의 아침을 제외하고는 단식을 권하지 않는다. 가능한 한 많은 담석을 배출하기 위해서는 준비 기간에 담즙 분비가 정상적으로 유지되게 하는 것이 좋다. 그래야만 실제로 간 청소를 하는 동안 필요한 담즙이 충분히 확보된다. 단식을 하면 담즙 분비량이 상당히 감소하고 담낭에 담즙이 비어 있게 될 수도 있다. 이렇게 되면 담석이 원활하게 빠져나올 수 없다. 하지만 6일째 되는 날 오후 2시 이후로 단식을 하는 것은 사용되지 않은 담즙을 저장함으로써 밤 10시부터 본격적으로 시작하는 간 청소에 도움이 된다. 이것은 내가 지난 20년간 사람들이 간 청소 하는 것을 도와주면서 발견한 가장 효율적인 식이요법이다.

간 청소를 하면서 생기는 문제

엡섬솔트를 복용하기 어려운 경우

엡섬솔트 용액을 마시고 나서 입 안에 남은 쓴맛을 없애기 위하여 약간의 물을 마시거나, 거북한 맛을 완화하기 위하여 소량의 레몬주스를 용액에 첨가할 수도 있다. 소량의 사과주스를 첨가한 다음 커다란 플라스틱 빨대를 이용해서 마시는 것도 좋다. 대개는 코를 막고 마신 다음 약간의 물을 마시는 것이 가장 좋은 방법이다. 이것을 마신 다음 양치질을 하거나 베이킹소다로 입 안을 행구는 것 역시 도움이 된다.

만약 엡섬솔트에 알레르기 반응이 있거나 위의 방법대로 해도 마시기가 어렵다면 엡섬솔트 대신 구연산마그네슘을 사용할 수 있다. 구연산마그네슘 1/4티스푼을 물 한 컵에 녹인 다음, 공복에 마셔서 알레르기 반응이 있는지 테스트해 본다. 알레르기 반응이 없다면 이것을 엡섬솔트 대신 사용해도 아무 문제가 없다. 대부분의 천연 식품에는 마그네슘이 들어 있다. 따라서 마그네슘에 알레르기 반응을 보이는 것은 극히 드물다. 하지만 황산마그네슘 같은 황산염일 경우에는 순수한 마그네슘에 비해 알레르기 반응을 일으킬 가능성이 상당히 높다. 구연산마그네슘에 들어 있는 구연산은 감귤류나 구연산에 알레르기 반응이 있는 사람에게서만 문제를 일으킨다.

내가 아는 한 구연산마그네슘이 엡섬솔트와 마찬가지로 담관을 확장한다는 것을 보여 주는 연구는 없다. 하지만 간 청소 시 구연산마그네슘을 사용해 본 사람은 이것이 엡섬솔트와 마찬가지로 효과적이라는 사실을 발견했다. 나는 이것이 신경과 근육을 이완해 주는 마그네슘의 효과라고 본다.

큰 스푼(15그램)으로 네 스푼의 구연산마그네슘을 710밀리리터의 깨끗한 물에 용해해서 마시면 된다. 만약 250밀리리터 용량으로 판매되는 액체 상태의 구연산마그네슘이라면 세 병을 사서 이것을 네 개(180밀리리터)로 나눈다. 그리고 각각 네 번에 걸쳐 정해진 시간에 복용한 뒤 물을 한 잔 정도 마시면 된다. 구연산마그네슘은 레몬향이 나고 엡섬솔트처럼 쓴맛이 나지는 않는다.

캡슐 형태로 된 엡섬솔트나 구연산마그네슘을 복용하는 것은 권하지 않는다. 간 청소에 필요한 완하제 역할을 하면서 적절하고 지속적으로 담관을 이완하고 자극을 피하기 위해서는 엡섬솔트나 구연산마그네슘을 충분한 양의 물에 잘 용해해야 하기 때문이다.

엡섬솔트에 대한 의구심

어떤 사람은 인터넷에 떠돌아다니는 정보를 보고 엡섬솔트가 위험하다고 여긴다. 자신의 식습관과 생활 습관을 고치는 것은 불편하지만, 건강상의 문제가 엡섬솔트 때문이라고 비난하는 것은 너무나 쉽기 때문에 그런 생각을 한다. 가령 어떤 사람이 만성적인 심장 질환으로 고통을 겪고 있다면 그는 천연 소금이 심장 질환의 원인이라고 비난하기보다는, 심장약, 스타틴, 가정과 직장에서 받는 심각한 스트레스, 만성적인 림프계 폐색, 육류 섭취, 음주, 흡연, 수면 장애, 건강하지 못한 생활 습관 같은 이미 검증된 것에서 원인을 찾아야 한다. 만약 이 사람이 변비로도 고생하고 있어서 엡섬솔트를 복용하고 있다면 심장 문제의 원인이 엡섬솔트에 있다고 말하는 것은 억지다. 그보다는 엡섬솔트를 복용하기는 하지만 여러 가지 다른 원인으로 인해 심장마비로 고통을 겪을 수 있다고 말하는 편이 옳다. 건강상 특별한 문제가 생겼을 때, 어떤 사람은 여전히 잘못된 치료를 탓하기보다는 다른 정상적인 것을 비난하려는 경향이 있다.

나는 40년 이상 엡섬솔트를 사용해 왔다. 하지만 간 청소를 위해 그것을 사용하는 것이 누구에게 조금이라도 해가 된 예를 본 적이 없다. 물론 다른 모든 것과 마찬가지로 엡섬솔트 역시 부주의하게 다루어서는 안 된다. 물이 생존에 필수적이기는 하지만, 너무 많이 마시면 수분 중독으로 사망할 수도 있다. 마찬가지로 우리는 산소 없이는 살 수 없지만, 공기 중 산소 농도가 정상보다 높으면 역시 그 때문에 생명을 잃을 수도 있다. 사람은 어떤 것을 자연적이고 건강하게 사용할 수도 있지만, 자살하기 위해 사용할 수도 있다.

아무튼 엡섬솔트에는 본질적으로 해로운 것이 전혀 들어 있지 않다. 온천에서 발견되는 자연 발생적인 미네랄인 이것은 마그네슘, 황, 산소로 구성되어 있으며, 그 화학식은 $MgSO_4$다. 마그네슘(Mg)은 수백 가지의 생물학적 과정에 사용되는 필수 미네랄이다. 황(S) 역시 마찬가지로 중요한 원소로, 모든 세포가 정상적인 기능을 하기 위해서는 황이 필요하다. 실제로 황은 세포와 효소의 활동에 매우 중요한 다량 영양 원소(생물이 영양분을 섭취하는 데 많이 필요한 원소) 가운데 하나다. 유기 결합된 황은 모든 단백질의 구성 원소다. 황이 없다면 우리 몸의 피부나 머리카락이나 손발톱도 만들어질 수 없고, 만성 염증이나 뇌 질환, 심장 질환으로 고통을 겪는다. 마그네슘과 황, 이 두 주요 요소는 용액 속에서 분리된다. 이는 소금을 물에 녹일 때도 쉽게 볼 수 있는 것이다. 두 가지 중 어떤 것도 건강상의 문제를 야기하지는 않는다.

올리브오일을 복용하기 어려운 경우

올리브오일에 알레르기가 있거나 마시기가 어렵다면 대신 압착해서 짜낸 포도씨유나 해바라기유를 사용할 수도 있다. 카놀라유나 콩기름 같은 가공 오일은 사용하면 안 된다. 하지만 간 청소에서 가장 효과적인 것은 엑스트라버진올리브오일이다. 간혹 정제된 콩기름 등이 섞여 있는 등급 낮은 올리브오일을 사용하면 거북한 맛 때문에 복용하기가 어려울 수 있다.

만약 이미 담낭 질환이 있거나 담낭을 제거했기 때문에 지방 성분이 포함된 것을 피하는 사람이라면 그 많은 올리브오일을 마시기가 걱정될 수도 있다. 실제로 간과 담낭에 축적된 담석 때문에 음식을 제대로 소화할 수 없는 경우라면 그런 것을 섭취하지 않는 것이 좋다. 하지만 간 청소를 위해 올리브오일 혼합 용액을 마시는 것은 평소 식사 시 지방이 함유된 식품을 섭취하는 것과는 다르다. 간 청소 과정에서 올리브오일은 담즙의 배출을 유도하여 간과 담낭에서 담석이 쉽게 빠져나오게 한다. 담즙은 매우 미끈거리는 성질을 가지고 있다. 엡섬솔트의 작용으로 담관이 확장되어 있는 상태라면 담석은 별 문제 없이 쉽게 빠져나올 수 있다. 간 청소는 몸이 지방을 소화하고 활용하는 능력을 개선해 주는 최선의 방법이다.

자몽즙을 복용하기 어려운 경우

자몽이나 오렌지에 알레르기가 있는 사람이라도 대개 레몬주스는 별 문제 없이 마신다. 그런 사람은 자몽 대신 레몬을 선택하는 것이 가장 좋다. 매우 드문 경우이기는 하지만 레몬주스를 마시면 문제가 생기는 사람도 라임주스는 별 문제 없이 마신다.

그렇지 않으면 올리브오일을 2/3컵(170그램)의 사워/타트 체리주스와 섞어 마셔도 된다. 이것도 어렵다면 사과주스와 섞어 마셔도 된다. 하지만 이런 것이 감귤류를 대신할 수는 있지만 좋은 방법은 아니다. 감귤류는 모든 과일 중에서 담즙 분비를 촉진하는 효과가 가장 탁월하다. 간 청소에서 원하는 효과도 바로 이것이다.

이미 담낭을 제거한 사람이라도 당연히 간 청소를 할 수 있다. 실제로 담낭이 없는 사람은 있는 사람에 비해 간에 더 많은 담석이 생기는 경향이 있다. 간내담석은 간이 혈액 속 독성 물질과 노폐물을 제거하는 것을 방해한다. 그로 인해 몸의 결합 조직과 지방 조직에 과도한 독성 물질이 쌓이고, 림프계가 폐색되며, 체중이 증가한다(독성 물질을 임시로 격리하기 위한 몸의 방어 작용). 그 결과 당뇨나 심장 질환, 암과 같은 여러 질병이 생긴다.

담낭이 없다면 평범한 사람에 비해 간내담관이 담석으로 막혀 있을 가능성이 높다. 따라서 첫 번째 간 청소를 할 때 많은 담석이 바로 배출되지 않을 수도 있다. 이렇게 단단히 막혀 있는 담석이 부드러워져서 배출되려면 먼저 최소한 1~2회의 간 청소를 해야 한다. 물론 담낭이 없는 사람이라도 첫 번째 간 청소 때부터 소량의 담석을 배출할 수도 있다.

담석이 순조롭게 배출되지 않거나 배출된 것이 50개 이상이 안 되면 간 청소를 다시 시작하기 전에 준비 과정을 적어도 6일 정도 더 늘려서 총 12~14일이 되게 한다. 그렇게 하면 간에서 좀 더 쉽게 담석을 배출할 수 있다. 그리고 준비 기간에 복용하는 사과주스, 사워 체리주스, 사과산, 골드코인허브 등을 번갈아 가면서 사용하는 것도 도움이 된다.

석회화된 담석을 용해하고 다시 생성되지 않게 하는 방법은 무엇일까? 나는 1995년 이후로 간 청소를 해 오면서 크기가 2센티미터가 넘는 완전히 석회화된 담석을 여러 개 배출했다. 아내는 아홉 번째 간 청소에서 크기가 적어도 그보다 두 배 정도 되는 담석을 배출했다(그림 1–13). 어떤 사람은 첫 번째 간 청소에서도 담낭에 있던 수십 개의 완전히 석회화된 담석을 배출하기도 한다.

담관을 이완하기 위해 엡섬솔트를 복용하고, 간 청소 전후로 대장을 깨끗이 비우는 등 모든 과정을 정확히 수행한다면, 이처럼 석회화되어 단단한 담석도 비교적 수월하게 배출할 수 있다. 하지만 대개 석회화된 담석 중 크기가 작은 것은 첫 번째 간 청소에서 배출될 수도 있지만, 담낭에 있는 크기가 큰 것은 좀처럼 쉽게 배출되지 않는다. 이러한 담석은 담즙보다 무거우므로 담낭의 가장 아래쪽에 가라앉아 있다. 이것은 담낭에서 비석회화된 담석이 모두 제거되지 않는 한 담낭관 쪽으로는 잘 움직이지 않는다. 확실히 석회화된 담석은 배출하기가 가장 어렵다. 어떤 경우에는 절대로 빠져나오지 않기도 한다.

여러 차례의 간 청소에도 불구하고 이렇게 석회화된 담석이 배출되지 않는다 할지라도 담낭 안에 남아 있는 그것의 수가 많지 않고 간내담관이 깨끗이 비워졌다면 크게 걱정할 것은 없다. 이미 앞에서도 언급했듯이 담낭에 담석이 있는 사람의 80퍼센트는 아무런 이상 증상을 느끼지 못하며, 담도 결석으로 고통을 겪을 가능성도 그리 크지 않다.

수년간 담낭 벽이 약해져 담즙 배출계수(담즙을 배출하는 비율)가 낮아진 이들이 있다. 이들에게 석회화된 담석을 담낭에서 배출하는 것은 매우 어렵다. 이들이 배출할 수 있는 담석은 간내담관에 박혀 있는 것뿐이다. 물론 간내담관을 담석이 막고 있으면 간이 혈액 내의 독소를 적절하게 제거할 수 없다. 따라서 막힌 간내담관을 뚫어 주는 것이 매우 중요하다. 또한 이런 사람이라도 간과 담낭을 수차례 청소하다 보면 담즙 배출계수가 서서히 개선되기도 한다.

간과 담낭 청소와 함께 신장결석, 담석, 혈관 플라크, 전립선, 유선 등에 칼슘이 축적되는 것을 줄여 주는 식품을 섭취하는 것도 도움이 된다. 그런 것으로는 비트주스, 레몬주스, 아스파라거스, 생강, 카엔페퍼(고추의 일종) 등이 있다. 하루에 유기농 커피 한 잔 정도 마시는 것도 좋다(커피를 마시면 담낭의 수축을 유도하고 그로 인해 담석 형성을 막는 효과가 있다. 그렇다고 커피에 의존하기보다는 담낭을 청소하고 음식물에 포함된 지방이나 오일로 담낭 수축을 유도하는 것이 가장 좋은 방법이다. 커피를 마시더라도 하루에 한 잔 이상은 마시지 않도록 한다).

'좋은 콜레스테롤'이라고 알려진 고밀도 리포단백질은 자연스럽게 석회화를 방지한다. 따라서 이러한 단백질 수치를 증가시키는 식품을 먹는 것은 매우 큰 효과가 있다. 천연의 코코넛오일, 올리브오일 같은 것은 고밀도 리포단백질 수치를 증가시키는 효과가 있다. 하지만 트랜스지방이 많이 들어 있는 튀긴 음식이나 저가의 식물성 경화유는 이 수치를 감소시키고 플라크를 생성시킬 수 있다.

동물성 단백질과 정제 설탕은 뼈와 치아에서 칼슘을 침출시킨다. 이로 인해 관절에 무기물이 쌓이거나 신장결석과 석회화된 담석이 생긴다.

칼슘 보충제는 단연코 석회화의 가장 큰 주범이므로 누구라도 이것을 섭취해서는 안 된다. 대신 참깨, 아몬드, 호두, 치아시드, 케일 같은 잎채소를 비롯하여 브로콜리, 생두, 콩, 무화과, 살구 같은 유기물 형태의 칸슘과 이온화된 칼슘이 풍부한 식품을 섭취하는 것이 좋다.

대부분의 가공식품에는 인산칼슘이나 탄산칼슘과 같이 금속 상태의 칼슘이 들어 있다. 이것은 여러 가지 식품 보충제에도 충전제로 들어 있다. 석회화는 정신적, 육체적으로 쇠약하게 하는 가장 큰 주범이다. 그러므로 가공식품이나 칼슘 보충제는 가능한 한 반드시 피하는 것이 좋다.

최소한 3~4개월간 하루에 한두 개의 레몬이나 라임으로 즙을 내어 마시면 석회화된 담석의 크기를 줄이는 데 도움이 된다. 캐모마일차도 효과가 느리기는 하지만 담석을 용해하는 데 좋다.

두통과 메스꺼움

간 청소를 하고 난 다음 날 두통이나 메스꺼움을 느낀다면 이는 대개 관련 지침을 정확하게 따르지 않았기 때문이다. 특히 간 청소 전후로 대장을 깨끗이 비우라는 지침을 따르지 않았다면 그런 증상이 나타날 수 있다.

자주 나타나는 것은 아니지만 간 청소를 끝내고 난 이후에도 담석이 이동하는 경우가 있다. 이러한 담석에서 배출된 일부 독성 물질이 순환계로 들어가서 불편함을 느끼게 할 수 있다. 그런 경우에는 불편함이 사라질 때까지 날마다 120~170그램의 사과주스나 60~80그램의 사워 체리주스를 마시면 괜찮다. 이에 더해 뒤늦게 배출되는 담석을 제거하기 위해 장 청소를 반복할 필요도 있다.

제5장에서 설명하는 방법대로 이온화된 물을 마셔 조직을 청소하는 것도 순환하고 있는 독소를 제거하는 데 좋다. 신선한 생강을 따뜻한 물과 함께 보온병에 담아 두고서 마시면 메스꺼움이 빠르게 사라진다. 염산베타인 같은 염산 보충제나 알로에베라주스를 큰 스푼으로 하나 정도 복용하는 것도 괜찮다. 캐모마일차를 하루에 두세 잔씩 마시는 것도 소화 기관과 신경계를 진정하는 데 이롭다. 캐모마일차는 석회화된 담석

을 분해하는 데도 도움이 된다.

어떤 사람은 밤이나 이른 아침에 메스꺼움을 느끼기도 한다. 이것은 아마도 간과 담낭에서 담석과 독성 물질이 갑자기 강하게 배출되면서 일부 오일 혼합 용액이 위장으로 역류했기 때문일 것이다. 특히 간 청소 직전에 대장을 깨끗이 비우지 않았을 때 이러한 현상이 나타난다. 하지만 대개는 만성적으로 위장에 위산이 부족하고 이로 인하여 식도괄약근이 열리면서 위의 내용물이 역류할 때 메스꺼움을 느낀다.

메스꺼움은 보통 아침이 지나면 잦아든다. 하지만 그 정도가 참기 힘들고 현기증이 나거나 토할 것 같다면 염산베타인을 한 정 복용하거나 알로에베라주스를 30밀리리터가량 마신다. 그러면 식도괄약근이 빠르게 닫히고 메스꺼움이 진정된다. 티스푼으로 두 스푼 정도의 사과식초를 30밀리리터의 물과 함께 마시는 것도 효과가 있다.

나는 약 15년 전에 12회의 간 청소를 했다. 그중 한 번은 매우 괴로운 밤을 보내고 나서 오일 혼합 용액을 모두 토해 냈다. 하지만 그 간 청소 역시 다른 때와 마찬가지로 성공적이었다. 내가 오일 혼합 용액을 토해 낼 때 오일은 이미 담석 배출을 촉진하는 역할을 완수한 상태였다. 만일 같은 일이 발생하더라도 단지 하룻밤만 불편하면 괜찮아진다는 사실을 명심하기 바란다. 일반적으로 담낭 제거 수술을 받고 나서 회복하는 데는 몇 주에서 몇 개월이 걸린다. 수술이 끝나고 나서도 담석통이 사라지지 않는 경우도 많다.

올리브오일과 엡섬솔트 복용량을 줄여야 하는 경우

체구가 너무 작거나 체중이 건강한 어린이 정도밖에 안 되는 성인에게는 정상적인 양의 올리브오일이 너무 많다. 그래서 구역질이 심하게 날 수도 있다. 그런 경우에는 올리브오일과 감귤류 주스와 엡섬솔트의 양을 2/3에서 절반 정도로 줄이는 것이 좋다. 그렇게 하더라도 충분한 효과를 볼 수 있으며, 간 청소를 좀 더 편안하게 느낄 것이다.

간 청소에서 원하는 결과가 나오지 않을 경우

비록 드문 일이기는 하지만 간 청소에서 원하는 결과가 나오지 않을 수도 있다. 그 주요 원인과 해결책을 살펴보면 다음과 같다.

─담석의 구조가 매우 단단하여 간내담관의 폐색이 너무 심하면 간 청소의 효과가 나타나지 않을 수 있다. 이런 경우 사과주스나 체리주스 등에 들어 있는 사과산이 첫 번째 간 청소를 하는 동안 담석을 충분히 부드럽게 만들기가 어렵다. 때로는 두세 번 간 청소를 해야 비로소 담석이 배출되기도 한다. 이때 담석 분쇄기라고도 불리는 찬카 피에드라 허브가 도움이 될 수 있다. 특히 담낭에 석회화된 담석이 있을 경우에 사용하면 좋다.

또 다른 방법으로는 실제 간 청소를 하기 일주일 전부터 아침 식사 전 15~30분 무렵에 희석하지 않은 무가당 레몬주스를 큰 스푼으로 세 스푼 정도 마시는 것이 있다. 이렇게 하면 담낭을 자극하여 간 청소를 하기에 좀 더 좋은 상태가 된다. 몸 안의 석회화를 감소시키기 위해 장기간 복용할 수도 있다.

캐모마일차를 하루에 두세 잔씩 마시는 것도 석회화된 담석을 용해하는 데 좋다. 따뜻하게 데운 사과식초를 천에 적신 다음 간과 담낭이 있는 부분의 배에 얹어 놓고 20~30분간 누워 있는 방법도 있다. 어떤 사람은 사과식초 대신 피마자유를 사용하여 더 좋은 효과를 보기도 한다.

—간 청소 방법을 정확하게 지키지 않았기 때문일 수도 있다. 준비 과정에서 한 가지라도 누락하거나, 복용량이나 시간을 정확하게 지키지 않는다면 완벽한 결과를 얻기 어렵다.

—대장을 깨끗이 비우지 않으면 효과가 나타나지 않는다. 이런 경우에는 대장에서 노폐물과 가스가 역류하여 적절한 양의 담즙이 분비되지 못한다. 이 때문에 오일 혼합 용액이 쉽게 흘러내려 가지 못한다. 변비가 매우 심한 사람이라면 간 청소를 하는 동안 담낭이 거의 열리지 않는다. 가장 이상적인 것은 실제 간 청소를 하는 당일에 대장을 청소하는 것이다.

—담즙의 배출계수가 너무 낮아도 축적된 담석을 제거하는 데 어려움이 따른다. 또한 담낭에는 간에서 만들어진 담즙이 들어갈 공간이 충분하지 않을 수 있다. 이것은 매우 곤란한 상황이지만, 인내심을 가지고 계속 시도한다면 담즙의 배출계수가 크게 개선될 수 있다. 내게 결과를 알려 준 많은 이들도 이런 문제를 가지고 있었지만 끈기 있게 시도하여 성공을 거두었다.

간 청소를 준비하다가 중단하는 경우

간 청소를 준비하다가 감기 등에 걸려 중단하게 되더라도 너무 염려하지 않아도 된다. 사과산은 담석을 부드럽게 만들고 크기가 큰 담석을 잘게 부수는 효과가 있다. 그뿐만 아니라 간에서 독성 물질을 제거하는 데도 도움이 된다. 따라서 다시 간 청소를 준비한다면 앞서 진행한 과정이 일을 더 수월하게 만들어 준다. 실제 간 청소를 하루 이틀 정도 늦추어야 한다면 늘어난 기간만큼 사과주스나 체리주스를 계속 마시면 된다.

담석통이 생겼을 때 대처하는 방법

담석통이 생겼을 때 곧바로 담낭 제거 수술을 받는 것 말고 다른 방법이 있는지 자주 질문을 받는다. 대부분 담석통은 석회화된 담석이 담낭을 빠져나와 담낭관이나 총담관, 췌관, 바터팽대부를 건드리는 경우에 발생한다.

담석이 있으면 담낭 안의 담즙에 의해 염증이 생기는 상황인 급성 담낭염이나, 장내 미생물에 의한 2차 감염이 일어날 수 있다. 담도계의 다른 부분에 담석이 있으면 담관의 폐색을 초래하여 상행성 담관염이나 췌장염 같은 심각한 증상이 나타날 수 있다. 이 두 가지는 모두 생명을 위협하는 질환으로 여겨지므로 의학적으로 보면 응급 상황에 해당한다.

우선 담석통이 발생했다고 해서 꼭 수술을 받아야만 하는 것은 아니다. 염증이 매우 심각하거나 구멍이 뚫렸다거나 기능을 완전히 상실한 경우가 아니라면 이처럼 중요한 장기를 함부로 제거하지 않기를 바란다. 내가 아는 한 담낭을 제거하더라도 담석통이 사라지는 일은 별로 없다. 여전히 소화 장애를 겪으면서 체중이 증가하고 암에 걸릴 가능성을 안고 있다.

많은 경우 몸속 어느 곳에 걸린 담석은 자연스럽게 빠져나간다. 나는 12회의 간 청소를 통해 담석을 모두 제거하기까지 담석통으로 40차례 이상 고통을 겪었다. 어떤 때는 통증이 3주 이상 지속되기도 했다. 하지만 언제나 담석은 저절로 빠져나갔다. 첫 번째 간 청소를 한 이후로는 담석통으로 고생한 적이 한 번도 없었다. 만약 담석통으로 자주 고통을 겪는 사람이라면 내 경험이 답이 될 것이다.

하지만 간과 담낭에 담석이 조금이라도 남아 있다면 기름진 음식, 달갈, 육류, 생선, 기타 동물성 단백질이 포함된 식사를 한 뒤 담석통이 발생할 가능성은 여전히 존재한다. 이런 가능성을 막으려면 식단과 생활 습관을 건강하게 바꾸는 것이 무엇보다도 중요하다.

내가 지금 알고 있는 것을 과거에도 알았다면 일련의 고통을 겪지 않았을 것이다. 아래에서 나는 담석통을 그치게 하는 방법을 제시했다. 수많은 이들이 이 방법으로 효과를 보았다. 담석통이 사라졌다면 일주일 정도 기다린 다음 곧바로 간과 담낭 청소를 준비하기 바란다. 본 장에서 설명한 간 청소 지침을 정확히 지키고, 특히 간 청소 전후로 대장을 깨끗이 비워야 한다는 점을 꼭 유념해야 한다.

기름지거나 동물성 단백질이 많은 음식을 섭취하고 담석통이 발생했다면 15그램짜리 큰 스푼으로 한 스푼의 엡섬솔트를 240밀리리터의 물에 타서 공복에 마신다. 그런 다음 따뜻한 사과식초로 적신 손수건을 배 위에 올려놓고 검지, 중지, 약지 발가락을 세게 마사지하면 담석통이 즉각 사라진다.

앞에서도 언급했듯이 엡섬솔트가 담관과 바터팽대부를 이완하고 확장한다는 사실은 과학적으로 증명되었다. 그 결과 몸속 어느 곳에 걸려 있던 담석은 담관을 빠져나와 소장을 통해 배출된다. 위의 방법대로 한 사람은 모두 담석통이 그쳤다. 그들은 또한 급성 췌장염을 예방하고 담낭 제거 수술도 받지 않았는데, 이는 전혀 놀라운 일이 아니다.

위에서 제시한 방법 외에도 한 컵(180밀리리터) 정도의 비트주스를 서너 끼의 식사 중간에 마시는 것도 통증을 그치게 하는 데 도움이 된다. 많은 이들이 비트주스를 마시는 것만으로도 담석이 빠져나가는 효과를 보았다.

새로운 담석통이 나타나는 것을 예방하거나 이미 나타난 통증을 완화하려면 강판에 간 비트를 큰 스푼(15그램)으로 두세 스푼 아침과 점심식사 전에 먹거나 샐러드로 먹으면 효과가 있다. 여기에 1/4티스푼의 레몬주스와 강황, 큰 스푼으로 한두 스푼의 올리브오일을 첨가해도 된다. 이것을 통증이나 불편함이 사라질 때까지 날마다 먹는다.

담석통이 사라지고 나서 적어도 3일간은 절대로 달걀, 육류, 해산물, 가금류, 우유, 치즈, 자몽, 오렌지, 옥수수, 콩, 견과류, 알코올, 설탕, 페이스트리, 경화유 등을 섭취해서는 안 된다. 대신에 익힌 야채, 샐러드, 코코넛오일이나 올리브오일, 소량의 버터, 자몽과 오렌지를 제외한 과일은 괜찮다. 또한 절대로 과식해서는 안 된다.

해마다 수많은 이들이 담석통으로 고통을 겪는다. 이것을 유발하는 요인은 여러 가지가 있다. 내 경우에는 무거운 물건을 들어 올리다가, 혹은 스트레칭을 하다가 일부 담석이 빠져 나올 만한 압력이 담낭에 가해지는 바람에 담석통이 생기기도 했다. 어떤 경우에는 담낭을 자극하는 오렌지주스를 마시고 담석통이 생기기도 한다. 하지만 대부분의 담석통은 단백질 함량이 높은 식품(육류, 생선, 닭고기, 돼지고기, 햄 등), 튀기거나 볶은 음식, 많은 양의 버터, 크림, 아이스크림, 초콜릿, 많은 양의 견과류, 우유, 치즈, 감자칩, 과자 등을 먹었을 때 생긴다. 그중에서도 담석통을 가장 많이 일으키는 것은 달걀이다. 어떤 종류의 음식이든 과식을 하는 것 역시 통증을 유발한다.

담석이나 담즙 찌꺼기로 인해 췌장염이 발생하고, 앞에서 제시한 방법대로 해서 염증이 멈추었다면 재발을 막기 위해 여러 번의 간 청소를 하는 것이 좋다. 이미 담낭을 제거한 사람이라면 간 청소를 하는 것은 더 더욱 중요하다. 외과적 수술로 담낭을 제거하는 것은 간내담관이 폐색되어 있는 진짜 원인을 해결하는 길이 아님을 명심하기 바란다.

어린이도 간 청소를 해야 하는가?

어른과 마찬가지로 어린이에게도 담석이 생길 수 있다는 사실은 점점 명확해지고 있다. 어린이와 성인 할 것 없이 누구든 예방 접종이나 항생제를 비롯한 의약품에 항상 노출되어 있고, 평상시에 탄산음료나 햄버거 같은 음식을 즐겨 먹고, 저지방 식품과 정제 설탕과 정크푸드를 섭취하면 간과 담낭에 담석이 생길 수 있다.

많은 어린이가 건강식품인 양 알려진 아침 식사용 시리얼을 포함하여 그들이 먹고 마시는 것에 그야말로 중독되어 있다. 따라서 오늘날 그들이 벌써부터 수많은 담석을 간 속에 쌓아 두고 있는 것은 그리 놀라운 사실이 아니다. 그들의 몸속에 담석이 늘어날수록 어릴 때부터 심각한 질병으로 고통을 겪으리라는 것은 불을 보듯 뻔한 일이다. 나 역시 동물성 단백질이 풍부한 식품을 섭취한 결과 여섯 살이 되기도 전에 담석이 생겼다. 여덟 살 무렵에는 심신을 쇠약하게 하는 질병을 겪었다.

어린이도 열 살이 지나면 간 청소를 할 수 있다. 하지만 이것에 사용하는 사과주스, 사워 체리주스, 엡섬솔트, 올리브오일 등을 절반만 복용해야 한다. 열여섯 살이 넘은 청소년이라면 체구가 너무 작지만 않다면 성인과 같은 용량을 복용할 수 있다.

넛붙여서 어린이라면 준비 기간의 6일째에 하는 것을 1시간에서 1시간 30분 정도 앞당겨서 실시하는 것이 좋다. 즉 점심 식사를 정오 무렵에 마치고 첫 번째 엡섬솔트 용액은 오후 4시 30분~5시에, 오일 혼합 용액은 저녁 8시 30분~9시에 복용하는 것이다. 7일째에는 성인과 동일하게 하면 된다.

어떤 엄마는 열 살이 채 되지 않은 자녀에게 간 청소를 시키기도 한다. 한 중국인 여성은 여러 질환으로 고통을 겪고 있는 네 살, 여섯 살짜리 자녀에게 수차례 간 청소를 하게 하여 많은 담석이 나오게 했다. 하지만 대부분의 부모는 어린 나이의 자녀에게 그렇게 하는 것을 쉽게 상상하지 못한다. 네 살이 넘으면 간 청소를 한다고 해서 해로운 것은 없다. 하지만 나라면 아이가 정말로 원하는 것이 아닌 한 그렇게 어린 나이의 아이에게는 권하지 않을 것이다. 어린이가 간 청소를 할 수 있으려면 그것에 집중할 수 있어야 하고, 필요한 모든 과정을 기꺼이 따를 마음의 준비가 되어 있어야 한다.

제5장

간에 담석이
생기지 않게 하는 방법

일련의 간 청소를 통하여 모든 담석을 말끔히 제거했다면 앞으로 재발하지 않게 해야 한다. 이를 위해 쉽게 할 수 있는 건강 수칙을 소개한다.

1년에 두 번씩 간 청소를 하라

1년에 한두 번은 꼭 간 청소를 하기를 강력하게 권한다. 이것은 계절이 바뀔 때 하는 것이 좋다. 다만 보름달이 뜨는 날은 피하기 바란다. 환절기에는 우리 몸에서도 생리적인 변화가 일어난다. 코감기나 독감이 유행하는 것을 보아도 알 수 있듯이 이때 몸은 축적된 독소와 노폐물을 배출하려는 경향이 강해지며, 면역 체계도 자연스럽게 약해진다. 따라서 이때 간 청소를 하면 스스로 건강을 유지하려는 몸의 노력에 큰 힘을 보태는 것이 된다.

여러 가지 요인으로 인해 자극받고 꽉 막혀 있는 대장은 해로운 노폐물을 생산하는 세균의 훌륭한 번식장이 된다. 이 장내 세균은 생명 활동의 부산물로 독성 물질을 만들어 낸다. 이 독성 물질의 일부는 혈액으로 침투하여 곧장 간으로 간다. 간세포가 독성 물질에 지속적으로 노출되면 그 기능에 문제가 생기고 담즙 분비량이 줄어든다. 이것은 다시 심각한 소화 장애를 불러일으킨다.

가공을 많이 하여 대부분의 영양소와 천연 섬유질이 파괴된 식품을 섭취하면 몸은 그것을 소화하지 못한 상태로 놓아두는 것 외에는 선택의 여지가 없다. 가공식품은 대개 건조하거나 단단하거나 끈적거리는 형태로 만들어진다. 이 때문에 장을 빠져나가는 것이 수월하지가 않다.

일반적으로 대장을 둘러싸고 있는 근육은 섬유질이 풍부하고 부피가 큰 배설물은 쉽게 밀어낼 수 있지만, 섬유질이 전혀 없고 끈적거리는 배설물은 여간해서는 그러기가 쉽지 않다. 배설물이 대장에 너무 오래 머물러 있으면 점점 단단하고 건조해진다. 이것이 문제의 전부라면 그저 변비만 걱정하면 된다. 이는 완하제 한 알이면 해결될 수도 있다. 하지만 모두 잘 알다시피 이것이 전부가 아니라는 데 문제가 있다. 끈적끈적한 배설물이 대장 벽에 달라붙으면 생화학적인 변화를 거쳐 다음과 같은 작용을 한다.

―발효하거나 부패하여 기생충과 병원균의 서식처가 되거나, 독성 화학 물질의 저장 창고가 된다. 이것은 혈액과 림프액을 오염하여 몸 전체를 중독

시킬 수도 있다.

—대장이 배설물로부터 수분과 영양소를 흡수하지 못하도록 차단막의 역할
을 한다.

—대장의 연동 운동을 제한하여 배설물 배출을 어렵게 만든다.

우리 몸에 끈적끈적한 것이 달라붙어 있으면 얼마나 움직이기가 불편
하겠는가? 대장은 각종 미네랄과 수분을 흡수한다. 대장 내벽의 막이 점
액성 플라크로 막혀 있다면 일부 비타민을 비롯한 미네랄을 제대로 흡
수할 수 없다. 대장의 폐색은 영양 결핍과 탈수증을 유발할 수 있다. 실
제로 건강과 관련한 대부분의 문제는 어떤 것이 결핍되었을 때 생긴다.
대부분의 질환은 몸의 어느 곳에 영양분이, 특히 미네랄이 부족할 때 발
생한다. 다음은 간 청소와 병용할 수 있는 두 가지 장 청소법이다.

—장 세척을 통하여 장을 깨끗하게 하는 것은 대장에서 만들어진 독성 물질
로부터 간을 보호하는 효과적인 방법 중 하나다. 30~50분 정도 걸리는
세척 과정을 통하여 대장 속에 몇 년 동안이나 쌓여 있었을지도 모를 많은
노폐물을 제거할 수 있다. 장 세척을 하는 동안 치료사는 환자를 안락하게
하면서 3~6리터의 생리식염수나 증류수를 사용한다. 복부를 부드럽게
마사지하면 오랫동안 붙어 있던 점액성 배설물이 느슨해지면서 대장 벽에
서 떨어져 나와 물과 함께 배출된다. 장 세척은 대장을 깨끗하게 하는 안
전하고 위생적인 방법이다.

—항문을 통하여 직장에 증류수를 주입해서 장을 청소하는 관장은 수천 년
전부터 이용된 방법이다. 주입하는 증류수의 양이 증가하면 대장의 아랫

부분이 빠르게 팽창하여 경련을 동반한 연동 운동이 일어나면서 장내에 있는 것이 배출된다. 관장에 능숙한 사람은 대장의 깊숙한 곳까지 증류수를 주입하여 깔끔하게 장을 청소할 수 있다. 관장은 어떤 완하제보다도 신속하고 확실하게 장을 비워 주는 효과적인 방법이다.

관장은 이른 아침에 대변을 보고 난 직후에 하는 것이 가장 좋다. 이때는 대장의 안쪽까지 증류수를 주입하는 것이 수월해지기 때문이다. 하지만 이 시간에 관장을 하는 것이 곤란하다면 늦은 오후(오후 5시 30분 이전)에 하는 것도 괜찮다. 만성적인 변비가 있다면 관장을 실시하기 전날 밤에 완하제나 엡섬솔트를 복용하는 것도 좋다.

지침대로 정확하게만 한다면 관장은 매우 안전한 장 청소법이다. 관장을 너무 자주 하면 직장의 근육이 원래의 위치에서 벗어날 가능성도 있다. 하지만 대개 직장 근육은 사용하면 사용할수록 더 강해진다. 다시 말해서 관장을 한다고 해서 대장과 직장이 약해지는 것은 아니라는 뜻이다.

신장을 깨끗하게 하라

간에 담석이 있다든지 기타 여러 가지 이유로 신장이나 방광에 결석이 생기면 신장을 청소해야 한다. 신장은 혈액 속의 노폐물을 걸러 내는 매우 섬세한 기관이다. 이것은 수분 부족, 잘못된 식습관, 소화 장애, 스트레스, 불규칙한 생활 습관 등으로 쉽게 막힐 수 있다.

신장에 폐색이 생기는 주된 원인은 결석이다. 하지만 신장에 생기는 대부분의 결석은 크기가 너무 작아서 초음파나 엑스레이 같은 것으로도 쉽게 발견되지 않는다. 이러한 결석을 보통 '침묵의 돌'이라고 하는데, 얼핏 별 증세를 일으키지 않는 것으로 보인다. 하지만 작은 결석의 크기가 커지면 신장에 엄청난 고통과 손상을 주고 몸 전체에 심각한 영향을 미친다.

미국에서는 해마다 대략 100만 명이 신장결석 진단을 받는다고 한다. 만약 한 번이라도 이것이 발병한 적이 있고 재발 방지법을 제대로 알지 못한다면 다시 생길 가능성은 70~80퍼센트에 이른다.

신장결석은 몸이 칼슘을 비롯한 여러 물질을 제대로 흡수하거나 제거하지 못할 때 나타난다. 가장 흔하게 나타나는 결석은 수산칼슘 결석, 스트루바이트 결석, 요산 결석, 아미노산 결석(시스틴 결석), 인산염 결석이다. 대부분의 신장결석은 여러 형태의 결정이 혼합되어 있다. 그중에서 두드러지게 높은 비율을 차지하는 결석을 조사해 보면 근본적인 원인을 파악할 수 있다. 예컨대 탄산음료처럼 액상 과당이 들어 있는 식품을 많이 섭취하면 종종 요산 결석이 나타난다.

신장결석의 크기는 모래알만 한 것부터 골프공만 한 것까지 매우 다양하다. 표면이 울퉁불퉁하고 면도날처럼 날카로운 결석이 신장이나 요관의 내부에서 움직이면 요로에 심각한 상처를 내어 극심한 통증을 유발한다.

사실 대부분의 신장결석은 스스로 잘 움직이지만, 어떤 것은 크기가 너무 커서 그러지 못할 수도 있다. 어떤 경우든 작은 결석은 모두 용해하고 큰 결석은 그 울퉁불퉁한 표면을 갈아 내어 통증을 일으키지 않고 잘 움직이게 하려면 신장을 청소하는 것이 좋다.

2011년 9월 『하버드 건강지 *Harvard Health Publications*』에 실린 「신

장결석이 생기지 않게 하는 여섯 가지 방법」이라는 글에 의하면 만성적인 간내담관 폐색 외에 신장결석이 생기는 가장 일반적인 근본 원인으로는 다음과 같은 것이 있다. 아래의 설명은 기사에서 말하는 요점에 내 견해를 추가한 것이다.

수분 부족

신장결석이 생기는 가장 큰 원인은 충분한 양의 물을 마시지 않는 것이다. 수분이 부족하면 소변의 미네랄 농도가 증가하여 결석이 생길 수 있다. 또한 물 대신 알코올, 커피, 홍차, 청량음료 등을 많이 마시면 만성적인 수분 부족 상태를 야기하여 역시 신장결석이 생길 수 있다.

신장결석이 생길 위험이 있는지 알아보는 간단한 방법으로는 소변의 색깔을 확인하는 것이다. 종합 비타민제나 비타민 B군을 복용하고 있지 않음에도 소변이 진한 노란색을 띠면 신장결석이 생길 위험이 높다. 따라서 소변이 연한 노란색인지 늘 확인하는 것이 중요하다. 하루에 적어도 여섯 잔에서 여덟 잔의 물을 마셔야 이런 상태를 유지할 수 있다. 날씨가 덥거나 운동할 때처럼 육체적 활동이 많은 경우에는 더 많은 물을 마셔야 한다.

마그네슘 결핍

마그네슘은 칼슘 흡수와 동화를 비롯하여 몸 안에서 일어나는 약 300 가지의 생화학 반응을 조절한다. 신장결석 생성은 이것의 결핍과도 깊은 연관이 있는 것으로 알려져 있다. 심지어 마그네슘이 부족한 상태에서 정상적인 양의 칼슘을 섭취하는 경우에도 과잉 칼슘에 의해 신장결석, 담석, 암이 생길 수 있다. 마그네슘은 칼슘이 수산염과 결합하는 것을 가로막음으로써 신장결석의 생성을 방지한다.

마그네슘과 칼슘의 균형을 유지하려면 케일, 시금치, 근대 같은 잎채소를 비롯하여 아보카도, 아몬드, 호박씨, 치아시드, 해바라기씨, 참깨 등을 섭취하는 것이 가장 좋다. 일반적인 서구식 식생활은 마그네슘 결핍을 초래하는 확실한 길이다. 하지만 모든 미네랄을 소화하고 흡수하는 데는 담즙이 필요하다. 따라서 균형 잡힌 식습관과 함께 간과 담낭이 정상적인 기능을 수행하게 하는 것이 중요하다.

만약 마그네슘 보충제를 통해 문제를 해결하려고 한다면 그것은 참으로 오산이다. 마그네슘이 몸 안에서 정상적인 기능을 수행하려면 두 배로 많은 양의 칼슘이 있어야 한다. 하지만 이 요구 조건을 충족시키기 위해 칼슘 보충제를 추가로 복용한다면 신장을 비롯하여 몸의 여러 곳에서 석회화가 진행되는 엄청난 역효과가 나타날 수 있다.

몸에서 미네랄의 균형을 유지하려면 자연의 음식물과 깨끗한 간을 근간으로 삼아야 한다. 그렇지 않으면 신장결석, 담석, 암, 심장병, 당뇨, 골다공증, 부정맥, 주의력 결핍 장애, 자폐증, 알츠하이머, 다발성 경화증, 갱년기 증후군, 수전증, 우울증 등을 비롯한 수많은 질병이 나타날 것이다. 마그네슘이 통상적인 질병을 예방하는 중요한 역할을 한다는 것을 증명하는 연구물은 내가 아는 것만 해도 약 300편이 넘는다.

설탕 섭취

설탕이 많이 들어간 식품을 섭취한다면 신장결석이 없는 건강한 신장은 기대할 수 없다. 설탕은 칼슘과 마그네슘 흡수를 방해함으로써 미네랄의 균형을 무너뜨린다. 또한 설탕은 혈중 요산 수치를 증가시켜 혈관 벽에 손상을 입히고, 요산결석을 만들어 낸다. 이처럼 건강에 해로운 설탕이 들어 있는 식품과 음료를 섭취하면 5~6세밖에 안 된 어린이에게서도 신장결석과 석회화된 담석이 생겨난다. 탄산음료를 많이 마시면 수산칼슘 결석이 생길 가능성이 높다. 또한 설탕은 신장 비대증을 비롯하여 신장 기능의 손상을 초래한다.

운동 부족

규칙적으로 몸을 움직이지 않으면 신장결석이 생길 가능성이 높다. 주로 앉아서만 생활하는 경우에는 뼈에서 더 많은 칼슘이 배출되어 혈액 속으로 들어가고 혈압을 상승시킨다. 이 두 가지 요인은 모두 결석 형성에 영향을 준다. 만약 병석에 누워 있어서 하루 종일 움직일 수 없는 경우라면 상황은 더욱 심각하다.

칼슘 보충제, 칼슘 함량이 낮은 식품, 동물성 단백질

오늘날 대부분의 의사들은 신장결석 환자에게 칼슘이 신장결석을 만들어 내는 주요 원인이므로 그것이 풍부한 식품은 피하라고 조언한다. 하지만 과학적인 연구는 이들의 의학적 권고와는 상충되는 결과를 보여 준다. 실제로 칼슘이 풍부한 식품을 피하면 좋은 점보다는 해로운 점이 더 많다. 하버드 공중보건대학이 4만 5000명의 남성들을 대상으로 수행한 연구에 따르면 칼슘이 풍부한 식품을 섭취한 남성에게서 신장결석이 발생할 위험은 칼슘 함량이 낮은 식품을 섭취한 남성에 비해 1/3밖에 되지 않았다. 이 연구에서는 또한 동물성 단백질 섭취가 신장결석이 생길 위험과 직접적인 연관이 있다는 사실도 함께 밝혀졌다.

식품에 함유된 칼슘은 장내에서 수산염과 결합한다. 이로써 이 두 가지 미네랄은 혈액에 흡수되어 신장으로 들어가지 않는다. 이와는 반대로 칼슘 함량이 낮은 식품을 섭취하는 경우에는 결합되지 않은 많은 양의 수산염이 신장으로 들어가고 거기에서 칼슘과 결합한다. 그리하여 수산칼슘 결정과 결석이 생겨난다. 달리 말하면 의사의 권고는 오히려 신장을 망가뜨리는 길이다.

칼슘 보충제 섭취는 신장결석, 담석, 골다공증, 암을 비롯한 수많은 질병 발생의 위험을 증가시킨다. 다시 한 번 강조하자면 칼슘 보충제가 신장결석의 발생 위험을 20퍼센트나 증가시킨다는 사실이 연구 결과를 통해 명확하게 밝혀졌다. 그럼에도 아직도 많은 의사가 골다공증 환자에게 칼슘 보충제를 권한다. 반면 위 연구에서는 다음과 같은 결론을 내렸다. "식품을 통해 많은 양의 칼슘을 섭취하는 것은 신장결석의 위험을 낮춘다." 대부분의 식품 보충제에 들어 있는 금속성의 칼슘과, 가공하지 않은 자연 상태의 식품에서 발견되는 이온화된 칼슘 사이에는 분명한 차이가 있다. 따라서 이와 같은 결과가 나오는 것은 매우 타당하다고 할 수 있다.

하지만 우유나 치즈는 피해야 한다는 점을 유념하기 바란다. 여기에는 우유 단백질인 카제인에 둘러싸인 이온화되지 않은 칼슘이 들어 있다. 두 식품은 소의 육중하고 커다란 뼈에 맞지 인간의 연약한 뼈에는 맞지 않다. 버터를 제외한 유제품에는 인의 함량이 높아서 우유 속에 들어 있는 칼슘이 인간의 몸에서 사용되는 것을 더욱 어렵게 만든다.

발효되지 않은 콩

콩이나 콩으로 만든 식품을 즐겨 먹는 사람은 신장결석에 걸릴 가능성이 높다. 콩에는 수산염이 많이 들어 있다. 이것이 신장에서 칼슘과 결합하여 신장결석을 만들어 낼 수 있다.

게다가 두유, 콩고기, 두부와 같이 발효되지 않은 콩에는 항영양소와 유사 에스트로겐 화학 물질의 함량이 높다. 따라서 이러한 식품은 위험하다. 이와 같은 사실은 대규모의 연구를 통해 확인되었다. 조지프 메르콜라 Joseph Mercola 박사가 2011년 12월에 발표한 「의사의 경고: 콩을 먹으면 5년은 더 늙어 보인다」에는 콩으로 만든 식품의 부작용에 관한 과학적인 정보가 잘 정리되어 있다.

콩의 장점이나 악영향에 대해서 연구하는 과학자들이 아직까지도 발효된 콩과 그렇지 않은 콩을 구분하지 않는다거나, 두 가지가 거의 같다고 추정하는 것은 정말로 이상하다. 적절하게 발효된 콩과 그렇지 않은 콩은 몸 안에서 완전히 다른 생화학적 반응을 일으킨다.

다른 대부분의 발효 식품과 마찬가지로 발효된 콩은 소량만 섭취하더라도 장내 미생물군이 정상적으로 회복되는 데 도움이 된다. 면역 체계의 핵심은 장내 미생물군이 적절한 균형을 이루는 것이다. 발효 식품에 들어 있는 이로운 미생물은 모든 종류의 암에 대하여 뛰어난 항암 효과를 발휘한다.

일본인들은 전통적으로 마치 품질 좋은 와인처럼 콩을 몇 년씩 발효시킨 다음 식탁에 올린다. 인도네시아의 템페나 일본의 낫토처럼 콩을 발효시킨 식품은 몸에서 쉽게 흡수되고 영양분도 풍부하다.

이온수를 자주 마셔라

따뜻한 이온수를 조금씩 마시면 몸 안의 모든 조직을 청소하는 탁월한 효과가 있다. 이온수는 몸 전체의 독성 효과를 감소시키고, 순환 기능을 개선하며, 담즙의 균형을 가져온다. 15~20분 정도 물을 끓이면 1만개 정도씩 뭉치어 있던 물 분자 덩어리가 한두 개의 덩어리로 나누어지고 전기적 성질을 띠면서 수산화 음이온이 만들어진다. 이렇게 만들어진 이온수를 하루 종일 조금씩 자주 마시면 몸의 조직을 청소하고 해로운 산성과 독성과 연관 있는 특정 양이온을 제거하는 데 도움이 된다.

대부분의 독성 물질과 노폐물은 전기적으로 양성을 띤다. 이것은 전기적으로 음성을 띠는 몸의 여러 부분에 자연스럽게 달라붙는 경향이 있다. 이온수를 마심으로써 음의 전기를 띤 수산화이온이 몸으로 들어가면 양의 전기를 띠는 독성 물질과 결합한다. 그 결과 독성 물질과 노폐물이 전기적으로 중성을 띠게 되어 몸에서 쉽게 제거될 수 있는 액체 상태로 바뀐다.

처음에는 이틀에서 길게는 일주일 정도 이런 방법으로 몸의 조직을 청소하면 혓바닥에 흰색이나 노란색 막이 생긴다. 이것은 몸에서 많은 양의 독성 물질과 노폐물이 배출되고 있음을 나타낸다. 체중이 많이 나가는 사람이라면 이온수를 마심으로써 짧은 기간에 별다른 부작용 없이 체중 감량 효과를 경험할 수 있다.

이온수 만드는 방법은 다음과 같다. 물을 15~20분 정도 끓인 다음 스테인리스 보온병에 담는다. 끓인 물을 보온병에 담으면 종일 이온화된 상태가 유지된다. 하지만 이온화된 물이라도 한 번 식으면 전기적 성질을 잃고 앞에서 설명한 효과도 없다. 보온병에 담은 물을 하루 종일 30분마다 조금씩 뜨거운 차처럼 마신다. 몸 상태가 좋지 않을 때, 혈액을 맑게 해야 할 때, 활력을 찾고 머리를 맑게 하고 싶을 때라면 언제라도 이 방법을 쓸 수 있다. 어떤 사람은 3~4주씩 오랫동안 이온화된 물을 마시기도 한다.

수산화이온은 물이 끓어오르면서 거품이 생기는 효과를 통해 만들어진다. 폭포수나 파도에 밀려 부딪히는 물에서도 이와 비슷한 현상이 나타난다. 이온화된 물을 보온병에 담으면 대략 12시간까지 이온화된 상태를 유지할 수 있다. 하루에 약 600~700밀리리터 정도의 이온수를 만든다. 이렇게 특별하게 만든 물을 평상시에 마시는 물 대신으로 생각해서는 안 된다. 이온화된 물은 보통의 물과 달리 세포에 수분을 공급하는 능력이 떨어지기 때문이다.

물을 끓여서 만든 이온수에는 이온수기 등을 통해 기계적으로 만든 것에 비하여 수산화이온의 농도가 훨씬 높다. 이온수기로 만든 물을 마셔도 상관은 없다. 하지만 그것은 물을 끓여서 만든 이온수만큼 몸을 정화하지는 못한다.

이온화된 필수 미네랄을 섭취하라

우리 몸은 살아 있는 토양과도 같다. 만약 충분한 양의 미네랄과 미량원소가 있다면 우리가 살아가고 성장하는 데 필요한 모든 것을 공급받을 수 있다. 하지만 이와 같은 필수 미네랄이 포함된 식품을 충분히 섭취하지 않으면 쉽게 결핍 상태에 빠지기도 한다. 몇백 년 동안 똑같은 땅에서 농작물을 기르면서 특정 영양소와 미네랄의 결핍은 점점 심각해지고 있다. 화학비료를 사용하기 시작하면서 상황은 더욱 나빠졌다. 이로 인해 토양의 양분 유효도와 상관없이 농작물은 더 빠르게 성장한다. 몸에서 필수 미네랄과 미량 원소가 부족해지면 몸의 중요한 기능이 더 이상 유지되지 못하거나 약해진다. 일반적으로 질병은 이처럼 중요한 물질이 결핍될 때 나타난다.

오늘날 인류가 사용하는 토양에는 미네랄이 비정상적으로 부족하다. 따라서 미네랄 보충제를 복용하면 도움이 될지도 모른다. 그런데 여기서 결정적인 질문이 있다. 약국이나 마트에서 흔히 판매하는 미네랄 보충제가 우리 몸의 세포에 필요한 만큼의 미네랄을 정말로 채워 줄 수 있을까? 이에 대한 대답은 '전혀 그럴 것 같지 않다'는 것이다.

일반적으로 미네랄 보충제는 캡슐, 알약, 액체 상태의 콜로이드 이렇게 세 가지 형태로 만들어진다. 토양에 미네랄이 고갈되기 전에는 식물이 가장 이상적인 미네랄 공급원이었다. 건강한 토양 환경에서 식물이 자랄 경우 그것은 콜로이드 상태의 미네랄을 흡수하여 소화하기 쉬운 형태인 이온 상태로 바꾼다.

이온 상태의 미네랄은 크기가 옹스트롬 단위인 반면, 콜로이드나 금속 상태의 미네랄은 그보다 1만 배 이상 큰 미크론 단위다. 식물에 들어 있는 이온 상태의 수용성 미네랄은 몸의 세포에서 쉽게 흡수된다. 이와는 달리 착화합물에 포함되어 알약 속에 들어 있는 콜로이드 입자 형태의 미네랄이 흡수될 가능성은 1퍼센트도 채 되지 않는다. 액체 상태의 콜로이드 미네랄 역시 흡수율은 별반 다르지 않다. 액체 상태이기는 하지만 물에 녹아 있는 것이 아니라 단순히 물 분자 사이에 분산되어 있을 뿐이기 때문이다.

탄산칼슘이나 징크 피콜리네이트(아연 보조 식품) 같은 형태의 일반적인 콜로이드 입자는 혈류 속에서 정체되기 때문에 결과적으로 몸의 여러 부분에 축적된다. 이렇게 몸의 어느 곳에 쌓인 콜로이드 입자는 해당 부위에 심각한 물리적, 구조적, 기능적 손상을 유발한다. 골다공증, 심장병, 암, 관절염, 뇌 기능 장애, 신장결석, 담석 등을 비롯한 현대의 수많은 건강 문제는 그런 금속 상태의 미네랄을 섭취한 결과다.

다행스럽게도 아직도 풍부한 미네랄을 함유하고 있는 자연 상태의 식품이 몇 가지 남아 있다. 그 대표적인 것이 해양 식물성 플랑크톤이다. 바닷물에 사는 가장 작은 미세 해조류인 해양 식물성 플랑크톤은 지구상에서 가장 크고 오랫동안 생존하고 있는 대왕고래(흰긴수염고래), 북극고래, 수염고래, 쇠고래(귀신고래), 혹등고래 등의 먹이가 된다.

식물성 플랑크톤에는 90가지 이상의 이온 상태 미네랄과 미량 원소를 비롯하여, 미세한 크기의 슈퍼 산화 방지제, 비타민, 단백질 등이 다량 포함되어 있다. 실제로 해양 식물성 플랑크톤은 지구상에서 가장 완벽한 식품 중 하나로 평가받는다. 크기가 적혈구 정도로 아주 미세하기 때문에 세포 단위에서도 매우 빠르게 흡수된다. 특히 분말 형태로 만들어진 것보다 액체 상태의 추출물이 더 빨리 흡수될 수 있다.

이온 상태의 미네랄이 풍부한 또 다른 식품으로는 올리브가 있다. 올리브나무는 금속 상태의 미네랄, 특히 칼슘이 매우 풍부한 토양에서 잘 자란다. 그 밖에도 치아시드, 호박씨, 참깨, 대두를 비롯한 콩과 식물과, 수령이 오래된 나무에서 수확한 견과류에도 이러한 미네랄이 풍부하다.

유기농으로 재배된 푸른 잎채소, 양배추, 당근, 콜리플라워, 브로콜리, 아티초크, 시금치, 호박에는 칼슘, 칼륨, 마그네슘이 풍부하게 들어 있다. 채소 중에서 시금치, 부추, 브로콜리, 애호박 등에는 특히 칼슘이 많다. 토마토, 감자, 고구마, 아보카도 등에는 칼륨이 많다.

유기농으로 재배한 뒤 전혀 가공하지 않았거나 최소한으로만 가공한 거친 곡물은 몰리브덴, 망간, 마그네슘, 구리, 인, 크롬의 훌륭한 공급원이다. 유기농 과일은 모든 중요한 미네랄을 제공한다.

위에서 말한 다양한 식품이 포함된 균형 잡힌 식사를 한다면 몸에 필요한 대부분의 미네랄을 충족시키기에 부족함이 없다. 반면 대부분의 가공식품에는 이러한 미네랄이 부족하기 때문에 질병의 주요 원인이 될 뿐이다.

히말라야 소금, 천일염, 암염에는 미량 원소가 풍부하고 다양하게 들어 있다. 이것은 우리의 식단을 더욱 풍성하게 만들어 줄 것이다.

날마다 황을 섭취하라

영국 사우샘프턴대학 의과대학 영양학연구소에서 2006년에 수행한 연구인 「함황 아미노산 섭취가 인간의 면역 기능에 미치는 영향」에 의하면 황은 몸에서 아미노산과 단백질을 만들 때 사용되는 필수 미네랄이다. 연구진은 인간의 면역 체계를 건강하고 효율적으로 유지하는 데 황이 중요한 역할을 한다는 사실을 밝혀냈다. 연구 결과는 메틸설포닐메탄 형태의 황이 몸 전체에서 염증을 효과적으로 완화하는 데 도움이 된다는 사실을 보여 준다.

황은 본질적으로 단백질과 그 밖의 다른 영양소와 기체가 세포막을 통과하여 세포 안으로 들어가는 것을 가능하게 한다. 황이 없다면 세포막은 단단해지고 투과성이 약해진다. 이로 인해 세포는 혐기성嫌氣性으로 바뀌고 산성 대사 노폐물을 축적하게 된다. 이것은 세포가 악성으로 바뀌거나 퇴화하여 죽게 되는 원인이 될 수 있다. 황은 몸 안에 저장될 수 없다. 따라서 날마다 음식이나 음료를 통하여 충분히 공급하지 않으면 우리는 세포의 퇴화를 통해 날마다 조금씩 죽어 간다.

일반적으로 황은 센물(경수硬水)에 들어 있다. 센물이 비교적 많은 지중해 연안에 사는 사람은 심장 질환이나 치매에 잘 걸리지 않는다. 『포브스Forbes』의 보고서에 의하면 전 세계적으로 가장 건강한 나라는 아이슬란드이고 그다음으로는 핀란드와 스웨덴인데, 아이슬란드의 물에는 특히 황 성분이 풍부하다고 한다.

센물을 연화軟化하면 수돗물을 불소나 염소로 처리할 때와 마찬가지로 물 안에 들어 있는 모든 황이 제거된다. 따라서 이러한 수돗물을 먹는 사람은 심각한 황 결핍 증상을 나타낸다.

농사에 화학비료를 사용하기 이전에는 토양에 황이 풍부한 거름을 주어 농작물을 길렀다. 반면 오늘날에는 화학비료와 살충제를 광범위하게 사용함으로써 이제 우리가 먹는 식품에서는 황이 대부분 사라졌다. 설령 얼마간 황이 남아 있더라도 그 식품을 가공하거나 가열하고 보존 처리를 하는 과정에서 모두 없어진다. 미국에서는 1954년 이후로 화학비료 사용이 합법화되었다. 그와 함께 암과 주요 퇴행성 질환의 발병도 무려 4000퍼센트 이상 증가했다.

핀란드는 전 세계적으로 현대적인 농경 방식과 식품 생산의 근본적인 위험성을 가장 먼저 인식한 나라다. 1985년에 퇴행성 질환의 발병 비율이 미국과 같은 수준으로 터무니없이 증가한 사실에 놀란 핀란드 정부는 화학비료 사용을 완전히 금했다. 이러한 조치의 결과로 핀란드에서는 퇴행성 질환의 발병 비율이 1985년에 비해 1/10로 감소했다. 오늘날 핀란드는 전 세계적으로 가장 건강할 뿐만 아니라, 유럽에서 유기농 식품을 가장 많이 수출하는 나라가 되었다.

황은 몸 안에서 세포가 산소를 효과적으로 이용할 수 있게 해 주고, 그것이 손상을 입었을 때는 회복을 도와준다. 실제로 몸 안에 충분한 양의 황이 없으면 세포는 자연스럽게 치유되지 않는다. 유기농 식품과 자연 상태의 물을 섭취하지 못하면 건강하고 활력 있는 몸을 유지하기란 불가능하다.

노화는 실제 나이와 별로 연관성이 없다. 노화란 영양 결핍으로 몸의 장기와 여러 기관에 영양 공급이 어려워지고 세포가 스스로 만들어 낸 노폐물을 배출하지 못함으로써 나타나는 현상이다.

황은 노폐물 제거와 세포에 대한 영양 공급을 조절하는 유일한 미네랄이다. 이러한 과정을 원활하게 수행하려면 날마다 최소한 750밀리그램의 황이 몸에 필요하다. 황은 심지어 지방세포와 뇌세포에 있는 독소를 제거하는 역할도 한다. 황은 몸에서 혈액 순환과 효소 활성을 증진시키고, 면역 체계를 강화하며, 상처가 났을 때는 회복 기간을 줄여 주고, 근육의 통증을 완화하며, 머리카락과 손발톱의 건강한 성장을 촉진하고, 암, 골다공증, 우울증, 파킨슨병, 알츠하이머, 당뇨 등을 예방한다. 황의 결핍과 관련되지 않은 염증성 질환은 찾아보기 어렵다. 거의 대부분의 질병은 염증에 의한 것이다.

주변을 둘러싸고 있는 독성 물질, 식품 첨가물, 농작물과 공기 중에 뿌리는 살충제와 제초제, 백신, 휴대폰과 무선기기에서 발생하는 전자파 같은 것이 몸 안의 황을 고갈시킨다. 날마다 몸에서 만들어지는 노폐물을 제거하기 위해서는 많은 양의 황이 필요하다는 사실을 명심해야 한다. 비정상적으로 유입되는 독성 물질을 제거하기에는 우리 몸속 황의 양이 턱없이 부족하다.

간과 담낭, 대장, 신장을 청소하는 것과 함께 유기농 식품을 섭취하고 자연 상태의 물을 마시는 것은 몸의 건강을 회복하고 노화를 늦추는 가장 기본적인 과정이다. 특히 황이 풍부하게 들어 있는 채식 재료로는 브로콜리, 콜리플라워, 케일, 방울양배추, 물냉이, 무가 있다.

날마다 충분한 양의 물을 마셔라

섭취한 음식물을 적절하게 소화하기 위해 하루에 필요한 담즙(1~1.5리터)을 생산하기 위해서는 간에 많은 양의 물이 공급되어야 한다. 게다가 몸이 혈액의 양을 정상적으로 유지하고, 세포와 결합 조직에 수분을 공급하며, 독성 물질을 제거하는 등 그야말로 수천 가지의 기능을 원활하게 수행하려면 많은 물이 필요하다. 몸은 지방을 저장하듯이 물을 저장할 수는 없기 때문에 날마다 충분하게 물을 마시는 것이 매우 중요하다.

담즙의 생산량과 농도를 일정하게 유지하고 혈액의 균형을 유지하려면 날마다 적어도 여섯 잔에서 여덟 잔 정도의 물을 마셔야 한다. 아침에 일어나면 바로 물을 마시는 것이 중요하다.

먼저 따뜻한 물을 한 잔 마셔라. 그러면 신장이 밤사이에 만들어진 소변을 희석하여 배출하는 것이 쉬워진다. 아침에는 소변의 농도가 매우 진하다. 이 때문에 이를 적절하게 희석하지 않으면 소변 속의 노폐물이 배출되지 못하고 신장과 방광에 자리를 잡을 수 있다. 따라서 아침에 마시는 따뜻한 물 한 잔은 무엇보다 중요하다.

다시 따뜻한 물을 한 잔 더 마신다. 여기에 레몬이나 라임 반쪽을 짜낸 즙과 정제하지 않은 천연 생벌꿀 1티스푼을 첨가할 수 있다. 이렇게 하면 위장관이 깨끗해지는 데 도움이 된다. 레몬은 강력한 세정 작용을 하고, 생벌꿀은 해로운 미생물을 죽이고 상처가 난 장을 치유한다. 또한 위장과 장에 과도하게 남아 있는 점액을 씻어 낸다.

목이 마를 때 외에도 반드시 물(차갑지 않은 물)을 마셔야 하는 중요한 시간이 있다. 식전 30분과 식후 2시간에서 2시간 30분이 바로 그때다. 이 시간이 되면 수분 공급이 잘 되고 있는 몸에서 자연스럽게 갈증 신호를 보낸다. 이때 충분하게 물을 마셔야만 혈액과 담즙과 림프액이 몸 안에서 각각 제 임무를 수행하기 위한 유동성을 갖게 된다. 배고픔과 갈증을 느끼는 것은 동일한 호르몬에서 나오는 신호다. 따라서 만약 위장이 아직 비어 있을 때가 아닌데도 배고픔을 느낀다면 실제로는 몸에서 수분이 바닥났을 가능성이 더 높다. 따라서 이럴 때는 미지근하거나 따뜻한 물을 한 잔 먼저 마시고 배고픔이 진정되는지 기다려 보는 것이 가장 좋다.

만약 고혈압이 있어서 혈압을 낮추기 위해 처방약을 복용하고 있다면 물을 더 많이 마시면서 반드시 규칙적으로 혈압을 체크해야 한다. 물을 더 많이 마시면 아주 짧은 시간에 혈압이 정상 수준으로 돌아올 수 있다. 그렇기 때문에 고혈압 약을 함께 복용하는 것은 불필요하거나 오히려 해로울 수 있다.

날마다 충분하게 물을 마시면 과체중인 경우에는 체중이 감소하고, 반대로 저체중인 경우에는 체중이 늘어난다.

유리병에 담긴 것이 아니라면 일반 용기에 든 물은 되도록 마시지 않기를 권한다. 플라스틱에 있는 비스페놀A 같은 독성 화학 물질이 물에 녹아들어 몸에 축적될 수 있기 때문이다. 비스페놀A는 비정상적인 체중 증가, 인슐린 저항성, 전립선암, 유방암, 과도한 젖샘 발달, 신경 장애, 비정상적인 도파민 작용으로 인한 활동 항진증, 주의력 결핍, 의약품에 대한 민감성 증진 등을 일으킬 수 있다. 또한 오랫동안 진행 중인 영국의 '국민 건강 영양 조사'에서 새롭게 보고된 자료에 의하면 그것은 심장 질환의 위험을 상당히 증가시킬 수도 있다고 한다. 비스페놀A는 통조림 캔, 식품 포장재, 치아 충전제, 지폐에서도 검출된다.

신선하고 깨끗한 물을 공급해 주는 정수기를 선택하는 것도 역시 중요하다. 식수에서 염소와 여러 가지 오염 물질을 걸러 내기 위해 가장 일반적으로 사용하는 정수 방법으로는 여과 필터 방식과 역삼투압 방식이 있다. 어떤 정수기는 값이 매우 비싸지만 만약에 암에 걸려 고생하는 비용을 생각한다면 그리 값비싼 선택이 아닐 수도 있다. 정제하지 않은 천일염을 물에 타서 마시면 부족해진 미네랄을 보충하는 데 좋다.

술을 끊어라

알코올은 당분을 발효시켜 정제한 액체로서, 몸을 산성화하는 성질이 매우 강하다. 알코올은 세포의 신진대사에 아무런 기여를 하지 않는 대신 몸에서 미네랄이 빨리 소진되게 한다. 알코올로 가장 많은 영향을 받는 장기는 간이다. 일반적으로 건강한 사람이 한 시간 안에 두 잔 이상의 와인을 마시면 간은 모든 알코올을 해독할 수가 없다. 해독되지 않은 알코올은 지방으로 전환되어 축적되고, 결국에는 간과 담낭에서 담석이 생겨난다. 만약 간과 담낭에 이미 담석이 생성되어 있는 상태라면 알코올 섭취로 인하여 그것은 더 빨리 자라서 간과 담낭을 채울 것이다.

커피나 차와 마찬가지로 알코올에는 강력한 탈수 효과가 있다. 알코올은 몸의 세포, 혈액, 림프액, 담즙에서 수분 함량을 떨어뜨린다. 그로 인해 혈액 순환과 노폐물 제거 기능도 나빠진다. 중추신경계에 수분 부족 현상이 일어나면 정신이 몽롱해지면서 기억 상실, 방향 감각 상실, 반응 속도 둔화, 몸과 마음이 따로 노는 현상이 나타난다. 보통 '숙취'라고 하는 것이 이것이다. 알코올의 영향과 그로 인한 수분 부족은 신경 기관과 면역 체계를 약화시킨다. 그 결과 소화 기능, 신진대사, 호르몬 작용에 지장이 생긴다. 이 모든 것은 간과 담낭에서 더 많은 담석이 생겨나도록 촉진한다.

담석이 있었던 사람이라면 적어도 모든 담석을 제거했다고 확신할 때까지는 술을 완전히 끊는 것이 가장 좋다. 내게서 도움을 받은 많은 환자 중에는 맥주나 와인을 비롯한 모든 술을 끊고 나서 공황장애, 부정맥, 호흡기 질환, 다양한 심장 질환, 수면 장애, 담석통, 췌장염, 전립선 비대증, 대장염, 기타 염증성 질환에서 저절로 회복되는 경우가 종종 있었다. 어떤 병을 앓고 있든 알코올, 커피, 차, 탄산음료(특히 다이어트 음료)와 같이 탈수증을 유발하는 음료는 모두 피하는 것이 최선이다. 그렇게 하면 약해진 부위를 치유하는 일에 몸이 가진 모든 에너지와 자원을 집중할 수 있다.

몸이 완전히 회복되었다면 날마다 충분한 양의 물을 마신다는 전제 아래 적당량의 커피나 차나 알코올을 섭취하는 것은 큰 문제가 되지는 않는다. 와인 중에서는 레드와인을 추천한다. 건강한 간이 한 잔의 와인 속에 있는 알코올을 혈액에서 완전히 제거하는 데는 적어도 한 시간 정도가 필요하다. 혈액 속에 지나치게 많은 알코올이 들어 있는 것은 뇌와 간과 신장에 매우 유해하다.

많은 연구 결과에 의하면 대개 여성은 남성에 비해 알코올 대사가 더 느리게 진행된다. 이 때문에 여성이 몸에서 받아들일 수 있는 알코올의 양은 남성에 비해 현저하게 적다. 특히 에스트로겐 우세증이 있는 여성은 알코올의 잠재적인 폐해에 더욱 취약하다. 이런 여성에게서는 적은 양의 알코올로도 자궁근종, 자궁내막증, 과다 출혈, 유방암에 걸릴 위험이 높아진다. 알코올은 또한 여성의 배란과 성기능을 억제한다. 폐경기 여성이라면 알코올로 인해 안면 홍조, 조울증, 식은땀, 불면증, 피부 건조 등을 더 심하게 겪을 수 있다.

과식하지 마라

담석이 생기는 가장 중요한 원인 중 하나는 음식에 대한 탐닉이다. 위장이 소화해 낼 수 없을 정도로 많이 먹는다거나, 위장이 항상 채워진 상태로 있으면 간에서 과도한 양의 콜레스테롤이 담즙으로 분비된다. 이로 인해 간내담관에서는 담석이 생겨난다. 따라서 담석 생성을 예방하는 가장 효과적인 방법은 과식을 하지 않는 것이다.

약간 부족하다고 느낄 때 식사를 멈추면 영양가가 높은 양질의 음식에 대한 건강한 욕구가 유지된다. 반면 과식으로 불타오르는 식욕을 충족시키고 나면 장이 막히면서 해로운 세균과 효모가 급증한다. 이로 인해 영양분을 제대로 흡수하지 못하면서 다시 음식에 대한 갈망이 생긴다.

음식에 대한 갈망이란 설탕, 사탕, 밀가루 음식, 감자칩, 커피, 차, 에너지 음료, 청량음료 등과 같이 에너지를 높여 주는 먹을거리에 대한 강한 욕구를 의미한다(실제로는 에너지를 고갈시킨다). 이러한 음식은 혈당 수치를 비정상적으로 빠르게 상승시켜 몸 전체를 과도하게 자극한다. 이처럼 극도의 흥분 상태를 만드는 연료가 떨어지면 혈당 수치는 다시 비정상적으로 낮은 수준까지 내려가면서 무기력증이나 감정 기복, 분노, 좌절감, 우울증까지 느끼게 된다.

음식에 중독된 사람들은 에너지 고갈로 인한 불편한 느낌을 받아들이지 못한다. 그리하여 앞서 말한 에너지를 높여 주는 먹을거리를 통해 편안함을 구한다. 이런 효과 때문에 사람들은 그런 먹을거리에 '위로 음식'이라는 별칭을 붙이기도 한다.

특정 음식을 특별히 좋아하는 것을 두고 음식에 대한 갈망이라고 하지는 않는다. 단순히 어떤 음식을 특별히 좋아하는 것일 뿐이라면 그 음식이 없어도 별 어려움 없이 살아갈 수 있다. 하지만 음식을 갈망하는 것이라면 그것을 먹지 않으면 미쳐 버릴 것 같은 느낌을 갖게 된다. 어떤 음식이든 갈망하는 것이 있다면 바로 그것이 육체적, 정신적, 감정적 불균형을 가져다준다는 점을 유념해야 한다. 그리고 그런 먹을거리야말로 담석을 생성시키는 원인일 가능성이 매우 높다. 건강하고 영양이 풍부한 음식을 먹고, 의식적으로 조금 덜 먹는 습관을 들이도록 하라. 그리고 간과 담낭과 장을 깨끗이 청소하면 과식이나 음식에 대한 갈망을 끊어낼 수 있을 것이다.

규칙적인 식사를 하라

우리 몸은 수많은 생체 리듬에 의해 통제된다. 이 리듬은 몸에서 가장 중요한 기능을 미리 프로그램화되어 있는 시간표에 따라 조절한다. 잠을 자거나, 호르몬과 소화액을 분비하거나, 노폐물을 제거하는 것과 같은 모든 활동이 일정하게 계획된 특별한 시간표에 따라 날마다 진행된다. 이렇게 주기적으로 일어나는 활동이 자주 방해를 받는다면 몸의 균형은 무너지고 꼭 해내야 하는 중요한 작업을 제대로 수행하지 못하게 된다. 몸이 하는 모든 작업은 24시간 주기의 생체 리듬이 지시하는 일정에 따라 자연스럽게 순차적으로 진행되어야 한다.

규칙적인 식사를 하면 몸이 거기에 맞추어 정확한 양의 소화액을 생산하고 분비하는 것이 수월해진다. 이와는 반대로 불규칙하게 식사하는 습관은 몸을 혼란에 빠뜨린다. 나아가 그것에 맞추느라 소화 능력도 급격하게 떨어진다. 식사를 불규칙하게 거르거나, 특히 식간에 간식을 먹으면 간세포의 담즙 생산 주기에 혼선이 생긴다. 그 결과는 담석 생성이다.

규칙적으로 식사하는 습관을 유지하면 몸을 구성하는 60조~100조 개의 세포는 미리 정해진 대로 날마다 필요한 만큼의 영양분을 공급받는다. 이로써 세포의 신진대사도 원활하고 활발해진다. 식사 시간을 자연스러운 생체 리듬에 맞추는 것만으로도 당뇨나 비만 같은 대사 장애를 크게 호전시킬 수 있다. 하루 중 가장 든든한 식사는 점심에 하고, 아침(오전 8시 이전)과 저녁(저녁 7시 이전)에는 가볍게 먹는 것이 가장 좋다.

채식 위주의 식사나 완전 채식을 하라

균형 잡힌 채식 위주의 식사나 완전 채식을 하는 것은 담석, 암, 심장 질환, 당뇨, 골다공증, 우울증 등을 비롯한 많은 질병을 예방하는 가장 효과적인 방법 중 하나다. 지금 당장 채식을 실천하기 어렵거나 혼자서만 하는 것이 곤란하다면 적어도 붉은 고기 대신에 방목해서 기른 닭고기나 토끼고기, 칠면조고기를 먹기를 바란다. 그렇게 하다 보면 어느 순간 완전 채식주의자가 될지도 모른다.

모든 종류의 동물성 단백질은 담즙의 용해도를 떨어뜨린다. 이것은 담석을 생성시키는 주요 위험 요인이다. 숙성된 치즈, 사 먹는 요구르트, 가공과 정제를 많이 한 식품은 담즙 성분의 불균형을 초래하므로 피하는 것이 좋다. 또한 기름에 조리거나 튀긴 음식도 피해야 한다. 특히 패스트푸드 레스토랑에서 음식을 튀길 때 사용하는 기름은 담석 생성의 지름길이다. 이런 기름은 해로운 트랜스지방산으로 가득하다.

식단에서 채소, 샐러드, 과일, 콩류, 견과류, 씨앗, 복합 탄수화물(잡곡, 현미, 호밀)이 차지하는 비율이 높을수록 담석이 생성될 가능성은 크게 줄어든다. 점심 식사를 하기 전에 60~80밀리리터의 신선한 당근주스를 날마다 혹은 며칠에 한 번씩 규칙적으로 마시면 담석을 예방할 수 있다.

다이어트 식품을 멀리하라

여러 과학적인 연구에 따르면 '다이어트 식품'은 실제로는 식욕을 부추기고 과식을 유발하여 체중을 줄이지 못한다고 한다. 이런 식품은 사람이 먹기 전에 먼저 반려 동물의 먹이로 사용되었다. 이것을 먹은 동물은 정상적인 경우보다 체중이 더 빨리 늘어났다. 이와 같은 비정상적인 식품을 사람이 즐겨 먹기 시작하면서 똑같은 현상이 사람에게도 나타났다.

'프래밍행 심장 연구'(의학의 역사에서 가장 장기간에 걸쳐 진행되고 있는, 심장병에 관한 임상 연구다)의 책임자인 윌리엄 카스텔리William Castelli 박사는 1992년 7월에 이처럼 깜짝 놀랄 만한 연구 결과를 미국 『내과학지』에 발표했다. 그는 다음과 같이 말했다. "우리는 프래밍햄 지역에서 포화지방이나 콜레스테롤 함량이 높고 칼로리가 많은 식품을 먹는 사람이 육체적으로 더 활동적이면서 혈청콜레스테롤 수치가 더 낮다는 사실을 발견했다."

양질의 영양가가 풍부한 음식일수록 우리는 더 빨리 만족감을 느낀다. 또한 섭취한 것은 더 효과적으로 몸에서 사용 가능한 에너지와 영양소로 전환된다. 반대로 칼로리가 낮은 다이어트 식품을 먹으면 담즙 분비와 소화와 배출이 제대로 안 된다. 혈중 지방 수치가 높은 것은 담즙이 잘 분비되지 않고, 혈관벽이 두꺼워지며, 지방을 소화하고 흡수하는 것이 원활하지 않기 때문이다. 따라서 혈중 지방 수치가 높은 사람이 실제로는 지방 결핍에 시달린다. 저지방 식품을 섭취하는 것은 실제로는 간에서 콜레스테롤의 생산량을 늘리는 결과를 낳는다. 이는 몸의 세포와 조직에서 지방을 요구하기 때문이다. 몸에 의해 만들어지는 이러한 생존 전략의 부작용으로 담석이 생성되고 체중이 과도하게 증가한다.

저지방 식품이나 저칼로리 식품은 건강을 해칠 수 있다. 따라서 적어도 급성 간 질환이나 담낭 질환으로 지방을 소화하고 흡수하는 데 심각한 손상을 입은 경우에만 제한적으로 먹어야 한다.

그리고 모든 담석을 제거하고 간의 기능이 정상으로 돌아오고 나면 몸이 요구하는 많은 에너지를 충족시키기 위하여 지방과 칼로리 섭취를 점진적으로 늘려 가야 한다. 간과 담낭에 담석이 있으면 지방을 비롯한 고에너지 식품을 적절하게 소화할 수 없다.

아주 적은 양이라도 쓸모없는 다이어트 식품을 여러 해 동안 섭취하면 몸의 가장 기본적인 대사 과정과 호르몬 작용에 나쁜 영향을 미치게 된다. 그 결과 당뇨, 비만, 암과 같은 대사 장애가 발생할 수 있다.

간과 담낭을 깨끗이 청소하고 단백질 함량이 적은 식사를 하면서 보통의 균형 잡힌 지방을 섭취해 나가면 담석이나 지방간, 간경변증 같은 질환이 발생할 위험은 크게 줄어든다.

정제하지 않은 천일염을 먹어라

정제염은 몸에 이로운 점이 별로 없다. 그것은 오히려 담석을 생성시키거나 수많은 건강 문제를 야기한다. 우리 몸에서 소화되고 동화됨으로써 적절하게 사용할 수 있는 유일한 소금은 정제나 가공을 거치지 않은 천일염과 암염뿐이다. 소금이 몸에서 쓸모가 있으려면 음식물을 뚫고 들어갈 수 있어야 한다. 즉 채소, 곡물, 콩에 들어 있는 수분에 소금이 녹아들어 갈 수 있어야 한다. 만약 소금을 물기 없는 건조한 상태로 사용하면 이온화되지 않은 상태로 몸 안으로 들어가 갈증을 일으킨다. 이것은 제3장에서 말한 것처럼 중독 상태가 진행되고 있음을 의미한다.

약간의 소금(천일염)을 소량의 물에 용해한 다음 대개 생으로 먹는 식품에 뿌리는 방법이 있다. 이렇게 하면 그 식품을 소화하는 데 도움이 되고 몸의 산성도를 낮추는 효과가 있다. 소량의 천일염을 물에 타면 그 물은 알칼리성이 되고 중요한 미네랄과 미량 원소를 제공한다.

충분한 잠을 자라

모든 질병은 반드시 피로에서 시작한다. 손상된 간 기능, 면역력 저하, 과식도 피로의 원인이 되지만 대부분의 피로는 잠을 잘 자지 못하는 데서 비롯된다.

몸을 정화하고 원기를 회복하는 대부분의 중요한 과정은 자정 전 두 시간 동안의 수면을 통해 수행된다. 잠을 잘 때 뇌파를 측정해 보면 생리학적으로 볼 때 완전히 다른 두 가지 유형의 수면이 존재한다. 즉 자정 전의 수면과 자정 이후의 수면으로 나누어진다.

자정 전 두 시간 동안에는 꿈을 꾸지 않고 깊은 잠을 잔다. 밤 10시 이전에 잠자리에 들면 한 시간 정도 지나서 깊은 잠에 들어 11시에서 자정까지 숙면을 취하게 된다. 깊은 잠을 자는 동안에는 꿈을 꾸지 않는 의식 상태가 되고, 몸에서 소비하는 산소의 양은 8퍼센트 정도 감소한다. 꿈을 꾸지 않는 이 시간에 몸의 기력이 회복되는 효과는 자정 이후의 잠에 비해 거의 세 배 정도 높다. 자정 이후에는 산소 소비량도 다시 정상 수준으로 올라간다.

자정이 지나면 깊은 잠을 자는 경우가 매우 드물다. 따라서 자정이 되기 두 시간 전에 잠자리에 들어야 필요한 숙면을 취할 수 있다. 숙면 시간을 자주 놓치면 몸과 마음이 극도로 지쳐 스트레스 반응이 비정상적으로 높아진다.

스트레스 반응이 나타나면 스트레스 호르몬인 아드레날린과 코르티솔과 콜레스테롤이 분비된다. 이 콜레스테롤의 일부는 결국 담석이 된다. 어떤 사람은 아마도 이렇게 부자연스러운 각성 상태를 견디거나 억누르기 위해 커피, 차, 사탕, 탄산음료 같은 신경 각성제나, 니코틴과 알코올 같은 진정제를 사용하려 할 것이다. 몸에 저장되어 있던 에너지가 마침내 바닥나면 흔히 만성피로라고 부르는 상태가 된다.

피로를 느낀다면 단지 마음만 그런 것이 아니라 몸의 모든 세포도 마찬가지다. 실제로 몸의 모든 장기, 소화 기관, 신경 기관은 에너지가 부족해지면서 정상적인 기능을 수행할 수 없게 된다. 피로를 느낄 때 뇌는 더 이상 적절한 양의 수분과 포도당, 산소와 아미노산을 공급받지 못한다. 이런 상황은 몸과 마음, 행동에 수많은 문제를 불러일으킨다.

캘리포니아대학교의 의사들은 수면이 부족하면 다음 날 피로감을 느낄 뿐만 아니라, 면역 체계에도 악영향을 미치며, 감염에도 취약해진다는 사실을 발견했다. 피로가 쌓일수록 면역력이 약해지면서 몸은 세균이나 바이러스에서 스스로를 방어할 수 없고, 독성 물질이 쌓이는 것에도 대처할 수가 없다. 따라서 잠을 충분히 자는 것은 몸과 마음의 건강을 회복하기 위한 필수 전제 조건이다.

과로하지 마라

너무 오랜 시간 지나치게 일하는 것은 몸의 에너지 체계에 큰 부담이 된다. 과로는 특히 간에 스트레스를 준다. 뇌를 비롯한 몸의 모든 부분이 요구하는 과도한 양의 에너지를 충족시키기 위해 간은 가능한 한 많은 복합당을 단순당(포도당)으로 변환한다. 만약 에너지 부족 현상이 나타나거나 에너지 공급이 바닥나면 몸은 긴급한 스트레스 반응을 나타낸다. 그렇게 함으로써 여분의 에너지를 사용할 수는 있지만, 이와 동시에 순환과 면역 기능에 지장을 초래한다.

쉬지 않고 일을 하다 보면 아드레날린을 비롯한 스트레스 호르몬이 지속적으로 분비되어 결국 그를 일 중독자로 만든다. 일은 그의 인생에서 유일한 즐거움이 된다. 이 즐거움은 스트레스 호르몬의 전율 효과에 의한 것이다.

간이 기력을 잃거나 면역 체계가 손상을 입지 않도록 하려면 자신에게 충분한 휴식 시간을 주어야 한다. 하루에 적어도 한 시간이라도 명상이나 요가, 운동, 음악 감상을 하거나, 바깥에서 자연을 느껴야 한다. 우리 몸은 멈추지 않고 일만 하는 기계가 아니기 때문이다.

어떤 식으로든 몸과 마음을 혹사하면 병을 얻고 그것을 회복하는 데 더 많은 시간을 들여야 한다. 일을 빨리 끝내거나 돈을 벌기 위해 과로를 하면 결국 자신의 수명까지도 단축시키는 것이다.

노화에 관한 연구 결과에 의하면 간은 100년까지 에너지를 공급할 수 있도록 설계되어 있다고 한다. 하지만 이러한 '서비스'를 과도하게 사용하면 간은 너무 일찍부터 손상되거나 파괴된다. 음식을 먹거나 잠을 자거나 일을 할 때 너무 지나치거나 모자라지 않게 해야 인생 전체에 걸쳐 생명력이 효과적으로 유지된다.

옛 속담에 우리는 인생의 1/3을 잠을 자는 데 쓰고, 또 다른 1/3은 일을 하는 데 쓰고, 마지막 1/3은 즐기는 데 사용해야 한다고 했다. 지나치게 일을 많이 하면 몸과 마음과 정신 사이에 반드시 존재해야 하는 평형 상태가 무너진다.

규칙적인 운동을 하라

과학 기술과 경제가 발전하면서 앉아서 일하는 생활 양식이 확산되었다. 그로 인해 몸의 활력과 건강을 유지하기 위하여 일부러 몸을 움직여야 할 필요성도 늘어났다. 규칙적인 운동을 하면 섭취한 음식물을 소화하고, 감정의 균형을 유지하며, 스트레스에 대처하는 능력이 향상된다.

모든 연령대에서 적당한 운동을 하면 면역력이 활성화되고 신경과 근육의 조화가 개선된다. 또한 군살이 빠지고 체력이 강해지면서 생활에 활력이 넘친다. 세포에 대한 산소 공급도 개선되어 자신감과 자부심이 향상되는 부수적인 효과도 누릴 수 있다. 이 모든 것은 육체적, 정신적으로 풍요로운 삶을 누리게 해 준다.

특히 간 건강에는 유산소 운동이 큰 도움이 된다. 운동을 하면 산소 공급량이 증가하면서 혈액 순환이 크게 개선된다. 이로써 간에서 심장으로 향하는 정맥혈의 흐름이 좋아진다. 앉아서 일하는 생활 양식은 이러한 효과를 떨어뜨리며 간에서 혈액의 흐름을 정체시킨다. 그 결과 간 담석이 생겨난다. 따라서 규칙적으로 적당한 운동을 하면 간에서 새로운 담석이 생기는 것을 예방할 수 있다.

반면 몸을 혹사할 정도의 격렬한 운동은 지나치게 많은 양의 스트레스 호르몬이 분비되게 한다. 그러면 몸은 지치고 불안정해진다. 몸의 에너지가 바닥날 정도로 운동하면 이후 회복하기가 어려워진다. 따라서 심혈관계는 약해진 상태로 남고, 다른 스트레스 요인에도 취약해진다.

지나친 운동은 가슴샘에도 악영향을 미칠 수 있다. 면역 기능에 관여하는 세포인 림프구를 활성화하고 에너지 공급을 조절하는 역할을 하는 가슴샘의 크기가 줄어들면서 건강과 관련한 모든 문제에 취약해진다.

이러한 점을 고려할 때 즐거움과 만족감을 주는 운동을 선택하는 것이 가장 좋다. 운동할 때는 항상 코로 숨을 쉬고 입을 닫고 있어야 한다는 사실을 명심해야 한다. 유산소 운동은 코로 숨을 쉴 때 효과적이고 유익한 효과를 낸다.

대개 1분 정도 격렬하게 운동하면 코뿐만 아니라 입으로도 숨을 빠르게 쉬어야 하는 상태가 된다. 숨이 가빠지면 운동을 천천히 하거나 아예 멈추어야 한다. 그러고 나서 호흡이 정상으로 돌아오면 다시 운동을 재개한다.

이런 식으로 3~8회 정도 반복하는 것을 인터벌 트레이닝이라고 한다. 이것은 근육이 강해지고 체중이 정상적으로 유지되도록 도와주는 안전하고 효율적인 방법이다. 또한 이렇게 해야 격렬한 운동을 할 때 만들어지는 젖산이 너무 많이 생산되지 않는다.

운동이 몸과 마음의 건강에 얼마나 중요한지 생각하면서 날마다 혹은 격일로 최소한 10분씩이라도 운동하는 습관을 들여야 한다. 이때 자신이 가지고 있는 최대 운동 능력의 50퍼센트를 초과하지 않게 해야 한다. 가장 중요한 점은 완전히 지치지는 않게 운동하는 것이다. 예를 들어 최대 30분 정도 수영을 할 수 있는 능력을 가진 사람이라면 딱 15분만 한다. 그렇게 하다 보면 운동 능력이 점점 향상될 것이다.

운동이 부족한 것도, 운동을 지나치게 하는 것도 모두 면역 체계를 약화시키고, 간 기능을 손상하며, 혈액에 해로운 물질이 흐르게 한다는 사실을 유념하기 바란다.

규칙적으로 햇볕을 쬐어라

태양의 자외선은 우리 피부에 있는 콜레스테롤 황산염과 반응하는 과정에서 비타민 D(실제로는 스테로이드 호르몬)를 합성한다. 규칙적으로 햇볕을 쬐면 피부에서는 미생물의 침입이나 탈수증이나 급격한 노화를 방지하기 위하여 많은 양의 콜레스테롤 황산염이 만들어진다.

일반적으로 황은 자외선과 일반적인 방사선에 의한 손상을 막아 주는 강력한 보호제 역할을 한다. 콜레스테롤 황산염은 멜라닌과 함께 피부 세포의 손상과 피부암을 효과적으로 막아 준다. 피부가 햇볕에 거의 노출되지 않으면 이와 같은 보호막은 사라진다. 여러 증거에 따르면 대부분의 시간을 실내에서 지내거나 자외선 차단제를 사용하는 사람이 피부암에 걸릴 위험이 매우 높다고 한다. 이런 사람의 피부에는 콜레스테롤 황산염과 수분이 매우 부족하다. 이 때문에 햇볕에 갑자기 노출되면 금방 화상을 입는다.

콜레스테롤 황산염은 또한 혈액 속으로 들어가서 수많은 생화학적 과정과 기능에 참여한다. 콜레스테롤 황산염은 수용성이기 때문에 다른 콜레스테롤과는 달리 단백질의 도움 없이도 혈액 속에서 자유롭게 흘러 다닐 수 있다.

콜레스테롤 황산염 속에 있는 황은 손상된 유전자를 비롯하여 몸의 모든 부분의 치유와 회복 과정에서 엄청나게 중요한 역할을 한다. 최근에 밝혀진 바에 의하면 황은 유전 질환의 치유 과정에서 매우 핵심적인 역할을 한다.

2012년 『유전학 프론티어 저널 *Frontiers in Genetics*』에 발표된 검토 보고서에 따르면 브로콜리, 양배추, 콜리플라워 같은 십자화과 채소 작물과 잎채소에서 발견되는 설포라판이라는 화합물이 해독 작용과 항산화 과정을 활성화하는 효소를 만들어 내는 놀라운 능력을 가지고 있다고 한다. 10년 이상 인간을 대상으로 관찰한 결과 이러한 치유 효과가 유전자 수준까지 영향을 미치는 것은 황 때문이라고 여겨진다. 퇴행성 질환과 유전적 손상은 규칙적으로 햇볕을 쬐지 못하여 황산 비타민 D가 부족한 사람에게서 많이 나타난다. 이는 충분한 양의 콜레스테롤 황산염이 만들어지지 않기 때문이다. 이와 관련된 질환으로는 다발성 경화증, 심부전, 그리고 알츠하이머병 등이 있다.

규칙적으로 햇볕을 쬐면 저밀도 리포단백질 농도는 감소하는 대신 고밀도 리포단백질 농도는 증가하여 콜레스테롤 수치가 균형을 이루게 된다. 하지만 스타틴 같은 콜레스테롤 저하제와는 달리 햇볕을 쬐는 것은 담즙의 콜레스테롤 농도를 증가시키지 않는다. 스타틴을 복용하면 간의 담즙에서 저밀도 리포단백질의 수치가 증가한다. 이는 담석 생성과 간 손상으로 이어질 수 있다. 또한 거의 16만 명을 대상으로 한 72건의 임상 실험을 분석한 결과에 의하면 스타틴은 간을 손상하는 것 외에도 당뇨와 그 밖의 연관 질병을 야기한다.

반면 햇볕을 쬐는 것은 전체적으로 몸의 모든 기능에 좋은 효과를 가져다준다. 자외선은 혈압을 낮추고, 심장의 혈액 방출을 용이하게 하며, 간에 저장되는 글리코겐의 양을 증가시키고, 혈당 수치를 조절하며, 림프구와 포식세포의 수를 늘려 감염에 대한 저항력을 높이고, 혈액의 산소 운반 능력을 강화하며, 성 호르몬 생산량을 증가시킨다.

2012년 의학 저널인 『항암 연구*Anticancer Research*』에 발표된 논문에 따르면 약 100개 나라의 연구에서 햇볕에 암을 예방하는 강력한 효과가 있다는 사실이 입증되었다고 한다. 연구진은 햇볕을 쬐면 최소한 15종 이상, 거의 24종에 이르는 암을 예방할 수 있다는 사실을 발견했다. 그들은 자신들이 검토한 모든 연구 결과에서 15종의 암(방광암, 유방암, 자궁경부암, 결장암, 자궁내막암, 식도암, 위암, 폐암, 난소암, 췌장암, 직장암,

신장암, 외음부암, 호지킨림프종, 비호지킨림프종)과 햇볕의 자외선 간에 일관되게 역상관관계가 나타난다는 사실을 발견했다. 나머지 9종의 암(뇌종양, 담낭 및 담관암, 후두암, 구강암, 전립선암, 갑상선암, 백혈병, 흑색종, 다발성 골수종)에서는 다소 약한 역상관관계가 나타났다.

연구진은 "자외선(비타민 D)과 많은 종류의 암 사이에 강한 역상관관계가 있음이 증명되었다"라고 결론을 내렸다. 비타민 D는 정상적인 유전자와 세포의 기능을 유지하는 데 핵심적인 역할을 한다. 따라서 충분한 양의 햇볕을 쬐지 않아 비타민 D가 부족해지면 심부전, 관절염, 암, 다발성 경화증, 당뇨, 알츠하이머병과 같은 충격적인 결과가 나타날 수 있다.

사람은 다른 대부분의 동물과 마찬가지로 실내가 아닌 실외에서 살아가도록 설계되어 있다. 하지만 많은 이들이 이 사실을 잘 모른다. 우리는 밤에만 안전한 거처에서 지내고 아침이 되면 밖으로 나가 생명 유지에 필요한 먹을거리를 찾도록 만들어져 있다. 하지만 현대의 생활 양식과 교육 체계는 스스로 건강을 지키는 것과는 정반대되는 생활을 하도록 강요한다.

현대인의 대부분은 비타민 D가 결핍된 상태에 있다. 이로 인해 치명적인 질병의 위험에 노출되어 있다. 비만과 그 밖의 연관된 질병도 여기에 포함된다. 이는 2010년 4월 세계적인 내분비학회지인 『임상 내분비학 대사 저널*Journal of Clinical Endocrinology and Metabolism*』에 발표된 연구에서도 확인된다. 연구진은 남부 캘리포니아에 살면서 비타민 D가 부족한 젊은 여성이 그렇지 않은 여성에 비해 훨씬 뚱뚱하고 체중이 많이 나간다는 사실을 발견했다. 이 논문의 주요 필자인 로스앤젤레스

소아병원의 비센티 길산즈Vicente Gilsanz 박사에 의하면 비만은 비타민 D 부족과 관련이 깊다고 한다. 이 연구는 다음과 같이 결론을 내렸다. "비타민 D의 부족은 건강한 젊은 여성의 근육에 더 많은 지방이 침투되도록 만든다." 현재 미국의 젊은 여성들은, 심지어 일사량이 풍부한 지역에 살더라도 전반적으로 비타민 D가 매우 부족하다.

선글라스나 자외선 차단제를 사용하는 사람에게는 햇볕을 쬐는 것이 오히려 해로울 수 있다. 어떤 수단으로든 자외선을 차단하면 몸에서 비타민 D가 생산되지 않고 면역 체계가 약해진다. 또한 비타민 D는 몸 안에서 수천 가지의 유전자를 조절하기 때문에 이것이 부족하면 엄청난 대사 혼란이 일어난다. 이는 몸을 구성하는 모든 기관과 장기에도 악영향을 미친다. 지방이 근육 조직에 침투하면 매우 심각한 장애가 일어나 몸의 기능이 완전히 고장 날 수도 있다.

근래 들어 다행히 의료계에서도 비타민 D의 결핍이 피부암을 비롯한 여러 가지 암, 당뇨, 골다공증, 알츠하이머병, 파킨슨병, 자폐증 같은 뇌 질환, 관상동맥 질환을 일으킬 수 있다는 사실을 깨달은 사람이 점점 늘어나고 있다.

실제로 비타민 D의 결핍이 심혈관 질환에 미치는 영향을 조사한 연구가 2012년 2월 『미국 심장학 저널American Journal of Cardiology』에 발표되었는데, 여기에서 연구진은 "최근 밝혀진 사실에 비추어 볼 때 비타민 D의 결핍이 고혈압, 관상동맥 질환, 심부전과 연관이 있는 것으로 보인다"라고 밝혔다. 혈관이 손상만 되어도 수백 가지의 새로운 질병이 생겨날 수 있다. 연구진은 비타민 D의 결핍이 심장 질환의 발병과 그로 인한 사망 위험을 세 배나 증가시킨다는 사실을 발견했다.

나는 이미 관상동맥 질환을 질병으로 여겨서는 안 되고, 심장마비와 심부전을 예방하기 위해 콜레스테롤을 사용하는 몸의 치유 메커니즘으로 보아야 한다고 여러 차례 말한 바 있다. MIT대학의 수석 과학자이면서 수백 편의 논문을 발표한 스테파니 세네프 Stephanie Seneff 박사도 관상동맥 질환이 몸의 치유 메커니즘이라는 사실을 밝혀냈다. 세네프 박사의 연구는 관상동맥 질환에서 플라크가 만들어지는 것은 콜레스테롤 황산염(정상적인 경우라면 햇볕을 충분히 쬐는 것만으로도 많이 만들어진다)이 부족할 때 그것을 보충하려는 몸의 치유 수단임을 보여 준다. 세네프 박사에 따르면 햇볕을 쬐는 시간이 부족하여 콜레스테롤 황산염 수치가 감소하면 몸은 이것을 보충하기 위해 반드시 다른 수단을 찾아야만 한단다.

이 문제의 해결책은 햇볕을 충분히 쬐는 것이다. 세네프 박사는 계속해서 다음과 같이 말했다. "피부는 이와 같은 방법으로 콜레스테롤 황산염을 생산한다. 이 콜레스테롤 황산염은 저밀도 리포단백질에 둘러싸이지 않아도 혈액을 통해 자유롭게 이동할 수 있다. 그러므로 간은 많은 양의 저밀도 리포단백질을 만들 필요가 없다. 결국 저밀도 리포단백질 수치도 떨어진다. 실제로 햇볕을 쬐는 것과 심혈관계 질환 사이에는 완벽한 역상관관계가 있다. 햇볕을 많이 쬘수록 심혈관계 질환의 발병 가능성은 감소한다."

이것은 또한 스타틴 같은 콜레스테롤 저하제를 사용하여 인위적으로 콜레스테롤 수치를 낮추는 것이 오히려 심장이 제대로 기능하고 생존하는 데 필요한 콜레스테롤 황산염을 생산하려는 몸의 대체 계획을 가로막는 결과를 낳는다는 사실을 의미한다. 그렇게 보면 스타틴이 출시되고 나서 1980년에서 1990년 사이 첫 10년간 심부전 발생 건수가 두 배 이상 증가한 것도 그리 놀라운 일은 아니다. 스타틴 사용량이 많아지면서 심부전의 발생 건수도 함께 증가한 것은 과연 순전히 우연의 일치일까? 세네프 박사는 스타틴이 심부전을 야기한다고 확신했다.

한편 세네프 박사는 낮은 콜레스테롤 수치와 스타틴이 알츠하이머병에 미치는 해로운 영향을 밝힌 연구 논문도 발표했는데, 나는 그녀의 견해에 완전히 동의한다.

미국인의 42퍼센트 이상이 비타민 D 결핍 증상을 보인다. 그리고 임산부의 47퍼센트는 비타민 D 결핍이 매우 심각하다. 그들의 자녀는 어린아이일 때부터 뼈가 쉽게 부러진다.

비타민 D 보충제를 복용하는 것으로는 결핍 현상을 장기적으로 해결할 수가 없다. 오히려 그것을 너무 많이 복용하면 생명이 위태로워질 수 있고, 소량을 오랫동안 복용하면 면역 체계가 억제될 수 있다. 따라서 햇볕을 쬐거나 자외선램프를 사용하는 것이 가장 좋다.

충분한 양의 비타민 D를 만들어 내는 가장 좋은 방법은 오전 10시에서 오후 3시 사이에 햇볕을 쬐는 것이다. 지금 내려쬐는 햇볕이 비타민 D를 생산하기에 적당한 강도인지 알아보는 가장 간단한 방법은 그림자의 길이를 측정하는 것이다. 햇볕 아래에 섰을 때 그림자가 키보다 더 길면 비타민 D를 생산하기에 충분하지 않다고 보면 된다.

비타민 D가 잘 생성되게 하려면 일광욕을 하기 전에 샤워를 하는 것이 가장 좋다. 그리고 자외선 차단제를 사용하지 않는 것이 매우 중요하다. 자외선 차단제는 피부암을 예방하지 못할 뿐만 아니라, 실제로는 그것의 원인이 된다. 자외선 차단제는 햇볕의 좋은 효과를 차단한다. 우리 몸은 그 안에 들어 있는 수많은 발암성 화학 물질을 빠르게 흡수한다.

가능하면 온몸을 몇 분 동안 직사광선에 노출시키다가 날마다 조금씩 시간을 늘려 하루에 20~30분 정도 햇볕을 쬐도록 한다. 그렇지 않으면 가능한 한 피부가 많이 노출된 상태로 햇볕 아래에서 한 시간 정도 산책하는 것도 괜찮다. 하루에 이 정도만 햇볕을 쬐어도 충분한 양의 비타민 D가 생성된다.

우리 몸은 1년 중 햇볕이 좋은 계절에 생성된 비타민 D를 겨울까지 사용할 수 있도록 저장할 수 있다. 하지만 그것은 봄철의 감기나 독감을 예방할 수 있을 정도로 오랫동안 지속되지는 않는다. 따라서 겨울 휴가를 따뜻하고 햇볕이 강한 곳에서 보내는 것도 비타민 D를 보충하기에 좋은 방법이다.

피부암이 햇볕 탓이라고 말하는 이들이 있다. 그들은 햇볕에 그을린 것을 피부 손상과 동일시한다. 햇볕에 노출된 피부가 갈색으로 변하는 것은 화상을 막기 위한 몸의 자연스러운 방어 작용이다. 바로 이 때문에 우리 몸에는 멜라닌 색소를 생산하는 세포가 있는 것이다. 우리는 이미 천연 자외선 차단제를 생산할 수 있는 장치를 가진 채로 태어났다. 자외선 차단제를 사용하면 햇볕을 쬐었을 때 얻을 수 있는 모든 효과가 무용지물이 된다.

비타민 D 보충제를 복용할 때 주의할 점

첫째, 의사들이 비타민 D 결핍을 치료하기 위해 처방하는 합성 비타민 D2는 사망률을 줄이지 못할 뿐만 아니라 실제로는 오히려 증가시킨다. 이러한 사실은 2011년 코크란 리뷰에서 총 9만 4000명의 환자를 대상으로 한 약 50가지의 임상 실험을 메타 분석한 결과 밝혀졌다. 이 분석 결과에 의하면 합성 비타민 D2를 복용한 환자의 사망률은 2퍼센트 증가한 반면, 천연 비타민 D3를 복용한 환자의 사망률은 7퍼센트 감소했다.

비타민 D2를 포함한 모든 합성 의약품은 면역 체계를 약화시킨다. 그러므로 환자는 의사가 처방한 의약품을 복용하기 전에 반드시 그 약에 대해 스스로 공부해야 한다. 의사의 말을 무조건 당연하게 받아들이면 안 된다. 의사들은 의학 저널보다는 약을 파는 것이 목적인 제약 회사로부터 정보를 얻는다. 전자를 통해 정보를 얻는 경우는 매우 드물다. 이 때문에 자신이 처방하는 것이 환자에게 이로운지 해로운지 별로 신경을 쓰지 않는다. 합성 비타민 D는 확실히 좋은 점이 없다.

둘째, 피부가 햇볕에 노출되었을 때 만들어지는 비타민 D3와는 달리, 비타민 D3 보충제에는 콜레스테롤 황산염이 들어 있지 않다. 콜레스테롤 황산염은 중요한 조절 물질이면서 세포막을 구성하는 성분이다. 이것이 없으면 세포가 생존하거나 분화하는 것이 불가능하다. 혈소판 막에 있는 콜레스테롤 황산염은 혈소판의 접착능력을 향상시키며, 혈액이 원활하게 흐르고 적절하게 응고되는 데 핵심적인 역할을 한다.

콜레스테롤 황산염이 충분하지 않으면 거의 모든 종류의 질병이 발생할 위험이 높아진다. 따라서 비타민 D3 보충제는 황산염 상태의 비타민 D 결핍으로 인해 발생하는 심부전, 심장마비, 뇌졸중, 뇌 손상 등을 예방하지 못할 수도 있다.

셋째, 주기적으로 혈액 검사를 하지 않는 상태에서 비타민 D3 보충제를 복용한다면 이로 인한 잠재적인 위험성이 있다는 사실을 유념하기 바란다. 비타민 D 보충제를 지나치게 많이 복용하면 간 손상과 사망의 원인이 될 수 있다. 자연은 의도적으로 비타민 D가 함유된 천연 식품을 제공하지 않는다. 이는 독성을 피하기 위해서다. 심지어 산모의 모유에도 비타민 D의 함량은 극히 낮다. 자연은 우리가 가공한 우유에 비타민 D를 첨가해서 마신다거나 그것이 풍부한 연어를 잡아먹는 대신에 스스로 햇볕을 쬐어 그것을 생산하기를 원한다. 만약 지구상에 사는 수십억명의 사람이 우유를 마시거나 연어를 잡아먹는 것으로 비타민 D를 보충해야 한다면 인류의 대부분은 오늘날까지 생존하지 못했을 것이다.

비타민 D 보충제를 복용하면 골연화증, 구루병, 골다공증, 암, 면역 결핍, 다발성 경화증 등을 비롯한 여러 가지 건강상의 문제가 상당히 개선될 것이다. 하지만 사람이 실제로 이러한 형태의 비타민 D를 얼마나 제대로 소화하고 대사 작용에 이용할 수 있는지를 검증할 수 있는 믿을만한 방법은 전혀 없다.

비타민 D는 지용성이기 때문에 이것을 소화해서 흡수하려면 충분한 양의 담즙이 분비되어야 한다. 간내담관에 폐색이 있으면 비타민 D 보충제를 복용해도 아무 소용이 없다. 이 때문에 양에 상관없이 유익한 비타민 D3를 날마다 복용하는 많은 사람이 결국 아무런 효과도 누리지 못한다. 물론 햇볕을 쬐어 피부를 통해 생성된 비타민 D는 소화 기관을 통해 흡수될 필요가 없으므로 혈액 속으로 녹아들어 바로 유익하게 사용될 수 있다.

언제나 그렇듯이 한 가지 건강 문제를 없애는 것은 틀림없이 그것과 비슷한 심각성을 가진 또 다른 문제를 유발한다는 사실을 이해해야 한다. 몸에 부족한 한두 가지의 성분을 단순히 보충하는 것은 좋은 방법이 아니다. 그것은 마치 증상을 없애는 데만 몰두하는 현대 의학에서 특효

약을 사용하여 질병을 치료하려는 것과 같다. 인간의 몸은 너무나 거대하고 모든 것이 서로 영향을 주고받는 복합체다. 그러므로 이처럼 지나치게 단순한 접근법으로는 문제를 해결할 수 없다. 불균형이 발생한 근본적인 원인을 다스리지 않는다면 몸이 원래 가지고 있는 진정한 균형을 되찾는 것은 영원히 불가능하다.

나는 악성 종양을 비롯한 여러 질병에서 그것의 증상을 성공적으로 제거한 뒤 치명적인 심장마비나 뇌졸중이 일어나는 경우를 자주 보았다. 질병의 증상은 몸의 복잡한 치유 메커니즘 중 일부분에 지나지 않는다. 이런 점을 인식한다면 증상을 성공적으로 제거하는 것이 몸의 최대 관심사가 아니라는 사실을 알 수 있다. 실제로 암이 있을 때 항암 화학요법이나 방사선 치료처럼 갑작스럽고 극단적인 방법으로 종양을 축소하면 몸 전체가 독성 물질과 수십억 개의 죽은 암세포에 휩싸인다. 그 결과 몸의 여기저기에 폐색이 발생하거나, 새로운 종양이 아무 곳에서나 발생하며, 심장에 큰 충격을 주어 그것의 작동을 중지시킨다.

비타민 D 같은 스테로이드를 복용하는 경우에도 언제나 위험 요소가 존재한다. 스테로이드 약물은 믿을 수 없을 정도로 놀라운 효과를 만들어 내는 것처럼 보인다. 이 때문에 그것은 한때 기적의 약으로 불렸다. 이제 우리는 이런 약이 실제로 작용하는 방식과 장기적으로 심각한 부작용을 일으킨다는 사실을 잘 안다. 그래서 그 약의 유용성을 의심한다. 심각한 질병 하나를 다른 질병으로 바꾼다고 해서 그것을 의학적 성취로 받아들일 수는 없다. 의사들이 성공적인 수술이었다고 말해도 환자는 죽음을 맞이할 수 있다.

비타민 D 보충제를 과다하게 복용하면 메스꺼움, 구토, 식욕 부진, 체중 감소 등이 나타날 수 있다. 또한 혈중 칼슘 수치가 증가하여 고칼슘혈증이 유발될 수 있다. 고칼슘혈증은 정신 혼란이나 비정상적인 심장 박동의 원인이 된다. 조직에 칼슘과 인산염이 침착하는 병증인 석회증 또한 과다한 비타민 D 복용에서 기인한다.

다시 한 번 강조하자면 비타민 D 보충제를 많이 복용하면 단기적으로는 증상이 개선되는 효과가 있을 수 있다. 하지만 몸에서 비타민 A와 비타민 K2가 적절한 균형을 이루지 못하고 있는 상태이기 때문에 그것을 많이 복용하는 것일 수도 있다. 자신의 혈중 비타민 A와 비타민 K 수치를 알고 있는 사람이 과연 얼마나 될까? 어떤 경우에도 환자가 심장과 폐와 신장에 많은 양의 칼슘 침착물이 축적되기 전에 고칼슘혈증을 인지하는 경우는 매우 드물다. 혈중 비타민 D 수치가 정상치보다 증가한 상태로 너무 오랜 시간이 흐르면 이들 장기에 발생한 손상이 영구적인 것이 될 수 있다. 반면 햇볕을 쬐어 만들어 낸 비타민 D는 설령 하루에 여덟 시간씩 햇볕 아래에서 생활한다 할지라도 아무런 부작용을 일으키지 않는다.

날마다 오일풀링을 하라

오일풀링은 간단하지만 놀라울 만큼 효과적으로 혈액을 청소하는 방법이다. 오일풀링을 하면 혈액 질환, 폐 기능 장애, 간 기능 장애, 치아와 잇몸 질환, 두통, 피부 질환, 위궤양, 장 기능 장애, 식욕 부진, 심장과 신장 질환, 얼굴 부기 등 여러 질병에 효과가 있다. 이 요법에서는 오일을 입에 머금고 있다가 내뱉는다.

오일풀링을 하려면 냉압착 방식으로 짜내고 정제하지 않은 해바라기유, 참기름, 올리브오일이 필요하다. 아침에 일어나서 바로 하는 것이 제일 좋다. 늦어도 아침 식사 전에 큰 스푼으로 한 스푼의 오일을 입에 머금고 삼키지는 않는다. 입 안에서 오일을 천천히 움직여 가면서 씹는 것처럼 치아 사이로 3~4분 정도 우물거린다. 이렇게 하면 오일과 침이 완전히 섞이고 배출된 효소를 활성화한다. 효소는 혈액 속에 있는 독성 물질을 가지고 나온다. 이와 같은 이유로 3~4분 안에는 반드시 오일을 뱉어 내는 것이 매우 중요하다. 배출된 독성 물질이 다시 흡수되기를 바라는 사람은 없을 것이다. 뱉어 낸 오일에는 세균과 독성 물질이 가득해서 우유처럼 하얀색이나 노르스름한 색을 띤다.

가장 좋은 효과를 보기 위해서는 이 과정을 두 번 더 반복한다. 그런 다음 티스푼으로 1/2스푼 정도의 베이킹소다나 천일염으로 입 안을 헹구는데, 소량의 물에 용해해서 사용할 수도 있다. 이 용액으로 입 안을 헹구면 남아 있는 오일과 독성 물질의 찌꺼기를 제거할 수 있다. 여기에 더하여 입 안을 더 깨끗하게 하기 위해 칫솔로 치아와 혓바닥을 닦아 내는 것도 좋은 방법이다.

오일풀링을 했을 때 눈에 보이는 효과로는 잇몸 질환이 사라지고 치아가 하얗게 바뀌는 것을 들 수 있다. 몸에 병이 있는 상태라면 하루에 세 번씩 오일풀링을 해도 된다. 단 반드시 공복인 상태에서 해야 한다. 오일풀링을 하면 간이 제거하거나 해독하지 못한 독성 물질을 혈액에서 제거해 준다. 따라서 오일풀링은 간의 부담을 크게 덜어 주는 역할을 하며, 그것이 나머지 모든 장기에도 유익한 효과를 가져다준다.

일부 의사는 오일을 10~15분 정도 입에 머금고 있으라고 권한다. 하지만 3~4분 이상으로 오일을 머금고 있다고 해서 독성 물질이 더 많이 빠져나오는 것은 아니다.

금속성 치아 충전제를 교체하라

금속성 치아 보형물은 끊임없이 독성 물질을 배출하고 알레르기 반응을 일으키기도 한다. 모든 금속은 시간이 흐를수록 부식된다. 특히 입 안은 공기와 수분의 접촉이 가장 왕성한 곳이다. 수은과 다른 금속의 합금인 아말감으로 만든 치아 충전제는 극도로 독성이 강한 화합물을 배출한다. 이 때문에 독일에서는 임신부에게 아말감 치아 충전제를 사용하는 것이 법적으로 금지되어 있다. 그 밖에도 유럽의 여러 나라에서 아말감 사용이 금지되어 있다.

아말감이 산모와 태아에게 위험하다면 다른 모든 사람에게도 마찬가지다. 특히 간과 신장은 금속성 치아 보형물에서 빠져나온 유독 물질을 다루어야 하기 때문에 점진적으로 그것에 중독된다. 가령 틀니에서 핑크색을 만드는 데 사용되는 카드뮴은 납보다 독성이 다섯 배 이상 강하다. 카드뮴은 소량만 몸에 들어가도 혈압을 급격하게 상승시킨다.

아말감 충전제에 사용되는 탈륨이라는 금속 원소는 다리 통증과 하지 마비를 일으키고, 피부와 신경계와 심혈관계에도 나쁜 영향을 미친다. 금속성 치아 충전제를 삽입하고 몇 년 뒤에 하지 마비로 휠체어에 의지해야 했던 환자들이 그것을 모두 제거한 뒤 완전히 회복된 경우도 많았다. 탈륨은 0.5~1.0그램 정도만으로도 생명을 앗아 갈 수 있을 정도로 치명적인 독성을 가지고 있다.

금속성 치아 보형물에는 발암 물질로 알려진 원소가 많이 들어 있다. 대표적인 것이 니켈과 크롬이다. 금이나 은, 백금을 비롯한 모든 금속은 부식이 일어날 수밖에 없고, 이것을 몸에서 흡수한다. 유방암 환자의 경우 많은 양의 금속 성분이 유방에서 발견될 때가 자주 있다. 치아에서 모든 금속성 치아 보형물을 제거하면 유방에서도 금속 성분이 사라진다. 마찬가지로 유방과 난소에 있는 낭종(몸이 독성과 부식성을 띠는 금속을 따로 저장해 두기 위해 만들어 낸 것이다)도 금속성 치아 보형물을 제거하면 자연스럽게 사라진다.

우리 몸의 면역 체계는 독성의 금속 성분에 자연스럽게 반응하며, 결국 알레르기 반응을 나타낸다. 부비강 질환, 이명, 분비선 팽창, 구토, 복부 팽창, 비장 비대, 관절 질환, 두통과 편두통, 안구 질환 등이 그런 알레르기 반응의 일종이다. 심지어 마비나 심장 발작 같은 심각한 합병증이 나타날 수도 있다.

금속의 독성에 의해 나타나는 이러한 질환을 개선하는 가장 확실한 방법은 모든 금속성 치아 보형물을 복합레진으로 교체하는 것이다. 복합레진에는 금속 성분이 들어 있지 않다. 치아에 크라운을 씌우거나, 의치나 임플란트 같은 중요한 치료를 받아야 한다면 유해성이 가장 적은 재료를 사용하는 곳을 찾아보기를 바란다. 되도록 티타늄 임플란트보다는 독성이 없는 지르코늄 임플란트를 선택하는 것이 좋다.

제6장

간과 담낭 청소의
기대 효과

질병이 없는 삶

영어에서 '치유하다'를 의미하는 단어인 'heal'은 'health(건강)' 혹은 'wholeness(전체)'에서 파생된 것이다. 치유란 전체 혹은 건강으로 돌아가는 것을 의미한다. 질병이란 그저 잠재적으로 생명을 위협하는 상황이 발생하는 것을 방지하기 위하여 몸이 이미 스스로 치유 활동을 시작했음을 나타내는 표시일 뿐이다.

병이 든다는 것은 몸이 바로 그 일을 하고 있음을 의미한다. 우리는 면역 체계가 약해졌을 때, 즉 축적된 독성 노폐물에 의해 면역 체계가 억눌리고 과중한 부담을 떠안게 되었을 때 병에 걸린다. 이런 형태의 극심한 폐색에 대해 몸은 갖은 수단을 동원하여 독성을 제거하려고 한다. 이것은 대개 불편한 느낌을 야기한다. 이러한 것을 '증상'이라고 한다.

몸이 노폐물을 청소하고 스스로 보호하거나 치유하려고 할 때면 종종 통증이나 발열, 감염, 염증, 궤양 등을 동반한다. 좀 더 심각한 상황에서는 암이나 동맥의 내벽에 생기는 플라크를 통해 환자가 갑작스럽게 사망하지 않게 한다. 대부분의 폐색은 간내담관 폐색이 있은 연후에 나타나거나, 그와 동시에 나타난다. 간은 몸에 필요한 것을 만들어 내는 주요 생산 공장이자 해독 작용의 중심이다. 이런 간에서 담석에 의한 폐색이 발생하면 질병은 심각해진다.

간내담관을 가로막고 있던 것을 모두 청소하고 균형 잡힌 식습관과 생활 습관을 유지한다면 몸은 예전의 균형을 다시 되찾게 될 것이다. 이렇게 균형 잡힌 상태를 가리켜 사람들은 '건강'이라고 말한다.

"예방이 치료보다 낫다"라는 옛말은 간에도 딱 들어맞는다. 간에 담석이 생기지 않도록 조심하면 몸의 균형이 무너질 일은 별로 없다. 간을 깨끗이 청소하고 유지하는 것은 완전한 건강 증명서를 발급받는 것과 같다.

건강 보험회사와 그 고객은 간과 담낭 청소를 통해 여러 가지 중요한 혜택을 받을 수 있다. 보험회사는 보험요율과 보험금 지급을 엄청나게 낮출 수 있고, 고객은 나아진 건강 덕분에 직장에 병가를 낼 일이 없어지고 질병으로 인한 두려움과 고통에서도 자유로워질 수 있을 것이다. 나이든 사람은 점점 자신을 스스로 돌볼 수 있게 되면서 젊은이에게 부담이 된다는 생각을 더 이상 하지 않아도 된다. 미국이나 영국처럼 재정 부채로 허덕이는 나라는 건강 보험 비용을 대폭 낮추는 것이 지속적인 발전과 번영을 보장받는 유일한 길이다.

미국에서는 2001년에 건강 보험 비용이 1조 달러를 넘어섰다. 2004년에는 전체 건강 보험 지출이 1조 9천억 달러에 이르렀다. 이것은 국내 총생산의 16퍼센트에 해당하는 금액이다. 이러한 추세가 멈출 기미를 보이지 않는다. 2010년 의료비 지출은 2조 6천억 달러에 가까웠고, 10년 뒤에는 거의 두 배에 가까운 4조 달러 이상이 될 것으로 예상된다.

국가 재정의 증가 속도보다 의료비 지출의 증가 속도가 빠르면 국가의 존망이 위태로워진다. 자신의 건강을 돌보지 않는 모든 사람이 국가 전체의 의료비 지출을 증가시키고, 국가 부도 사태를 앞당기는 데 기여하는 셈이다.

좋은 의료 정책은 질병의 증상을 치료하는 데 얼마나 많은 비용을 지출했는지로 평가될 수 있는 것이 아니다. 질병의 근원을 다스리려고 하지 않고 증상만을 치료하는 것은 사태를 더 악화시킬 뿐이다. 그 결과 더 많은 치료가 필요해진다.

현대 의학은 독성이 있는 약물이나 방사선이나 수술을 통하여 질병의 증상을 '성공적으로' 제거하는 데 초점을 둔다. 하지만 이것은 스스로 치유하려는 몸의 노력을 억누르는 것이다. 따라서 거의 모든 형태의 의학적 개입은 해로운 부작용을 낳을 수밖에 없다. 이것은 다시 더 많은 치료가 필요한 새로운 질병의 원인이 된다.

질병의 증상을 억누르는 일시적인 해결책은 만성 질환과 조기 사망의 주요 원인이다. 또한 급격하게 증가하는 의료비 지출의 주범이기도 하다. 해마다 90만 명에 이르는 이들이 값비싼 의학적 치료의 부작용으로 아까운 생명을 잃고 있다. 반면 정말로 질병을 치유하고 새로운 질병이 발생하는 것을 예방하는 데는 그렇게 많은 돈이 필요하지 않다.

전통적인 의료 서비스는 대부분의 사람에게 점점 부적합해지고 있다. 그것은 장차 소수의 특권층만을 위한 서비스가 될지도 모른다. 만약 미국에서 의사들이 간과 담낭 청소를 처방한다면 담석으로 고통 받는 3100만 명 대부분이 정상적이고 안락한 삶을 누리게 될 것이다. 또한 담석과 관련한 수많은 질병을 제거하거나 예방할 것이다.

나는 전 세계 각지에서 하루에 약 250통의 편지나 이메일을 받는다.

그들은 하나같이 자신의 건강을 능동적으로 책임질 때 얻을 수 있는 이로움을 자신만의 이야기로 들려준다. 그중 하나를 여기서 소개하고자 한다. 이것은 전문 음악가이자 음악 교사이던 한 여성이 24세 때부터 심각한 위산 역류로 고통을 겪다가 인생의 전환점을 맞이한 이야기다. 통증과 위산 역류가 점점 참을 수 없는 지경에 이르자 그녀는 성대 결절로 인해 더 이상 노래를 부를 수 없게 되었다. 40세가 되었을 때 그녀는 극심한 통증과 불면증을 비롯하여 여러 가지 건강상의 문제로 인생 전체가 위기에 직면했다.

편지에서 그녀는 다음과 같이 말했다. "노래를 부르는 사람에게 위산 역류는 죽음과도 같은 것이지요. 마침내 정밀 검사를 받아 본 결과, 담즙 배출계수가 9퍼센트밖에 안 된다는 사실을 알게 되었습니다. 의사는 제게 즉시 담낭을 제거해야 한다고 했습니다. 그것은 2011년 3월의 일입니다. 의사의 말로는 제 담낭이 이미 파열 직전이고 정상적인 크기에 비해 세 배 이상 커져 있다는 것이었습니다. 의사는 제게 담낭을 제거하고 나면 기분도 나아지고 음식도 무엇이든지 먹을 수 있을 것이라고 장담했습니다. 하지만 식단을 조절하고, 운동도 하고, 커피와 술을 멀리했음에도 불구하고 다시 약을 찾게 되기까지 제가 누린 평화는 아주 짧았습니다. 이제는 양성자 펌프 억제제(제산제)도 더는 효과가 없습니다. 바로 그때 저는 선생님의 책을 읽었습니다. 첫 번째 간 청소는 정말로 놀라운 경험이었습니다! 커다란 담석이 빠져나왔고, 그 이후 정말로 몇 년 만에 최고의 기쁨을 느꼈습니다! 위산 역류와 함께 몸의 오른쪽 부분에 있던 통증도 사라졌습니다. 저는 기쁜 마음으로 다음 번 간 청소를 준비하면서 건강을 되찾고 있습니다. 몇 년 만에 제게도 희망이라는 녀석이 찾아온 것입니다!"

간 청소는 단순히 간과 소화 기관의 기능을 정상적으로 회복하는 것 이상의 의미를 가지고 있다. 이것은 우리로 하여금 평생 동안 건강을 스스로 돌볼 수 있게 도와준다. 건강 보험이 질병 없는 삶을 보장해 주지는 않는다. 건강은 담석과 그 밖의 독성 노폐물이 몸에 쌓이지 않게 하면서 젊음과 활력을 유지하는 데 필요한 기본 요구 조건을 충족할 때 얻을 수 있다.

소화 기능 개선

소화 기능이 건강하다는 것은 몸에서 다음 세 가지 기본 과정이 잘 이루어지는 것을 의미한다.

—섭취한 음식물이 영양 성분 단위로 잘게 쪼개진다.

—영양 성분이 흡수되어 몸의 모든 세포에 고르게 분배되고, 거기에서 효율적으로 대사 작용을 한다.

—음식물을 섭취하여 분해하고 사용하면서 나온 노폐물이 배출 기관과 장기를 통해 모두 제거된다.

몸에서 60조~100조 개의 세포가 효율적이고 지속적으로 교체되려면 소화 기능이 건강해야 한다. 몸이 항상성을 유지하기 위해서는 날마다 300억 개의 새로운 세포를 만들어 오래되고 낡고 손상을 입은 세포를 대체해야 한다. 이러한 과정이 언제나 원활하면 몸을 구성하는 새로운 세포는 이전의 세포와 마찬가지로 효율적이면서 건강하게 활동하게 된다. 뇌세포와 심장세포 같은 것은 세포를 교체하지 않더라도 최소한 탄소, 산소, 수소, 질소 같은 구성 원소를 지속적으로 새로운 것으로 교체한다. 더구나 신경 생성 분야의 새로운 발견에 따르면 뇌세포와 심장세포가 세포 교체를 하지 않는다는 이론도 이제는 폐기 직전에 있다. 다시 말해서 몸을 구성하는 어떤 세포도 예전의 것 그대로 남아 있는 것은 없다는 뜻이다.

하지만 급변하는 세상을 사는 대부분의 사람은 건강한 생활 습관과 균형 잡힌 식습관을 유지할 만한 여유가 없다. 그 결과 세포나 구성 원소의 정상적인 교체가 더 이상 완벽하고 효율적으로 일어나지 않는다. 현대인들이 건강하지 않은 것은 그러한 음식을 먹고 그러한 생각을 하기 때문이다. 반면 건강한 사람은 자연에서 나온 깨끗하고 영양이 풍부한 식품과 신선한 물을 섭취한다.

모든 연령대에 걸쳐 젊음과 건강을 유지하는 사회는 지구상에서 아주 드물다. 러시아 남부 변방의 압하지아, 인도와 티베트와 중국 변방의 히말라야, 남아메리카의 안데스, 코스타리카 북부의 니코야 지역, 멕시코 북부의 일부 지역처럼 아주 멀고 외딴 곳이 그러하다. 그들의 식탁에는 순수하고 신선한 식품만 올라온다.

그렇다고 건강을 유지하기 위하여 이처럼 멀고 외딴 곳에 가서 살 필요는 없다. 실제로 나이가 100세 넘어도 깨끗한 혈관 상태를 유지하는 것은 아주 정상적인 현상이다(그림 6-1). 그림 6-1의 위의 것은 잠을 자다가 아주 평화롭게 죽음을 맞이한 100세의 한 미국인 여성의 관상동맥

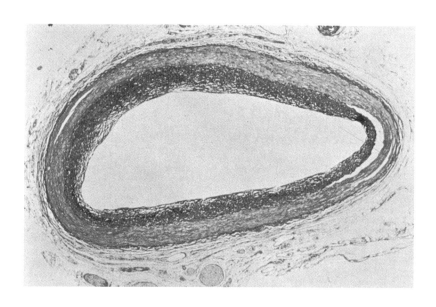

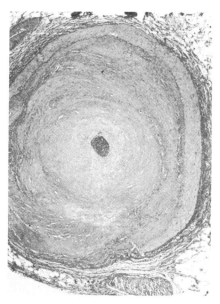

[그림 6-1] 위의 것은 100세 된 한 미국인 여성의 깨끗한 관상동맥 단면이고, 아래의 것은 50세 남성의 꽉 막힌 동맥 단면이다. 가운데 있는 붉은 점은 이 환자에게 치명적인 심장마비를 일으킨 혈전이다.

단면 사진이다. 심지어 수령이 1000년이 넘은 나무도 수액이 자유롭게 흐르기만 하면 싱싱한 나뭇잎과 열매를 맺는다. 나이가 든다고 해서 혈관이 좁아지고 몸의 세포에 영양 공급이 중단되는 것은 아니다. 건강하지 않은 식습관과 생활 습관이 그렇게 만드는 것이다.

몸을 깨끗이 청소하고 최선으로 관리한다면 삶에 에너지와 활력이 넘친다. 이는 우리가 마땅히 누려야 하는 삶이다. 몸에 독성 물질이 쌓이지 않고 세포가 원활하게 교체되려면 제 기능을 잘 수행하는 소화 기관과 담석 없는 건강한 간이 기본적인 전제 조건이다. 이것이야말로 노화와 질병에 대항하여 인간이 할 수 있는 최선의 해결책일 것이다.

통증에서의 해방

통증은 몸에 어떤 문제가 있거나, 제대로 작동하지 않는 장기, 기관, 근육, 관절 등이 있다는 사실과, 몸이 그것을 고치고 있음을 나타내는 신호다. 통증 자체는 질병이 아니다. 그것은 비정상적인 상황이 발생했을 때 적절한 면역 반응이 일어나고 있음을 알려 주는 것이다. 여기서 말하는 비정상적인 상황이란 림프관이나 혈관이 막히거나 노폐물이 쌓이는 것 등을 말한다. 몸의 어느 곳에 폐색이 발생하면 산소 공급이 줄어든다. 그러면 조직은 거의 항상 통증이라는 신호를 보낸다. 이런 부분을 청소하거나(진통제를 사용하지 않고) 몸이 스스로 폐색을 제거하여 통증이 자연스럽게 가라앉으면 몸은 원래의 균형 잡힌 상태로 되돌아간다. 만성적인 통증이 나타나는 것은 면역 반응과 몸의 자가 치유 능력이 충분하지 않고, 통증의 원인이 치유되지 않은 채 그대로 남아 있음을 의미한다.

간과 담낭에 있는 모든 담석을 제거하면 몸에 나타나던 모든 통증이 줄어들거나 사라진다. 혈액과 림프액의 상태는 몸의 건강을 좌우한다. 간에 폐색이 생기는 것처럼 혈액과 림프액에 많은 양의 독성 물질이 쌓이면 염증이나 감염이 일어난다. 혹은 몸에서 가장 약한 부분의 세포나 조직에 손상이 발생할 수 있다. 간 기능의 약화로 소화, 대사, 노폐물 제거가 원활하지 않으면 면역 체계도 몸을 치유하는 자신의 임무를 더 이상 수행할 수 없다.

치유 반응은 면역 체계의 효율성에서 큰 영향을 받는다. 면역 체계에서 가장 큰 부분은 장내에 위치한다. 면역 체계가 스트레스나 과중한 부담을 받지 않도록 하려면 소화 기능과 세포의 대사 작용을 조절하는 주요 장기인 간에 담석이 전혀 없어야 한다. 장내 면역력이 약해지면 몸의 다른 부분에서도 마찬가지로 면역력이 떨어진다.

폐색되어 있던 곳이 뚫리고 면역 체계가 가장 강한 힘과 효율성을 되찾게 되면 통증은 자동적으로 완화된다. 참기 힘들 정도로 극심한 통증이 아니라면 통증 자체는 어떤 조치를 해 주어야 하는 증상이 아니다. 스위치만 켜면 될 일인데 밤의 어둠과 맞서 싸우려는 사람은 아무도 없을 것이다. 적들이 몰려오고 있음을 알려 주는 전령(통증)을 죽이는 것은 참으로 어리석다. 만성적인 통증의 원인은 만성적인 폐색이다. 그러므로 고통을 치료하려고 애쓰기 전에 간과 신장, 림프계를 깨끗하게 해야 한다. 이렇게 접근하면 거의 모든 통증을 완화할 뿐만 아니라, 적절한 면역 기능과 건강을 회복할 수 있다.

몸의 유연성

신체적인 유연성은 장기, 관절, 근육, 결합 조직, 세포 등이 음식, 물, 공기로부터 얼마나 영양 공급을 잘 받고 있는지를 나타내는 척도다. 건강이 오래 지속되려면 이러한 영양소와 주요 물질을 세포로 전달하는 소화와 대사 기능이 최상의 상태라야 한다. 관절과 근육이 뻣뻣한 것은 소화와 배출 기능이 허약해져서 그 부분에 산성 대사 노폐물이 쌓여 있음을 나타낸다.

요가나 체조, 혹은 그 밖의 어떤 운동이든 꾸준히 하는 사람이 몇 번의 간 청소를 하고 나면 척추, 관절, 근육의 유연성이 엄청나게 좋아지는 것을 느낄 수 있다. 세포를 연결하는 결합 조직은 더욱 유연해지고 탄력이 생기면서 몸 전체가 잘 연결된 것 같은 느낌을 받는다.

깨끗하고 맑은 강물은 더러운 찌꺼기와 쓰레기로 가득한 강물에 비해 저항을 적게 받으면서 더 잘 흘러간다. 간이 하는 가장 중요한 기능은 혈액을 맑게 해서 세포에 영양분을 공급하고, 노폐물을 거두어들이며, 호르몬을 목적지까지 지체 없이 잘 전달하는 것이다. 생명의 강(혈액)을 건강하고 깨끗하게 유지하는 것은 정신적, 육체적 건강을 위해 무엇보다 중요한 일이다.

탁한 혈액은 대부분의 질병에서 볼 수 있는 공통점이다. 혈액이 탁하면 피로가 찾아오고 특정 부위의 유연성이 부족해진다. 척추와 관절이 항상 굳어 있고 아프다면 이는 대부분의 내장 기관이 혈액 순환 문제로 고통을 겪고 있음을 나타낸다. 담석으로 인해 간 폐색이 진행되는 것을 막는다면 혈액 순환이 엄청나게 개선되고, 몸 전체의 유연성과 움직임도 좋아진다. 또한 규칙적으로 적당한 운동을 하면 이와 같은 유연성을 유지하는 데 도움이 된다.

몸의 유연성은 개방적이고 유연한 정신 상태를 나타내기도 한다. 반면 뻣뻣한 몸은 폐쇄적이고 걱정이 많은 상태를 의미한다. 맑은 혈액이 공급되고 굳어 있던 몸이 부드러워지면 정신 또한 더욱 개방적이고 조화로워질 것이다.

노화 방지

많은 사람이 노화를 마치 질병처럼 언젠가는 반드시 자신에게 닥쳐올 어쩔 수 없는 현상이라고 여긴다. 하지만 이러한 관점은 오직 노화의 부정적인 측면만 부각한 것이다. 우리는 인생을 풍요롭게 하고, 지혜롭게 하며, 경험이 풍부하고 원숙한 사람으로 만드는 긍정적인 과정으로 노화를 바라볼 수도 있다. 이러한 것은 모두 젊은 시절에는 갖기 어려운 매우 귀중한 인생의 자산이다. 대부분의 사람이 인식하는 노화는 사실 오랫동안 점진적으로 만들어진 대사 장애 현상을 가리킨다.

달갑지 않은 노화의 효과는 세포 단위에서부터 기능이 제대로 발휘되지 못하는 데서 비롯된다. 몸의 세포가 날마다 생성되는 대사 노폐물을 충분히 빠르게 제거할 수 없으면 노폐물의 일부가 세포막에 축적된다. 세포막이 몸의 쓰레기 처리장이 되는 것이다. 이것이 지속되면 세포를 둘러싸고 있는 결합 조직이 노폐물로 막히게 된다. 결국 세포는 노폐물을 스스로 제거하지 못하게 된다.

이제 머지않아 노폐물 처리의 비효율성이 몸 전체에서 확연하게 나타난다. 쌓여 가는 노폐물은 세포에 산소와 영양분과 수분을 공급하는 길을 차단하고, 세포막을 점점 두껍게 만든다. 이제 막 태어난 아기의 세포막은 두께가 매우 얇고 무색투명하다. 오늘날 70세 노인들의 평균적인 세포막은 어린 아기의 그것에 비해 최소한 다섯 배 이상 두껍고, 색깔은 일반적으로 갈색이지만 어떤 경우에는 검은색을 띠기도 한다. 세포의 이러한 퇴화 과정이 바로 흔히 '노화'라고 부르는 것이다.

노화는 거의 태어나는 순간부터 시작된다. 정상적인 노화 과정에서는 몸의 모든 세포가 자연스럽게 새로운 세포로 교체된다. 이와는 달리 비정상적인 노화 과정에서는 새로운 세포가 이전의 낡은 세포에 비해 그리 건강하지 않다. 여기에서 영향을 받은 조직이나 일단의 세포는 더욱 약해지고 영양을 제대로 공급받지 못하는 상태가 된다. 그 때문에 새롭게 태어나는 세포는 열악한 환경에서 시작해야 한다. 얼마 가지 않아 새로운 세포의 세포막 역시 노폐물로 막힌다. 그럼으로써 건강한 젊은 세포로 성장할 기회를 잃고 만다.

세포와 그것을 둘러싸고 있는 결합 조직이 점점 더 독성 물질로 포화되면 몸의 기관도 전체적으로 노화를 겪으면서 약해진다. 몸에서 가장 큰 기관인 피부도 부실한 영양으로 인해 고통을 겪는다. 이전에 가지고 있던 탄력성은 사라지고, 색깔이 변하며, 건조해지고, 거칠어지며, 대사 과정에서 나온 노폐물로 이루어진 잡티가 생긴다. 이런 상태이면 노화의 부정적 측면이 눈에 보일 정도가 된다. 따라서 몸의 바깥으로 드러나는 노화가 사실은 안쪽에서부터 시작한다는 사실이 아주 명확해졌다.

손상된 소화 기능과 간 기능은 비효율적인 세포 대사가 일어나게 하는 주요 요인이다. 이 책에서 소개한 방법대로 간과 담낭에 있는 모든 담석을 제거하고 장기와 조직과 세포에 있는 독성 노폐물을 제거하면 이 두 기능도 극적으로 개선된다. 또한 세포를 둘러싸고 있던 노폐물을 제거하고 나면 산소와 영양소와 수분 흡수가 증가하여 세포의 활력이 되살아난다.

소화 기능과 대사 작용이 지속적으로 개선되면 세포는 다시 젊고 활기찬 상태로 바뀐다. 그 결과 피부의 색과 윤기가 되살아나고, 눈빛이 빛나며, 자기도 모르게 긍정적인 태도를 갖게 된다. 바로 이런 때가 노화의 진행이 멈추고 노화의 부정적인 측면보다는 긍정적인 측면이 부각되는 순간이다.

내면과 외면의 아름다움

세포의 대사 작용이 견실하게 개선되면 내적 자아를 느끼는 방식에도 영향을 미친다. 정말로 건강하다면 나이가 들어도 젊고 빛나 보인다. 반대로 나이가 아무리 젊어도 몸에 독성 물질이 쌓여 있고 지쳐 있는 사람은 아주 늙어 보인다. 외적인 아름다움을 가지고 싶다면 먼저 내적인 아름다움을 길러야 한다.

만약 몸에 많은 노폐물이 쌓여 있다면 아름다움이나 가치의 의미를 얻을 수 없다. 세상에서 가장 멀리 떨어진 곳에 살면서 완벽한 건강과 활력을 누리는 토착민은 아직도 많이 있다. 그들은 오일이나 허브를 사용하여 규칙적으로 간과 신장 그리고 장을 씻어 낸다. 서구화된 현대 사회에서 사는 사람들은 그런 방법을 모두 잃어버렸다. 그들이 가장 관심을 두는 것은 오직 겉으로 드러나는 모습을 가꾸는 것뿐이다. 병이 생기면 그 원인을 다스리지 않고 증상만을 제거하려고 한다.

여러 차례 간 청소를 한 사람은 자신의 몸과 인생과 주변 환경에 대해 훨씬 더 긍정적인 생각을 하게 되었다고 말한다. 많은 경우 몸이 점점 깨끗해지면서 자존감과 타인을 존중하는 마음도 높아졌다. 간 청소는 삶의 활력과 내면의 아름다움을 증가시키는 데 엄청난 기여를 한다. 이것은 노화의 진행을 늦추거나 역전하는 데 도움이 될 뿐만 아니라, 나이가 몇 살이든 스스로 젊고 매력적인 사람이라고 느끼게 해 줄 것이다.

정신 건강의 개선

간 청소는 자신과 타인을 느끼는 방식에도 직접적인 영향을 미친다. 누구나 스트레스가 있으면 모든 일에 짜증이 나고 불만스러우며 심지어 화도 난다. 대부분의 사람은 스트레스를 인생을 살면서 직면하는 외적인 문제와 관련 있는 것이라고 여긴다. 하지만 이는 단지 부분적인 진실에 불과하다.

필수 영양소를 공급함으로써 신경 기관을 유지하는 간은 우리가 스트레스에 반응하는 방식을 결정한다. 간에 담석이 있으면 영양소가 적절히 분배되는 것이 지연된다. 이때 몸은 스트레스 호르몬을 과도하게 분비하는 것과 같은 여러 가지 긴급 수단에 의지할 수밖에 없다. 이러한 응급조치는 대부분의 신체 기능을 유지하는 데 잠깐 동안은 도움이 된다.

하지만 종국에는 몸의 평형이 흐트러지고 신경 기관은 균형을 잃는다. 이렇게 내적으로 불균형 상태이면 외부의 작은 압력이나 요구 상황에도 과도하게 스트레스 반응을 나타낸다. 결국 스스로 스트레스를 받고 있다는 느낌을 강하게 갖게 된다.

우리의 정신 건강은 육체 건강과 아주 밀접한 관계가 있다. 간을 청소하고 깨끗하게 유지하는 것은 정신적인 균형을 유지하는 데 도움이 된다. 간을 청소하는 그 순간에, 거기에 아주 오래전부터 담겨 있었을지도 모를 뿌리 깊은 분노와 원망의 근원도 함께 뽑힌다. 해결되지 않은 과거의 문제를 놓아 줌으로써 얻는 안정감은 새로운 생의 감각을 만들어 낸다. 게다가 첫 번째 간 청소를 하고 나서 곧바로 경험하는 자유와 희열은 간과 담낭이 완전히 깨끗해졌을 때 무엇을 맛보게 될지 예감하게 한다. 나는 그 동안 전 세계 각지에서 셀 수도 없이 많은 감사의 편지를 받았다. 그중에는 간과 담낭을 청소하면서 우울증과 불안과 분노도 함께 치유한 이들이 아주 많다.

맑은 정신과 창의성 향상

맑은 정신, 기억력, 창의성, 집중력은 모두 뇌와 신경 기관이 얼마나 영양 공급을 잘 받는지에 따라 좌우된다. 비효율적인 순환 기관은 모든 정신 과정을 둔하게 만들며, 이것은 신경 기관에 부담과 압력으로 작용한다.

간 청소를 새로 할 때마다 아마도 자신의 정신적 능력이 더욱 향상되는 것을 느낄 것이다. 많은 사람이 정신이 덜 혼란스럽고 점점 편안해졌다고 했다. 어떤 사람은 갑자기 수많은 아이디어가 떠올라 일의 능률이 올라가고 창의적인 결과물을 만들어 냈다고 했다. 예술가라면 창의적인 표현의 새로운 지평을 맞이하면서 이전보다 더 독창적인 색감과 모양, 형태를 가진 작품을 만들어 내기도 한다. 정신적 성장이나 자기 발전과 관련된 분야에 있는 사람이라면 간에서 담석을 제거함으로써 전에는 접근하기 어렵던 영역에 더 깊이 다가갈 수 있고, 자신의 정신적 잠재력을 더 많이 사용하게 된다.

제7장

간 청소에 대한
오해와 진실

간 청소에 대한 오해와 진실

지난 몇 년간 나는 '간 청소를 할 때 배출되는 돌이 담석이 아니라 복용한 올리브오일이 장내에서 다른 재료와 뭉친 단순한 덩어리가 아니냐'는 질문을 반복적으로 받았다. 제약업계나 의료업계의 홍보 담당자는 물론 일부 유명한 약초 전문가와 의사도 간과 담낭 청소의 효과를 폄하하려고 무던히도 애를 썼다. 그들은 간 청소를 할 때 배출되는 담석이 실제로는 복용한 올리브오일이 장내에서 비누화 과정을 거치며 만들어진 '비누덩어리'에 지나지 않는다고 주장했다.

가장 노골적으로 비난하는 단체를 들자면 쿼크워치(http://quack-watch.com)다. 이 단체는 동종 요법(질병의 증상과 비슷한 증상을 유발해서 치료하는 방법)이나 카이로프랙틱(척추 교정 요법) 같은 전인 의학(병 자체에 국한하지 않고 그 사람의 모든 것을 대상으로 치료하는 의학)을 지지한다고 자처한다. 자연 의학을 거부하는 이 단체는 자신들이 돌팔이 의사와 가짜 약을 파는 자로부터 환자를 보호하는 역할을 한다고 주장한다. 하지만 의료 사기, 의학적 오류, 전통적인 의약품 오남용으로 인한 끔찍하고 치명적인 부작용의 사례로 넘쳐나는 그들의 방대한 웹사이트 어디에서도 간 청소를 비난하는 것이 타당하다고 여길 만한 적절한 근거를 찾아볼 수 없다. 그들은 오로지 자연 의학만을 주요 대상으로 삼아 위험성을 경고한다. 바로 이것이 그들의 진정한 목적이 무엇인지를 보여 준다.

은퇴한 정신과 의사인 스티븐 배럿 Stephen Barrett이 소유주로 있는 퀵크워치는 인터넷상의 모든 검색 엔진에서 대체 의학과 관련한 검색어를 입력하면 자신들의 사이트가 가장 위에 나타나도록 했다. 이것은 어느 곳에서 막대한 자금 지원을 받지 않고서는 쉽게 할 수 없는 일이다.

의학 박사인 레이 사헬리안 Ray Sahelian은 자신의 사이트에 「스티븐 배럿은 돌팔이 의사인가?」라는 글을 올렸다. 그 내용은 다음과 같다. "나는 그의 웹사이트에서 의학적 사기 행위나 제약 산업의 잘못된 판매 정책과 관련한 기사는 거의 찾아볼 수 없었다. 이 사이트는 무엇을 위해 존재하는가? 은퇴한 정신과 의사인 스티븐 배럿 박사는 왜 모든 관심을 건강 보조 식품 산업에만 집중하고, 소비자가 특정한 처방약이나 필요 없는 약을 복용하느라 해마다 수십억 달러를 낭비하고 있는 사실에 대해서는 아무런 관심을 갖지 않는가? 그가 정말로 자신을 소비자의 진정한 대변인이라고 주장하려면 자잘한 사기 행위에 집중하기에 앞서 거대한 사기 행위가 벌어지고 있다는 사실을 명확히 밝혀야 하지 않을까? 정부는 모든 수단을 동원하여 푸드 스탬프(미국의 대표적인 저소득층 지원제도)를 악용하는 가난한 사람을 적발하는 데 열을 올린다. 그 덕에 일부 거대 기업은 정부의 관리 감독을 거의 받지 않은 채 소비자를 속여 수십억 달러의 부당한 이익을 취한다. 스티븐 배럿의 행위는 바로 이러한 상황을 간과하는 것과도 같다."

사헬리안은 계속해서 다음과 같이 말했다. "어째서 퀵크워치에는 바이욱스(미국식품의약국의 승인을 받았지만 2만 7000명이 넘는 사람이 심장마비나 갑작스런 심장병으로 목숨을 잃어 2004년에 판매가 중단된 진통소염제)에 대한 기사가 하나도 없는가? 어째서 쿼크워치에는 제약 회사와 약국에서 판매되고는 있지만 아무 쓸모도 없는 감기약이나 기침약에 대한 언급이 전혀 없는가? 미국 질병통제예방센터는 이런 약이 어린이들의 사망과 관련이 있다고 인정했다. 소비자들은 이처럼 쓸모없는 코막힘 제거제와 기침약 시럽을 사느라 해마다 수십억 달러를 낭비한다. 최근에도 다섯 살 난 어린 소녀가 단지 정상 복용량의 두 배에 해당하는 기침약 시럽을 복용했다가 목숨을 잃었다. 쿼크워치에는 어째서 간 손상을 비롯한 아세트아미노펜의 위험성에 대한 언급이 전혀 없는가? 아마도 약국에서 처방전 없이 아무나 살 수 있는 타이레놀과 아스피린을 복용했다가 해마다 신체에 손상을 입거나 목숨을 잃는 사람의 수는, 천연 건강 보조 식품을 먹고 해마다 같은 피해를 입는 사람의 수보다도 훨씬 많을 것이다. 만약 배럿 박사가 건강 보조 식품을 사용하는 사람들에게 겁을 주기보다는, 쓸모없고 위험한 처방약이나 아세트아미노펜 같은 비처방약 사용을 줄이도록 그들을 가르쳤더라면 훨씬 많은 생명을 구할 수 있었을 것이다."

내가 하나 덧붙이고 싶은 것이 있다. 미국에서만 해마다 90만 명이 넘는 사람이 의료 행위나 의료 과실로 목숨을 잃는다. 또한 새로 발생하는 암 중 적어도 절반 이상이 유방 조영술, 컴퓨터 단층 촬영, 항암 치료로 인해 생긴다. 쿼크워치에서는 이러한 사실에 대해서는 아무런 언급을 하지 않는다. 지금까지 간 청소를 한 사람 중에서 이것 때문에 목숨을 잃은 사람은 한 명도 없었다. 하지만 간과 담낭을 청소하지 않은 수백만 명의 사람은 목숨을 잃었다. 실제로 간과 담낭 폐색은 사망의 주요 원인이다.

심지어 일부 대중 매체까지 마녀사냥에 동참하여 전문가가 아닌 사람이 들으면 굉장히 논리적인 것처럼 보이고 공포감을 조성하는 정보를 퍼뜨리는 데 일조한다. 그들이 하는 말은 진짜 전문가나, 제대로 된 정보를 가지고 있는 의사나, 인간의 생리학과 기본적인 화학과 간의 건강에 대해서 잘 아는 과학자가 들으면 말도 안 되는 허구일 뿐이다.

"안드레아스 모리츠 같은 돌팔이 의사와 사기꾼으로부터 사람들의 건강을 지키자"를 표방한 간 청소 반대 운동 뒤에 숨은 이들은 나름대로 그런 말을 할 만한 이유가 있다. 그들은 틀림없이 스스로 간과 장 청소를 해 본 적이 전혀 없으면서 퀘크워치나 인터넷에서 하는 말을 앵무새처럼 반복할 뿐이다.

많은 의사들은 담낭 절제 수술이 반드시 필요하다고 설명했음에도 불구하고 여러 차례 간과 담낭을 청소한 환자가 그런 권고를 거부하자 단단히 화가 나 있다. 단순히 간을 청소하는 것만으로도 의사의 치료를 받는 것보다 훨씬 좋은 결과가 나타나자 많은 환자가 의사의 곁을 떠났다.

다른 한편으로는 점점 많은 의사가 환자에게 간 청소 요법을 권한다. 간 청소를 통해 간과 담낭의 질병을 비롯한 수많은 문제가 해결되는 사례가 늘어나면서 전보다 많은 환자가 그런 의사를 찾는다. 환자 스스로 치유할 수 있도록 돕는 것을 기본적인 원칙으로 삼는 의사가 점점 대중의 관심을 받고 있다. 이런 의사는 주류 의학을 신봉하는 의사에 비해 받는 스트레스가 훨씬 적다. 그들은 자신의 환자가 간 청소를 한 이후에 건강 상태가 개선된 사실을 잘 안다. 또한 간 청소를 반대하는 진영에서 하는 말이나, 제약 회사와 의료계의 지원을 받는 매체의 기사나, 분노한 동료 의사의 주장에 쉽게 현혹되지 않는다.

다음은 간과 담낭을 청소할 때 배출되는 담석이 올리브오일이 뭉친 덩어리가 아니라는 사실을 증명하는 것이다. 이것은 내가 아닌 다른 사람들이 증명한 것이다.

올리브오일이 감귤류 주스와 섞이면 간 청소를 할 때 배출되는 담석처럼 비교적 단단하고 치밀하면서 반들반들한 덩어리로 엉겨 붙을 수가 없다. 간을 청소하면서 이 두 가지 재료를 섞어서 사용해 본 사람이라면 쉽게 이 사실을 알 수 있다. 비누화에 필요한 다른 화학 물질도 전혀 없는 상태에서 위장관을 통과하여 내려가는 그 짧은 시간에 올리브오일이 몸 안에서 비누화되는 것은 불가능하다. 비어 있는 상태의 위장에 있는 소량의 염산은 오일이나 지방을 굳게 만드는 효과가 전혀 없다. 단백질은 위액에 의해 소화되고, 지방과 오일은 담즙과 담즙염에 의해 소화된다.

지방이나 오일이 비누화 과정을 거쳐 고체 상태가 되려면 잿물이 있어야 한다. 잿물은 부식성이 강한 알칼리성 액체로, 일반적으로 수산화나트륨(가성소다)이나 수산화칼륨 등으로 알려져 있다. 이것은 매우 독성이 강하여 인체에 치명적인 손상을 주거나 생명을 앗아 갈 수도 있다. 지방을 비누화하려면 잿물이 필요하고, 간 청소를 하는 과정에서는 잿물을 복용하지 않으므로 몸이 스스로 올리브오일 결석을 만들어 낼 수 있는 방법은 없다. 그뿐만 아니라 간 청소를 할 때 일반적으로 배출되는 것처럼 초록색, 베이지색, 노란색, 갈색, 검은색, 붉은색 등 다양한 색을 가진 결석을 만들어 내는 것은 도저히 불가능하다.

피터 모란Peter Moran은 퀘크워치에 게재한 글에서 『란셋』이 간 청소를 지지하는 기사를 발표한 이후에 실린 반론 기사를 인용했다. 잘 알려지지 않은 몇몇 과학자가 쓴 이 반론 기사는 참고 자료도 없고 진짜 과학자는 들어본 적도 없는, 한 의심스러운 실험의 결과물이 간 청소 시 나온 것과 동일하다고 주장했다.

이들 사이비 과학자의 주장은 다음과 같다. "실험 결과 올리브오일의 주성분인 올레산을 같은 부피의 레몬주스와 섞은 다음 여기에 소량의 수산화칼륨 용액을 첨가하면 반고체 상태의 하얀 구슬이 만들어진다는 사실이 밝혀졌다. 이것을 상온에서 건조하면 상당히 단단하게 굳는다. 따라서 우리는 간 청소를 할 때 배출되는 초록색 결석이 위장의 지방 분해 효소인 리파아제가 올리브오일을 구성하는 성분인 트리아실글리세롤에 작용하여 카복실산(주로 올레산) 중합체를 만들어 낸 결과물이라고 본다. 레몬주스에는 다량의 칼륨이 들어 있기 때문에 이 과정에서 비누화 작용에 의해 크기가 크고 물에 녹지 않는 카복실산 칼륨염 입자, 즉 '비누 덩어리'가 만들어진다."

자칭 과학자라고 하는 이들은 위키피디아에 설명되어 있는 것처럼 수산화칼륨이 쉽게 흰색 구슬이나 알갱이로 바뀔 수 있다는 사실에 대해서는 아무 언급도 하지 않았다(그림 7-1). 즉 수산화칼륨 알갱이나 덩어리가 만들어지는 데는 올리브오일이나 레몬주스가 필요 없다는 말이다. 게다가 수산화칼륨은 부식성이 매우 강하고, 레몬에 들어 있는 구연산이나 지방산과 같은 산에 잘 반응한다. 많은 사람이 알칼라인 건전지에서 수산화칼륨 용액이 새어 나온 것을 본 적이 있을 것이다(그림 7-1 오른쪽).

이렇게 실험실에서 만들어진 단단하고 하얀 알갱이가 신기하게도 몸 안에서 부드럽고 반들반들하며 밝은 초록색을 띤 콜레스테롤 담석이 되

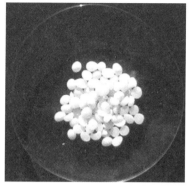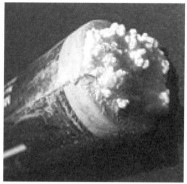

[그림 7-1] 수산화칼륨 알갱이.

었다고 하는 것은 그저 우스울 따름이다. 만약 이것이 엄청나게 심각한 영향을 초래할 수 있는 문제가 아니었다면 나는 그것을 그저 재미있는 농담이라고 여겼을 것이다.

미국의 표준적인 제품 성분 기준에 의하면 엑스트라버진올리브오일에는 유리지방산(올레산)의 함량이 100그램당 0.8그램을 넘지 않아야 한다. 이 함량이 너무 높은 올리브오일은 먹을 수 없다. 실험실에서 100퍼센트 올레산을 가지고 한 실험은, 겨우 1퍼센트도 안 되는 유리올레산이 들어 있는 올리브오일을 단지 1/2컵 복용했을 때 나타나는 현상과 전혀 유사한 점이 없다. 이렇게 적은 양의 올레산이 수백 개의 초록색 올리브오일 '비누 덩어리'가 되는 것은 기적이 일어나지 않는 한 불가능하다. 이것은 결코 과학적이라고 할 수가 없다.

내가 아는 한 유리지방산의 농도가 적어도 80퍼센트 이상이어서 비누를 만들 때나 사용할 수 있고 먹을 수는 없는 올리브오일을 이용하여 간 청소를 하는 사람은 아무도 없다. 설령 정기적인 간 청소를 할 때 복용하는 올리브오일이 비누로 바뀔 수 있다 치더라도 이때의 올리브오일에는 좁쌀만 한 비누 덩어리조차 만들어 낼 수 없을 만큼 유리지방산이 들어 있지 않다. 그러니 간 청소를 하면서 완두콩만 한 것부터 밤콩만 한 것까지 다양한 크기의 비누 덩어리를 수백 개 혹은 수천 개를 만들어 낸다는 것은 어불성설이다.

쿼크워치와 마찬가지로 이들 과학자는 그들이 실험에서 사용한 부식성 있고 독성 강한 화학 물질인 수산화칼륨이 사람의 몸에서는 만들어지지 않는다는 사실도 전혀 언급하지 않았다. 따라서 반응성이 높은 독성 화학 물질을 사용하여 일으킨 화학 반응을 사람의 소화 기관에서 자연스럽게 일어나는 현상과 비교하는 것은 그들이 사이비 과학자임을 나타낸다. 그것은 매우 기만적이고 완전히 무책임한 행동이다.

나는 그들이 이러한 비교를 하면서 대부분의 사람이 이해하지 못하거나 어떻게 검증하는지 알지도 못하는 교묘한 전문 과학 용어를 사용한 것도 다분히 의도적이라고 생각한다. 진정한 과학자라면 그와 같은 허구를 지어 내어 과학적 사실인 것처럼 제시하지는 않을 것이다. 요약하면 다음과 같다. 잿물에 들어 있는 독성 물질인 수산화칼륨은 간과 담낭을 청소할 때 전혀 사용하지도 않으며, 따라서 사람의 몸에서 올리브오일의 비누화는 절대로 일어날 수가 없다.

『란셋』에 반론 기사를 게재한 과학자들은 "이것을 상온에서 건조하면 상당히 단단하게 굳는다"라고 했다. 이것은 수산화칼륨에만 해당한다. 더군다나 간 청소를 할 때는 수산화칼륨을 전혀 사용하지도 않는다. 게다가 간 청소 시 배출된 담석은 공기 중에서 건조한 것이 아니라, 배출되는 즉시 변기 속에 떨어진 것이다. 그들의 비교에는 실제와 다른 점이 많다.

『란셋』에 게재된 반론 기사에서 가장 뻔뻔스러운 대목은 다음과 같은 것이다. "이 약초의가 알려 주는 대로 간 청소를 하려면 1800시간 동안 다른 음식은 먹지 않고 사과주스와 야채주스만 마셔야 한다. 그런 다음 600밀리리터의 올리브오일과 300밀리리터의 레몬주스를 몇 시간에 걸쳐서 마셔야 한다." 나는 15년이 넘게 간 청소와 관련된 일을 해 왔지만 제정신이 아니고는 600밀리리터의 올리브오일이 섞인 혼합 용액을 마신다는 말은 들어본 적이 없다. 600밀리리터의 올리브오일과 300밀리리터의 레몬주스라니! 그렇게 많은 양을 복용하려고 하면 누구든지 구역질이 나서 도저히 견딜 수가 없을 것이다.

간 청소를 할 때 복용하는 올리브오일의 정확한 양은 120밀리리터다. 이것은 그들이 말하는 40대 여성이 복용했다고 주장하는 양의 20퍼센트에 불과하다. 그렇게 많은 양의 올리브오일을 마시고 기절하지 않을 사람이 있는지 정말로 의심스럽다. 120밀리리터의 올리브오일을 한 시간 혹은 두 시간 만에 한 번 더 복용하는 것 정도로도 대부분의 사람은 끔찍한 고통을 겪게 된다. 또한 살인 의도를 가지고 있지 않고서야 그렇게 많은 양의 올리브오일과 레몬주스를 처방하는 약초의나 의사가 과연 있을지 참으로 의심스럽다.

존스홉킨스대학과 같이 진정한 의학을 가르치는 곳에서는, 간에는 담석이 존재하지 않는다고 주장하는 사이비 과학자나 의사의 견해에 동의하지 않는다. 존스홉킨스대학에서는 간내담관에 존재하는 결석에 대해 다음과 같이 설명했다. "담석의 크기와 모양과 숫자는 다양하며, 간내담관 전체에 걸쳐서 발견된다. 담관암과 담석 사이의 연관성은 확실히 밝혀지지 않았다. 간내담관에 있는 담석은 담즙의 흐름이 만성적으로 막혔을 때 생긴다. 그것은 담관에 미세한 상처가 나게 하며, 담관암의 발생 위험을 2 ~ 10퍼센트 증가시킨다."(그림 1-1을 참조하라.)

　따라서 간내담관에 결석이 존재하는 사실을 무시하거나 부정하거나 비웃는 것은 수많은 사람에게 심각한 영향을 끼치는 어리석은 행동이다. 반세기 전만 해도 간암은 굉장히 희귀한 질병이었지만 오늘날에는 전혀 그렇지 않다. 미국 암학회에서 2012년에 발표한 통계 자료에 의하면 남성은 평균적으로 94명 중 1명 정도로, 여성은 212명 중 1명 정도로 간암이나 담관암에 걸린다고 한다. 이에 비해 자폐증에 관한 2008년의 통계 자료에 의하면 88명 중 1명의 어린이가 자폐증에 걸린다고 한다.

　간과 담낭을 청소할 때 배출되는 결석은 대부분 콜레스테롤과 담즙염으로 이루어져 있다는 사실을 많은 연구소에서 확인했다. 이것은 결석이 간과 담낭에서 빠져나왔음을 의미한다.

　전 세계적으로 수백만 명의 사람이 간 청소에 성공했다. 간 청소가 정말로 쓸모없는 것이라면 그렇게 입에서 입으로 전해지지는 않았을 것이다. 건강 관련 웹사이트인 큐어존닷컴(www.curezone.com)에서는 간 청소와 관련한 조사를 진행한 바 있다. 이 조사에 따르면 간 청소를 한 사람의 약 75퍼센트가 효과를 보았다고 한다. 효과가 지속되려면 간과 담낭에 있는 모든 담석을 제거해야 한다는 사실을 명심해야 한다. 단 한 번의 간 청소로는 충분하지 않다.

스위스 파라켈수스병원의 병원장이며 세계적으로도 명성이 높은 토마스 라우 Thomas Rau 박사는 내가 제시한 간 청소법을 10년 이상 실천해 오고 있다. 그는 다른 환자에게도 이 방법을 추천하여 효과를 보았다고 한다. 그는 초음파 검사를 통하여 간과 담낭 청소의 효과를 손쉽게 검증할 수 있다고 한다. 모든 환자에게 간 청소를 하기 전에 초음파를 이용하여 담석으로 막혀 있어서 담관이 팽창된 곳을 보여 주고, 간 청소를 마친 후에 완전히 정상으로 돌아온 모습을 보여 주는 것이다.

올리브오일은 간 청소를 할 때 배출되는 대부분의 간내담석이나 간외담석에서 나는 것과 같은 악취를 풍기지 않는다. 이 악취는 대변에서 나는 것과는 그 종류가 완전히 다르다. 실험실에서 만든 비누 덩어리에서는 이러한 악취가 나지 않는다.

배출된 담석을 분석해 보면 대부분 담즙을 구성하는 기본적인 성분으로 구성되어 있다. 약간의 유기물 성분도 존재한다. 많은 담석이 층상 구조를 가지고 있으며, 밤사이에 만들어진 것으로는 볼 수 없는 암녹색의 담즙 성분으로 된 오래된 층이 있다. 나머지 담석은 담낭에서 일반적으로 발견되는 단단한 무기물 결석이다. 간 청소를 할 때 종종 나오는 붉은색이나 검은색의 빌리루빈 담석은 비누 덩어리가 아니라는 것이 너무나 확실하다.

간 청소를 하는 동안 복용한 올리브오일 혼합 용액은 음식과 함께 섭취할 때처럼 간으로 흡수되지는 않는다. 올리브오일의 유일한 역할은 간과 담낭에서 담즙이 왕성하게 배출되도록 하여 담석이 잘 빠져나오게 하는 것이다. 따라서 간이나 담낭 어느 곳에서도 비누 덩어리가 생성될 수 없다.

간과 담낭이 완전히 깨끗해지고 난 이후에는 올리브오일 혼합 용액을 마셔도 더 이상 담석이 배출되지 않는다. 간 청소를 할 때 배출되는 결석이 정말로 올리브오일로 만들어진 것이라면 간과 담낭을 비롯하여 모든 담관이 깨끗해진 이후에도 간 청소를 할 때마다 똑같은 것이 만들어져야 한다. 하지만 그런 일은 일어나지 않는다. 한번 간이 깨끗해지고 난 이후에는 올리브오일을 아무리 많이 복용하더라도 더 이상 결석이 배출되지 않는다.

게다가 간 청소를 할 때마다 똑같은 올리브오일을 마시지만 결과물까지 똑같지는 않다. 첫 번째 간 청소에서는 약 50개의 담석이 배출되었다가, 다음번 간 청소에서는 1000개 이상의 담석이 배출되기도 한다. 어떤 경우에는 간에 있는 폐색된 담관이 아직 열리지 않아서 아무것도 나오지 않을 때도 있다. 하지만 그렇다고 하더라도 다음번 간 청소를 할 때는 수백 개의 담석이 배출되기도 한다. 그들이 주장하는 것처럼 복용한 올리브오일이 뭉치어 덩어리가 되는 것이라면 간 청소를 할 때마다 동일한 형태와 비슷한 수의 결석이 배출되어야 정상이다.

어떤 사람은 비위가 약해서 올리브오일 대신 무색의 마카다미아넛오일을 사용하기도 한다. 그런 사람도 간 청소를 할 때 똑같이 초록색을 띤 담석을 배출한다. 그림 1-6의 간 절개면 사진을 보면 알 수 있듯이 간내담관에서 발견되는 콜레스테롤 담석은 이때 배출되는 초록색 결석과 완전히 일치한다. 어떤 사람은 간 청소를 할 때 황금색을 띠는 올리브오일을 사용하기도 한다. 이 경우에도 약간 초록색을 띠는 일반 올리브오일을 사용할 때와 같은 결과가 나온다.

배출된 담석이 단순히 올리브오일 덩어리에 불과하다면 많은 사람이 간 청소를 하고 나서 천식, 알레르기, 암, 심장 질환, 당뇨, 심지어 마비 같은 만성 질환에서 벗어나는 이유는 무엇일까?

많은 사람이 간 청소를 하면서 검은색, 붉은색, 초록색, 흰색, 노란색, 황갈색 등 다양한 색의 담석을 배출한다. 올리브오일에는 이렇게 다양한 색의 결석을 만들어 낼 만한 색소가 들어 있지 않다.

배출된 담석으로 화학 분석을 해 보면 대부분 콜레스테롤과 담즙염으로 구성되어 있음을 알 수 있다. 이 성분은 담낭에 들어 있다가 제거된 콜레스테롤 담석의 성분과 동일하다. 아주 적은 수의 결석에는 출처를 알 수 없는 유기물도 들어 있다. 이 유기물은 담즙 찌꺼기 속으로 쉽게 빨려 들어가 간내담관에서 담석이 된다.

나를 포함하여 상당수의 사람이 때때로 간 청소를 하는 당일 저녁에, 심지어 올리브오일 혼합 용액을 복용하기도 전에 초록색 콜레스테롤 담석을 배출하기도 한다. 이미 여러 차례 간 청소를 한 사람 중에는 사과주스를 마시는 준비 기간에도 올리브오일의 도움 없이 결석을 배출하는 이가 있다. 그들의 말에 따르면 이렇게 배출된 담석도 실제 간 청소를 하는 날 배출되는 것과 마찬가지로 다양한 모양과 색과 냄새를 지녔다고 한다.

주류 의학에서도 간내담관에 담석이 존재한다는 사실이 증명되었다(제1장 참조). 이러한 담석을 의학적 용어로는 '간내결석'이라고 부른다. 콜레스테롤과 약간의 담즙 성분으로 구성된 이들 초록색 결석은 사실 기름기가 함유되어 있다. 따라서 따뜻한 공기와 산소와 세균에 노출되면 녹아서 분해된다. 콜레스테롤 자체는 96퍼센트가 물로 구성되어 있다. 이러한 콜레스테롤 결석이 외부에 노출되면 쉽게 분해되는 반면에, 간내담관에 갇힌 채로 있으면 그렇지 않다. 담낭에 들어 있는 콜레스테롤 담석은 몇 개월에서 몇 년이 지나야 단단해지고 석회화된다.

간을 절개한 수많은 단면 사진에서 이러한 결석이 발견된다. 간내담관에 이러한 결석이 존재한다는 사실을 밝혀낸 것은 대학병원이 거둔 의학적 성취 가운데 하나다(존스홉킨스대학에서 제공한 그림 1-6과 그림 1-1 참조). 이 책에는 간내결석의 존재를 증명하는 더 많은 사이트와 참고 자료가 제시되어 있다.

지방이 매우 많이 함유된 식품을 섭취할 경우 초록색 찌꺼기를 배출한다. 때로는 초록색의 콜레스테롤 결석을 수십 개 배출하기도 한다. 이는 의학적으로도 증명된 사실이다. 그러나 이때의 결석은 섭취한 오일이나 지방으로 구성되어 있지는 않다. 이것은 담즙이 배출되면서 간과 담낭을 빠져나온 것이다. 안타깝게도 간 청소를 할 때와는 달리 일부 결석은 총담관이나 심지어 췌관에 걸리기도 한다. 이처럼 자기도 모르는 사이에 배출된 결석과, 간 청소를 통해 의도적으로 배출된 결석 간에는 그 구성 성분에 아무런 차이점이 없다.

누구든지 감귤류 주스와 엡섬솔트를 복용하지 않은 상태에서 1/2컵 정도의 올리브오일을 공복에 마시면 간 청소를 할 때와 같은 결석을 배출한다. 이것을 통해서도 간 청소를 할 때 배출되는 담석이 감귤류 주스나 엡섬솔트가 올리브오일과 작용하여 만들어진 비누 덩어리가 아니라는 사실을 알 수 있다. 하지만 정상적인 간 청소를 할 때와는 달리 이런 식으로 담석을 배출하면 엡섬솔트를 사용하여 담관을 이완시키지 않았기 때문에 담석통으로 고통을 겪을 수 있다. 혹은 배출된 담석이 총담관이나 췌관에 걸려 췌장염이 발생할 수도 있다.

최근에 어떤 사람이 내게 다음과 같은 질문을 했다. "당신의 담석 가설에 반대하는 좀 더 믿을 만한 논거를 최근에 발견했습니다. 그 논거에 따르면 간 청소를 할 때 배출된 결석 중 일부는 장내에서 담즙이 뭉친 것이라고 합니다. 이것을 말한 사람은 염료를 사용한 실험 과정도 함께 설명했습니다. 저는 이 주장에 대해 당신이 어떻게 생각하는지 정말로 궁금합니다."

이 실험 자체는 실제로 우리가 특히 공복 상태에서 염료 같은 독성 물질을 삼켰을 때 어떤 일이 벌어지는지를 잘 설명해 준다. 이 글을 작성한 사람은 처음에 비트주스나 활성탄 같은 천연 염료를 사용했는데, 이 둘은 모두 몸에서 독성 물질로 작용하지 않는다. 간 청소를 할 때 배출되는 결석이 정말로 올리브오일과 감귤류 주스와 담즙이 뭉치어 만들어진 것이라면 이러한 천연 염료가 결석을 붉은색이나 검은색으로 물들여야 한다. 마치 대변을 그런 색으로 물들이는 것처럼 말이다.

반면에 실험에서 사용한 합성염료인 E124(폰소 4R)와 E102(타르트라진)는 인체에 매우 유독하다. 고형 식품 상태로 섭취하는 것이 아니라면 이것의 독성은 증폭된다. 액체 상태로 이것을 섭취하면 해독을 위해 곧바로 간으로 보내져서 간내담관의 담즙과 섞인다. 염료와 섞인 담즙은 마치 끓는 물에 들어간 달걀이 몇 분 안에 단단해지는 것처럼 매우 빠르게 서로 뭉치어 담즙 덩어리가 된다. 이렇게 만들어진 결석은 염료에 의해 물든 상태로 간 청소 과정에서 배출된다.

하지만 이것이 실험을 한 사람이 관찰한 결석의 색을 결정한 주요 요인은 아니다. 간과 담낭을 청소할 때 처음 배출되는 결석은 특히 작은 분자 구조를 가진 염료의 색소를 쉽게 흡수한다. 합성염료는 단단한 수정 결정을 물들일 수도 있다.

이 실험에서 염료의 색소는 결석에서 기공이 많고 덜 치밀한 곳으로 더 잘 흡수된다. 배출된 결석이 균일하게 붉은색을 띠지 않고 단지 붉은색의 띠 모양을 하고 있는 것도 바로 이 때문이다.

간과 담낭을 청소할 때 배출되는 거의 대부분의 담석은 콜레스테롤 지방을 함유하고 있어 기름기가 많고 미끌미끌하다. 그래서 물에서도 뜬다. 이 담석에는 독소와 악취를 만들어 내는 많은 세균이 들어 있다. 이것이 바깥으로 노출되고 특히 햇볕을 받으면 공기 중에서 들어온 세균이 빠르게 분해하기 때문에 콜레스테롤 지방은 마치 버터처럼 녹는다. 합성염료에 의해 물든 담석일 경우에는 세균이 합성염료의 화학 성분을 분해할 수 없기 때문에 그 성분은 그대로 남는다.

간 청소를 하고 건강을 회복한 사람 중에는 엡섬솔트나 올리브오일을 복용하기도 전에 벌써 담석을 배출하는 이도 있다. 어떤 사람은 사과산이나 사과주스만으로도, 혹은 엡섬솔트를 복용하는 것만으로도 담석을 배출한다. 만약 엡섬솔트 용액이나 사과주스에 합성염료를 첨가했다면 붉은 줄무늬가 있는 담석을 배출할 것이다. 하지만 실제로 이것은 절개된 간의 단면에서 보이는 것과 동일한 초록색 콜레스테롤 담석이다.

나는 아직까지도 늘 똑같은 방법으로 해마다 한 번씩 간 청소를 하지만, 완벽하게 간 청소를 한 이후로는 한 번도 담석을 배출한 적이 없다. 이것은 내게만 해당하는 특별한 이야기가 아니다. 나는 지난 수년간 전 세계 각지의 수많은 사람에게서 완벽하게 간을 청소한 이후로는 더 이상 담석이 배출되지 않거나 아주 소량만 배출된다는 보고를 받아 왔다. 만약 실제로 결석이 올리브오일 혼합 용액이 뭉치어 만들어진 것이라면 그들에게서도 항상 똑같은 양의 결석이 배출되어야 옳을 것이다.

일부 의사는 간 청소의 결과가 단지 플라시보 효과에 지나지 않는다고 주장하기도 한다. 하지만 나는 이런 지적이 도무지 이해가 가지 않는다. 대개 다섯 번에서 여덟 번 정도 간 청소를 하고 나면 담낭에 들어 있는 석회화된 담석이 배출된다. 어떤 경우에는 첫 번째 간 청소에서 배출되기도 한다. 이 담석은 담낭을 절개했을 때 발견되는 담석과 동일하다. 이 담석은 해체되거나 부서지지 않고 단단한 결석 상태를 유지한다. 단지 준석회화된 담석만이 시간이 지나면서 크기가 줄어들기도 하는데, 그런 경우에도 석회화된 껍데기는 온전히 유지된다.

또한 나는 어떻게 희망적이고 긍정적인 생각만으로 여러 차례의 간 청소를 통하여 간과 담낭에서 수많은 담석을 배출할 수 있는지, 그리고 간이 완전히 깨끗하게 된 이후로는 절대로 똑같은 결과가 나타나지 않는다고 말할 수 있는지 도저히 납득할 수가 없다. 그 사람은 언제 자신의 간이 실제로 깨끗해졌는지를 알 수 없기 때문에 만약 그것이 정말로 플라시보 효과에 의한 것이라면 그가 간 청소를 할 때마다 항상 똑같은 결과가 나와야 한다.

나는 10년 이상 약 40차례가 넘는 담석통을 경험했다. 또한 담낭에는 담석이 가득 차 있어서 척추측만증으로 고통을 겪었다. 하지만 첫 번째 간 청소를 한 이후로 다시는 담석통이 발생한 적이 없다. 열두 번째 간 청소를 한 이후에는 다른 문제과 함께 척추측만증도 사라졌다. 그 이후로는 해마다 한 번씩 하는 간 청소에서 매번 똑같은 방법을 쓰지만 한 번도 담석이 배출된 적은 없었다. 이제 나의 담낭은 완전히 깨끗하고 효율적인 장기가 되었다.

백 번 양보해서 플라시보 효과가 이 모든 결과를 만들어 냈다고 하자. 그렇다면 오히려 이것을 효과적인 치료 수단으로 권장하는 것이 좋지 않을까? 하지만 나는 여태까지 단지 희망적인 기대만으로 담석을 배출하고 건강해졌다는 사람을 한 번도 본 적이 없다. 간 청소를 하는 사람은 누구나 담석이 배출되기를 바라지만 때로는 담석이 전혀 나오지 않기도 한다. 어떤 사람은 자신이 이제는 더 이상 담석이 없을 것이라고 생각했는데 여전히 많은 양의 담석을 배출하기도 한다. 따라서 플라시보 효과가 설령 있다고 할지라도 그것이 간 청소에서 담석을 배출하는 효과는 아주 미미하다.

세계 각지의 수많은 사람이 간 청소 덕분에 담낭을 제거하지 않아도 된다. 또한 완전한 건강을 되찾고 심지어 생명을 구하기도 했다. 간 청소의 결과는 단지 플라시보 효과에 지나지 않으며, 올리브오일 비누 덩어리가 배출되는 것일 뿐이라고 주장하는 사람은 스스로 건강을 지킬 수 있는 기회를 날려 버리는 것이다.

무지함은 치유될 수 없다. 그것은 지식으로 채워야 한다. 아래에 소개하는 글은 어떤 사람의 경험담을 한 글자도 고치지 않고 그대로 옮긴 것이다. 그는 매우 의심스러운 마음으로 간 청소를 시작했다. 그의 경험담은 본 장의 내용을 아주 잘 요약해서 보여 준다.

"나는 지난 몇 년간 오른쪽 아래 복부에 통증을 느껴 왔다. 나는 이것이 아마도 맹장염 때문이라고 생각했다. 그래서 검사를 받은 뒤 맹장을 제거했다. 하지만 통증은 사라지지 않았다. 이후로도 나는 수많은 의사에게 진찰을 받았다. 그들은 내게 초음파 검사를 해 보자고 제안했다. 검사 결과 담낭이 담석으로 가득 차 있었다. 내 장기 중 하나가 무엇으로 가득 찬 것을 직접 보니 정말로 신기했다. 수술비는 너무 비쌌다. 두 달 만에 또 다른 수술을 하는 것도 참으로 내키지 않았다. 그러다가 우연히 간 청소에 관해 말하는 사람을 만났다. 그의 말은 정신 나간 소리로 들렸다. 다른 한편으로 나는 '더 이상 잃을 것도 없다'고 생각했다.

나는 엡섬솔트를 복용하고 이어서 올리브오일을 마셨다. 다음 날 아침에 내가 본 것은 초록색 구슬이었다. 어떤 것은 변기물 위에 떠 있고 어떤 것은 가라앉아 있었다. 틀림없이 내게 이 방법을 소개해 준 사람이 말한 그대로였다. 나는 그것이 그저 올리브오일이 뭉친 덩어리이거나 음식물 찌꺼기가 아닐까 하고 의심했다. 나는 그것을 건져서 시카고대학의 실험실로 가져갔다. 친구의 도움으로 그곳에서 배출된 결석에 대한 성분 검사를 할 수 있었다.

그리고 나는 담당 의사에게 이 일에 대해 이야기해 주었다. 의사는 내게 아무것도 기대하지 말라고 했다. 나도 벌써부터 아무것도 기대하지 않았다. 나는 또 다른 수술을 받는 것에 대해 불안해하고 있었다. 그리고 수술만이 내가 할 수 있는 유일한 방법임을 스스로 이해하려고 하는 중이었다.

그러던 중 드디어 시카고대학에서 검사 결과가 나왔다. 검사관은 그 덩어리가 담즙염 등으로 구성되어 있으며, 그중 하나는 석회화되어 있었기 때문에 가라앉았던 것이라고 설명해 주었다. 나는 다시 담당 의사에게 돌아가서 검사 결과를 말해 주었다. 의사는 검사 결과를 믿지 않았다. 나 역시 그 결과를 믿지 못했다. 그래서 다시 초음파 검사를 받아 보았다. 어떤 결과가 나왔는지 아는가? 이전 검사 때와는 달리 내 담낭에 가득 차 있던 담석의 양이 절반 이하로 줄어 있었다. 그 이후로 나는 열 번 넘게 간 청소를 했다. 결국 그다음 초음파 검사에서는 담낭에 담석이 하나도 남아 있지 않았다. 통증은 어떻게 되었느냐고? 그것은 이미 네 번째인가 다섯 번째 간 청소를 한 이후로 말끔히 사라졌다. 나의 안색도 놀라울 정도로 좋아졌다. 안색이 바뀐 것은 세 번째 간 청소를 한 이후에 느낄 수 있었다. 그전까지 나는 14년 동안 여드름이 났다.

나는 미국이 정치적으로나 사회적으로 젊은 나라일 뿐만 아니라, 의학 분야에서도 한참 뒤떨어져 있다고 말해도 전혀 이상하지 않다고 생각한다. 특히 이 나라의 의사는 오랫동안 간직해 온 정보를 전달하는 데 매우 뛰어난 듯하지만, 열린 마음으로 세상의 나머지 부분에서도 배워야 할 것이 아직 많다. 의사의 기분을 상하게 하고 싶은 마음은 전혀 없다. 모든 것이 의사 때문만은 아니다. 우리 스스로 자만심을 버리고 우리를 이끌어 줄 길잡이를 받아들여야 할 때다. 담낭에 시련이 닥친 이후로 나는 '고칠 수 없다'고 여긴 질병을 스스로 치유해 온 많은 사람을 알게 되었다. 암에서부터 동맥 경화와 에이즈에 이르기까지. 모두의 행운을 빈다."

간이 깨끗해야
내 몸이 산다

간 청소는 최근에 고안된 치료법이 아니다. 고대의 모든 문화와 문명에서는 간을 깨끗하게 유지해야 한다는 사실을 알고 있었다. 간을 청소하는 방법은 세대를 거치며 대대로 전해 내려왔으며, 그 방식도 다양하다. 비록 과학적인 이해와 검증을 통하여 그 정확한 메커니즘이 규명되지는 않았지만, 간 청소법은 오늘날의 어떤 치료법과 비교해도 전혀 뒤떨어지지 않는 유용성, 과학성, 효율성을 가지고 있다.

이처럼 유용한 치유법이 여러 시대를 거치면서 수많은 사람에게 도움을 주었고, 현대 사회에 만연한 가장 위협적인 질병을 치료하는 데 중대한 영향을 미칠 수 있다는 사실을 제도권 의학에서는 아직까지도 받아들이지 않는다.

주택이나 가전제품은 때때로 정비나 수리를 해 줄 필요가 있다. 그렇지 않으면 원래의 기능을 수행하지 못할 수도 있다. 이와 똑같은 원리가 간에도 적용된다. 인간의 신체에서 뇌를 제외한 어떤 장기도 간만큼 복잡하면서 수많은 생체 기능을 수행하지는 않는다.

우리는 음식물을 섭취하거나 정상적인 신진대사를 할 때 잔해물이나 노폐물이 발생하는 것을 안다. 혹은 대기 중의 오염 물질과 화학 물질 등에 노출되면 그것이 몸을 더럽고 불쾌하게 만든다는 사실도 잘 안다. 이 때문에 우리는 날마다 양치질을 하고 몸을 씻는다. 하지만 이런 원리가 몸의 내부에도 똑같이 적용되어야 한다고 생각하는 사람은 그리 많지 않다. 우리 몸에서 폐, 피부, 장, 신장, 간은 호흡과 소화와 신진대사 과정에서 불가피하게 생산되는 부산물을 비롯하여 몸의 내부에서 만들어지는 엄청나게 많은 양의 노폐물을 날마다 처리해야 한다.

정상적인 상황이라면 우리 몸은 날마다 축적되는 노폐물을 해당 기관에서 배출할 수 있는 충분한 능력을 가지고 있다. 여기서 말하는 정상적인 상황이란 영양이 풍부한 유기농 식품을 섭취하고, 오염되지 않은 환경에서 살며, 충분한 육체적 활동과 운동을 하고, 즐겁고 균형 잡힌 생활 방식을 유지하는 것을 의미한다. 하지만 그처럼 자연스럽고 만족스러운 삶을 영위하는 사람이 과연 몇이나 될까? 우리가 늘 먹는 식사와 생활 습관과 주변 환경이 몸에 필요한 에너지와 영양과 원활한 혈액 순환을 만족시켜 주기에 부족하다면 어떤 일이 벌어지는가? 지나치게 많은 독성 화학 물질, 영양 상태가 부실한 식단, 운동 부족으로 인하여 가장 큰 고통을 받는 장기는 바로 간이다. 따라서 자신의 건강을 염려하는 사람이라면 간을 깨끗하게 만들고 불필요한 장애물이 발생하지 않도록 유지하는 것이 무엇보다도 중요하다.

간 청소는 다른 사람이 대신해서 해 줄 수 있는 일이 아니다. 그것은 상당한 책임감과 자연스럽고 선천적인 몸의 지혜에 대한 신뢰가 필요한 자가 치료 방법이다. 아마도 대부분의 사람은 간 청소가 반드시 해야 할 일임을 깊이 깨달은 이후에나 이 방법에 매력을 느낄 것이다. 한 번 시작하면 간이 완전히 깨끗해질 때까지 절대로 중단해서는 안 된다. 이 때문에 간 청소를 하려면 어느 정도의 전념과 규율이 필요하다. 만약 그 정도로 전념할 수 있는 마음의 준비가 아직 안 되었다면 때를 기다리는 것이 가장 좋다. 적절한 때가 되어 확신이 생기거나 간 기능을 개선하고 싶은 욕구가 생기면 아마도 이 책을 다시 찾게 될 것이다.

간 청소 자체가 질병을 치유하는 것은 아니다. 하지만 질병 치유를 위한 필수 조건을 만족시켜 준다. 실제로 간 기능이 개선되었을 때 상태가 호전되지 않는 질병은 거의 없었다. 간 청소의 엄청난 중요성을 이해하려면 간을 가득 채우고 있던 담석을 제거하는 것이 어떤 느낌인지 직접 경험해 보아야 한다. 간 청소는 지금까지 수많은 사람에게 하나의 '신비로운' 경험이었다. 이런 이유로 나는 내가 아는 것을 스스로 일어서고자 하는 사람들과 나누려고 했다.

미래의 의사는 환자에게 약을 주기보다

환자가 자신의 체질과 음식,

질병의 원인과 예방에 관심을 갖게 할 것이다.

― 토마스 에디슨

진정한 건강과 활력을
되찾는 방법

대학 시절 나는 의대에 다니는 친구에게 놀러 갔다가 의대 학술제에서 우연히 실제 장기를 만져 본 적이 있다. 그때 친구는 내가 손에 들고 있던 간을 가리키면서 인간의 몸에서 가장 큰 장기라고 말해 주었다. 지금 와서 생각해 보면 우리 몸에 왜 그렇게 큰 간이 필요한지 그 이유를 알 것 같다. 생명을 유지하고, 몸을 움직여 운동을 하며, 복잡한 사고를 할 때, 우리에게는 많은 에너지가 필요하다. 이 에너지의 대부분은 우리가 섭취한 음식물을 통해서 얻는다. 따라서 음식물을 섭취해서 소화하고 영양분을 흡수하여 몸의 여기저기로 보내는 활동이야말로 우리 몸이 수행하는 기능 중 가장 중요하다고 할 수 있다. 이때 가장 큰 역할을 하는 것이 바로 간이다.

간은 섭취한 음식물을 소화할 때 필요한 담즙을 생산하고, 혈액 속 독성 물질을 걸러 내며, 세포와 호르몬 등을 만들어 낼 때 필수적인 재료인 콜레스테롤을 생산하고, 여러 가지 호르몬과 단백질을 만들어 내며, 비타민과 영양소를 저장하는 등 많은 일을 한다. 이처럼 간은 인간의 생명 활동에서 매우 중요한 역할을 하기 때문에 그것이 무엇이든 간의 기능을 방해하거나 약화시키는 것은 몸 전체의 건강에 해로운 영향을 미칠 수 있다. 간 기능에 가장 큰 장애가 되는 것이 바로 간내담석이다.

저자는 이처럼 중요한 기관인 간에 담석이 생기는 원인뿐만 아니라, 일반적인 질병이 생기는 갖가지 원인을 자세하게 짚었다. 그리고 간을 깨끗하게 청소하고 건강을 유지할 수 있는 구체적인 방법을 알려 주었다.

우리는 병이 생기면 대개 병원을 찾아가서 치료를 받고 처방받은 약을 복용하여 증상을 없애고는 그것으로 일이 끝났다고 쉽게 생각한다. 그런 질병이나 증상이 생기게 된 근본적인 원인에 대해 깊이 생각하는 사람은 매우 드물다. 우리가 이처럼 질병의 근본 원인이 무엇인지에 대해서 관심을 갖지 않는 것은 아마도 질병의 증상만을 다루는 현대 의학에 너무나도 익숙해져 있기 때문일 것이다. 그 결과 치료를 받은 이후에도 똑같은 질병이 재발하는 경우가 허다한데, 이는 그것의 근본 원인을 바로잡아야만 해결할 수 있는 문제다.

저자는 우리가 모르고 있거나 깊이 생각하지 않던 질병의 원인을 자세하게 설명한다. 그럼으로써 질병의 증상이 나타나는 원리와 그것을 해결할 수 있는 방법이 무엇인지를 정확하게 알려 준다. 모든 문제는 반드시 원인을 알아야 예방과 해결이 가능하며, 질병 역시 예외가 아닐 것이다. 그러므로 질병의 증상만을 억제하는 것은 결코 올바른 해결책이 될 수 없다.

간을 깨끗하게 청소한 이후 건강을 유지하기 위해 지켜야 하는 사항 중 상당수는 우리가 이미 알고 있는 것일 수 있다. 채식 위주의 규칙적인 식사를 하고, 과식하지 않으며, 술과 담배를 멀리하고, 적당한 운동을 하면서 충분한 햇볕을 쬐어야 한다는 것 정도는 아마도 대부분의 사람이 익히 들어 아는 사실일 수 있다. 하지만 안다고 해서 모두 그것을 지키지는 않는다. 귀찮거나, 상황이 여의치 않거나, 그리 중요하게 여기지 않기 때문일 수 있다. 하지만 이 책을 끝까지 읽은 사람이라면 그러한 것이 왜 그렇게 중요한지, 그것을 지키지 않거나 무시했을 때 어떤 결과가 초래될 수 있는지 정확히 알게 될 것이다.

무턱대고 몸에 좋다는 음식이나 건강에 좋다는 약을 찾아 먹는다고 몸이 건강해지는 것은 아니다. 자연의 섭리와 몸의 건강이 유지되는 원리와 메커니즘을 정확히 이해해야 진정한 건강을 얻을 수 있다. 이 책을 통해 진정한 건강과 활력을 되찾고 유지하는 길에 한 걸음 더 다가갈 수 있기를 기대해 본다.

정진근

의사들도 모르는 기적의 간 청소

초판 1쇄 발행 | 2015년 1월 7일
초판 19쇄 발행 | 2024년 11월 30일

지은이 | 안드레아스 모리츠
옮긴이 | 정진근
발행인 | 김태진 · 승영란
편집주간 | 김태정
디자인 | 여상우
마케팅 | 함송이
경영지원 | 이보혜
인쇄 | 다라니인쇄
제본 | 경문제책사
펴낸곳 | 에디터
주소 | 서울특별시 마포구 만리재로 80 예담빌딩 6층
문의 | 02-753-2700, 2778 FAX 02-753-2779
등록 | 1991년 6월 18일 제313-1991-74호

값 16,000원
ISBN 978-89-6744-072-5 03510